Pathologie nicht-neoplastischer Lungenerkrankungen

Florian Stellmacher · Sabina Berezowska
Danny D. Jonigk · Sven Perner
Hrsg.

Pathologie nicht-neoplastischer Lungenerkrankungen

Praxishandbuch

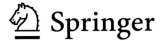

Hrsg.
Florian Stellmacher
überörtliche
Berufsausübungsgemeinschaft
HPH Institut für Pathologie
und Hämatopathologie
Kiel, Deutschland

Danny D. Jonigk
Institut für Pathologie
Universitätsklinikum Aachen
Aachen, Deutschland

Sabina Berezowska
Institut Universitaire de Pathologie
Centre hospitalier universitaire vaudois
(CHUV) et Université de Lausanne
Lausanne, Schweiz

Sven Perner
Zentrum für ambulante Onkologie
Tübingen, Deutschland

ISBN 978-3-662-67072-9   ISBN 978-3-662-67073-6   (eBook)
https://doi.org/10.1007/978-3-662-67073-6

Die Deutsche Nationalbibliothek verzeichnet diese Publikation in der Deutschen Nationalbibliografie; detaillierte bibliografische Daten sind im Internet über https://portal.dnb.de abrufbar.

Planung/Lektorat: Susanne Sobich
Springer ist ein Imprint der eingetragenen Gesellschaft Springer-Verlag GmbH, DE und ist ein Teil von Springer Nature.
Die Anschrift der Gesellschaft ist: Heidelberger Platz 3, 14197 Berlin, Germany

Wenn Sie dieses Produkt entsorgen, geben Sie das Papier bitte zum Recycling.

Inhaltsverzeichnis

Herausgeber- und Autorenverzeichnis

Herausgeber

Dr. med. Florian Stellmacher überörtliche Berufsausübungsgemeinschaft, HPH Institut für Pathologie und Hämatopathologie, Kiel, Deutschland

Prof. Dr. med. Sabina Berezowska Institut Universitaire de Pathologie, Centre hospitalier universitaire vaudois (CHUV) et Université de Lausanne, Lausanne, Schweiz

Prof. Dr. med. Danny David Jonigk, FRCPath Institut für Pathologie, Universitätsklinikum Aachen, Aachen, Deutschland

Prof. Dr. med. Sven Roger Perner, FRCPath Zentrum für ambulante Onkologie Tübingen, Tübingen, Deutschland

Koautoren

Prof. Dr. med. Iris Bittmann Pathologie, Agaplesion Diakonieklinikum Rotenburg, Rotenburg (Wümme), Deutschland

Dr. med. Peter Braubach Institut für Pathologie, Medizinische Hochschule Hannover, Hannover, Deutschland

PD Dr. med. Barbara Kalsdorf MVZ Pneumologische Praxis, Forschungszentrum Borstel, Borstel, Deutschland

PD Dr. med. Rosemarie Krupar Aignostics GmbH, Berlin, Deutschland Universität zu Lübeck, Lübeck, Deutschland

Dr. med. Christiane Kümpers UK S-H, Campus Lübeck, Institut für Pathologie, Lübeck, Deutschland

Dr. med. Florian Länger Institut für Pathologie, Uniklinik RWTH Aachen, Aachen, Deutschland

Laurence de Leval, MD PhD Institut Universitaire de Pathologie, Centre hospitalier universitaire vaudois (CHUV) et Université de Lausanne, Lausanne, Schweiz

PD Dr. med. Nikolaus Schwerk Klinik für Pädiatrische Pneumologie, Allergologie und Neonatologie, Medizinische Hochschule Hannover, Hannover, Deutschland

Prof. Dr. med Dirk Theegarten Institut für Pathologie, Universitätsklinikum Essen, Essen, Deutschland

Stijn E. Verleden, PhD Antwerp Surgical Training, Anatomy and Research Centre, University of Antwerp, Antwerp, Belgien

PD Dr. med. Lutz Welker Institut für Pathologie, Sektion Zytologie, Universitätsklinikum Hamburg Eppendorf, Hamburg, Deutschland

Pneumologische Diagnostik – Methoden und Ablauf

Barbara Kalsdorf und Florian Stellmacher

Inhaltsverzeichnis

Wir danken der pneumologischen Abteilung von Prof. Jan Heyckendorf (UKSH Kiel), bei der Barbara Kalsdorf die Fotos aufnehmen durfte.

B. Kalsdorf (✉)
MVZ Pneumologische Praxis, Forschungszentrum Borstel, Borstel, Deutschland
e-mail: bkalsdorf@fz-borstel.de

F. Stellmacher
überörtliche Berufsausübungsgemeinschaft, HPH Institut für Pathologie und Hämatopathologie, Kiel, Deutschland
e-mail: stellmacher@hp-hamburg.de

Im einfachsten Fall sieht der Pneumologe einen Patienten und kann anhand der Klinik, der Bildgebung und einiger Laborparameter die passende Diagnose stellen und eine mehrtägige Therapie einleiten. Falls er jedoch den Verdacht hegt, dass die Therapie Wochen oder Monate dauern könnte, wird er auf die Unterstützung eines Pathologen zurückgreifen. Im optimalen Fall schätzen beide den Fall gleich ein, im zweitbesten Fall kommen sie zu verschiedenen Diagnosen, sodass erst durch eine Diskussion des Befundes (Telefon, klinisch-pathologische Fallbesprechung, Fibroseboard oder Ähnliches) Einigkeit erzielt werden kann. Im schlimmsten Fall widersprechen sich

F. Stellmacher et al. (Hrsg.), *Pathologie nicht-neoplastischer Lungenerkrankungen*, https://doi.org/10.1007/978-3-662-67073-6_1

die Befunde der Pneumologie und der Pathologie, und aufgrund einer mangelhaften Kommunikation zwischen den Fachdisziplinen gelingt es nicht, einen Konsens herbeizuführen, sodass letztlich der Patient auf der Strecke bleibt. Insofern ist grundsätzlich für einen guten Kontakt auf beiden Seiten und eine optimal institutionalisierte Kommunikationskultur zu werben. Denn so wie der Pathologe sich mitunter nicht erklären kann, wieso der Kliniker bei einer transbronchialen Biopsie (TBB) lediglich eine Bronchialschleimhaut ohne alveoläres Lungenparenchym übersendet, kann der Kliniker nur schwer nachvollziehen, welche anatomischen Strukturen tatsächlich in seiner kleinen Biopsie erfasst wurden. Dass z. B. die Kombination aus einem entzündlichen Infiltrat und einer Mesenchymknospe (das Wort an sich hat für Pneumologen geradezu Signalwirkung und hat sich als pathognomonisch festgesetzt) dann eben doch „nur" zur Diagnose einer organisierenden Pneumonie führen kann, ist sachlich sicherlich in vielen Fällen falsch, zeigt aber, wie unkommentierte Befunde mitunter interpretiert werden. Deswegen muss z. B. bei der Frage nach einem Bronchialkarzinom zwingend im Befundtext Erwähnung finden, dass es sich hier ggf. um eine organisierende Pneumonie handelt, die möglicherweise in der Nachbarschaft des klinisch vermuteten, jedoch bioptisch nicht erfassten Malignoms liegt und ein benachbartes Bronchialkarzinom damit absolut nicht ausschließt. Die reflektorische Aufarbeitung des Restmaterials mit Nachbericht am Folgetag löst beim Pneumologen insofern Frustration aus, als dass der Pneumologe einerseits den Patienten darüber aufzuklären hat, dass man noch auf den Befund warten muss; andererseits muss er im späteren Verlauf gegenüber der Krankenhausverwaltung und den Krankenkassen rechtfertigen, warum sich der stationäre Aufenthalt verlängert hat bzw. warum der Patient nach ein paar Tagen zur erneuten Bronchoskopie wiedereinbestellt werden musste. Diese Frustration des Klinikers besteht also nicht allein den Pathologen gegenüber, diese sind aber der Aufhänger der Misere. Da immer im Vordergrund zu stehen hat, dass die korrekte Diagnose

mit angemessenen Methoden gestellt werden muss, sollte dementsprechend auch hier eine stabile, offene und kollegiale Kommunikation mit gegenseitigem Verständnis täglich gelebt werden.

Der Patient muss über die Indikation für die Durchführung der Untersuchung und die damit verbundenen Risiken aufgeklärt werden. Für eine geplante Untersuchung wird er nüchtern sein müssen, und je nach geplanter Materialentnahme, Größe des Krankenhauses sowie Komorbiditäten des Patienten wird die Sedierung entweder durch einen Anästhesisten oder auch durch den Pneumologen selbst und eine Narkosepflegekraft durchgeführt. Die Arten der Bronchoskopie selbst umfassen ein breites Spektrum, das zwischen starrer und flexibler Bronchoskopie, ruhig und zügig bis agitiert und extrem prolongiert variiert. Erschwert wird die Bronchoskopie ggf. durch störenden Husten, mangelhafte Sicht durch Blutung, die Gefahr eines Pneumothorax, der zum Abbruch der Maßnahme führt, zu flache Sedierung mit Abwehrreaktionen oder zu tiefe Sedierung mit Apnoe oder Bradykardie. Nicht jede Untersuchung läuft gleich gut und vielleicht ist deswegen eventuell eine Biopsie kleiner als gewünscht. Daher mag die Qualität und Quantität des gewonnenen Materials für die histologische Untersuchung gelegentlich den Unmut der Pathologen erwecken, hinter dessen Gewinnung verbergen sich aber mitunter „Dramen" (Abb. 1.1 und Abb. 1.2 und 1.3 auf Seite 5).

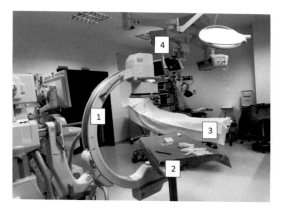

Abb. 1.1 Bronchoskopieraum, ausgestattet mit einem C-Bogen 1 zur Röntgen-Durchleuchtung. 2 Instrumententisch. 3 Patientenliege. 4 Endoskopie-Geräteturm

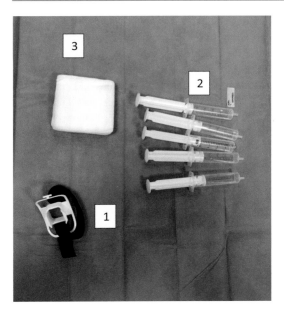

Abb. 1.2 1 Mundstück zum Beißschutz. 2 Lokalanästhetikum vorbereitet (5 Spritzen à 2 ml Lidocain und 18 ml Raumluft). 3 Kompressen

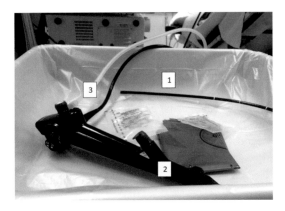

Abb. 1.3 Das Bronchoskop vor dem Einsatz. 1 Fiberoptik. 2 Arbeitskanal. 3 Absaugung

1.1 Wann setzt der Kliniker welche Methode ein und entnimmt welche Proben?

Bereits bei der Planung und Anmeldung der Bronchoskopie muss die Fragestellung und – je nach Bildgebung z. B. mit Thorax-CT – auch die am besten geeignete Entnahmelokalisation feststehen. Schon hier gibt es eine Fehlerquelle, insbesondere dann, wenn der behandelnde Arzt

auf der Station und der Untersucher sich nicht entsprechend absprechen und auf dem Anmeldebogen essenzielle Informationen fehlen. Dies wird im schlechtesten Fall als Einsendeschein der Pathologie immer wieder übernommen.

Bezüglich der Abfolge der Materialentnahme gibt es verschiedene Möglichkeiten. Um bis zum Ende des Eingriffs eine möglichst gute Sicht und ein geringes Blutungsrisiko zu behalten, bietet sich folgendes Procedere an: zunächst Intubation, dann zügiges Vorspiegeln an den Ort des Interesses, bronchoalveoläre Lavage (BAL), Sichtung des gesamten Bronchialsystems, Nadel (blind oder ensonografisch gesteuert [EBUS]), Schleimhautbiopsie und zuletzt TBB. Um im Fall einer Komplikation die Schädigung lokal begrenzt zu halten, sollte man sich für alle diese Proben auf eine Lungenseite konzentrieren und nicht die Biopsien beidseits in einer Sitzung entnehmen, nur um die potenzielle Ausbeute repräsentativen Gewebes zu erhöhen.

Für die Erregerdiagnostik stehen prinzipiell Absaugungen, BAL, Nadelpunktate, Schleimhautbiopsate bzw. transbronchiale Biopsien zur Verfügung, die in 0,9 %iger Kochsalzlösung asserviert und in die Mikrobiologie gesandt werden. Zusätzlich wünscht sich der Kliniker vom Pathologen eine Aussage über histologische Veränderungen, die die mikrobiologische Untersuchung unterstützen können. Beispiele sind granulomatöse Veränderungen oder Färbung auf säurefesten Stäbchen bei der Fragestellung einer Mykobakteriose, da der Kulturbefund erst Wochen später zu erwarten ist. Hilfreich ist auch eine spezielle Färbung zur Darstellung von Pilzen, die ggf. den Verdacht auf eine invasive Aspergillose bekräftigen kann, sofern die mykobakteriologische Kultur negativ bleiben sollte.

1.2 Bronchoalveoläre Lavage (BAL)

Der Klinker unterscheidet zwischen Absaugung von Bronchialsekret, einer Spülung (< 100 ml) und eine bronchoalveolären Lavage mit mindestens 100 ml, gerne 200–300 ml Volumen. Dabei bezieht sich diese Volumenangabe auf das hineingespülte Volumen und kann deutlich vom Rücklauf variieren. Man spiegelt zunächst zu dem in der Bildgebung auffälligen Areal, blockt das Segment durch die Wedge-Position des Bronchoskops mit dem Endoskop selbst und spült langsam handwarme 0,9 %ige Kochsalzlösung mit einer 20- oder 50-ml-Spritze in das Areal, lässt es kurz einfließen und saugt es dann entweder manuell langsam oder maschinell mit einem kontinuierlichen Unterdruck zurück. Bei zu viel Unterdruck kollabiert der Bronchus, und die Untersuchung verläuft frustran. Bei zu hohem Druck des Bronchoskops auf die Schleimhaut oder auch bei zu viel Unterdruck induziert man eine Blutung, die es zu vermeiden gilt, denn diese erschwert die Sicht für die weitere Untersuchung und macht es durch eine Blutkontamination unmöglich, in der Spülung/BAL zwischen einer pathologischen und einer iatrogenen Blutung zu unterscheiden.

Bei einer ubiquitären Fragestellung sind Mittellappen und Lingula anatomisch für die BAL am besten geeignet, da man dort den größten Rücklauf gewinnen kann, während viel Lavagevolumen in Ober- oder Unterlappen versacken würde. Grundsätzlich ist die Menge des Rücklaufes initial gering (weil die Flüssigkeit in der Peripherie bleibt) und wird mit jedem Aliquot größer, und die Aussagekraft der BAL wird gewichtiger, weil die Zellzahl und Zellverteilung wirklich das Geschehen in der Peripherie widerspiegeln. Eine gute Lavage mit großem Volumen ist besser als zwei kleine „Minilavagen". Das Material sollte unbedingt zeitnah in die Pathologie gebracht werden, um eine optimale Erhaltung der Zellen zu gewährleisten. Eine Situation, in der der Kliniker tatsächlich keine Lavage, sondern nur eine Absaugung/Spülung durchführen sollte, ist die eitrige Pneumonie, da hier die Gefahr besteht, die Erreger in die umliegenden Lappen zu verschleppen.

Fieber nach einer korrekten Lavage (nicht im Rahmen der Pneumonie) ist meistens ein sogenanntes steriles Fieber, welches durch die Resorption des in der Lunge verbleibenden Kochsalzes ausgelöst wird. Es entsteht wenige Stun-

den nach der Bronchoskopie und lässt sich durch die einmalige Gabe eines Antipyretikums ohne Antibiose beheben. Eine weitere mögliche Komplikation kann durch den Flüssigkeitsverhalt im peripheren Lungengewebe nach BAL entstehen, da hierdurch eine Minderung der Diffusionskapazität mit Hypoxie und möglicherweise auch an postbronchoskopisch nachweisbarem Infiltrat in der Bildgebung resultieren kann. Ein Pneumothorax ist nach BAL sehr unwahrscheinlich.

1.3   Schleimhautbiopsie

Die führende Indikation zur Schleimhautbiopsie sind sicherlich neoplastische Veränderungen. Nicht-neoplastische Indikationen zur Schleimhautbiopsie bestehen bei allgemeinen Fragestellungen wie Bronchitis, COPD, Eosinophilie und Asthma. Die Biopsate werden dann aufgrund der leichten Zugänglichkeit und technischen Praktikabilität an einer oder mehreren Karinen entnommen. Der Endoskopiker wird bei makroskopisch sichtbaren lokalen Veränderungen gezielt die Schleimhaut an der auffälligen Stelle biopsieren, zum Beispiel bei sichtbarem Schleimhautbefall einer Sarkoidose, bei Kaposi-Veränderungen, bei polypösem Wachstum oder bei Ablagerungen durch Staubexposition sowie ebenso im Rahmen der speziellen Erregerdiagnostik, z. B. bei Verdacht auf Pilz oder eine Mykobakterienerkrankung.

1.4   Lymphknotendiagnostik

Sehen Radiologe und Pneumologe in der CT-Bildgebung eine auffällige Lymphadenopathie, so wird man die Lymphknoten durch eine Bronchoskopie abklären, z. B. für ein Staging eines Bronchialkarzinoms, bei V. a. ein Lymphom, aber auch bei Verdacht auf eine Sarkoidose oder zum Nachweis spezieller Erreger wie Mykobakterien. Altgebracht ist die „blinde Nadel", also eine nicht unter Sicht gesteuerte Nadelpunktion, bei der die Punktionsnadel durch den Arbeitskanal des Bronchoskops eingeführt wird. Das Bronchoskop wird hierbei auf die

Schleimhaut aufgesetzt, woraufhin dann mit der Nadel durch die Hauptkarina hindurchgestochen wird (Abb. 1.4). Mit einer Spritze wird dann am Bronchoskop ein Unterdruck erzeugt und der Nadelinhalt aspiriert, wobei die Nadel zur Gewinnung weiteren Materials mehrfach auf und ab bewegt wird. Diese Methode der blinden Nadelaspiration ist inzwischen weitgehend durch die endobronchiale Ultraschall-Untersuchungstechnik (EBUS) abgelöst worden, bei der eine Ultraschallsonde am Bronchoskop integriert ist. Das Bronchoskop wird bis an die jeweilige Stelle des Interesses eingeführt und das Polster der Ultraschallsonde an den Bronchus angelegt. Daraufhin orientiert man sich nicht mehr primär am optischen endoskopischen Bild, sondern der Untersuchende lässt sich vom Ultraschallbild führen. Mit der endobronchialen Ultraschallsonde lassen sich die mediastinalen und hilären Lymphknoten beurteilen und unter Ultraschallkontrolle gezielt biopsieren. Auch hier wird zur Aspiration ein Unterdruck im System erzeugt, und die Nadel wird unter Sicht im Lymphknoten auf und ab bewegt, wodurch Lymphknotenmaterial aspiriert wird. Im Gegensatz zu den übrigen Methoden zur Probengewinnung muss man bei der EBUS zwischen den verschiedenen Biopsien das Bronchoskop komplett aus dem Körper entfernen und dann reintubieren, sodass einige Pneumologen für diese Untersuchung einen Tubus legen. Abhängig von

der Fragestellung und dem Geschick des Endoskopeurs dauert die Untersuchung 15–30 min. Nicht zuletzt der hierbei betriebene Aufwand nimmt den Pathologen in die Pflicht, mit dem so gewonnenen Material sorgsam und sparsam umzugehen. Die Zytologie stellt heute nicht mehr eine „Vorfelddiagnostik" dar, sondern sie liefert wertvolles Material nicht nur für zytomorphologische, sondern auch für immunzytochemische und molekularpathologische Untersuchungen. Die Forderung des Pathologen, mehr gleichartiges Material zu gewinnen, wird daher beim Pneumologen ggf. zu Unmut führen.

1.5 Transbronchiale Biopsie (TBB)

Eine TBB wird bei peripher gelegenen Veränderungen durchgeführt. Hierbei wird Biopsiezange (Abb. 1.5 und 1.6) über das Bronchoskop so weit eingeführt, dass sie zunächst noch im Arbeitskanal verbleibt und nur die Spitze gerade sichtbar ist. Dann wird das Endoskop so tief wie möglich im betroffenen Lungensegment positioniert und die Biopsiezange vorgeschoben und unter Durchleuchtung kontrolliert, ob die Zange mit der Verdichtungszone bzw. dem avisierten

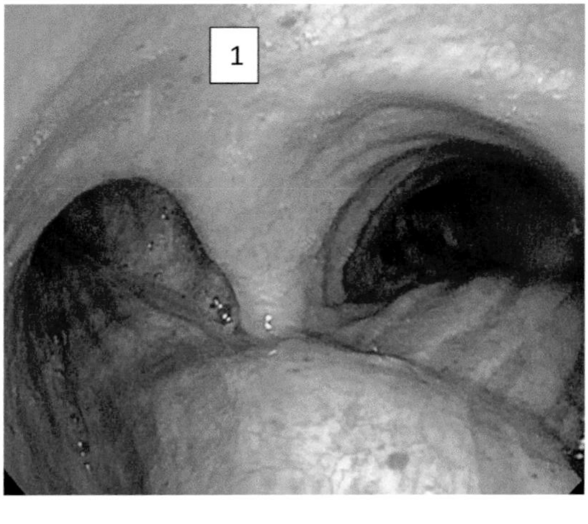

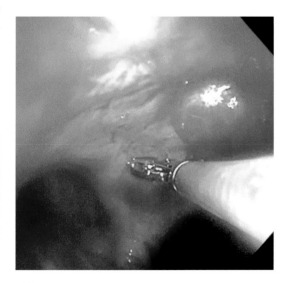

Abb. 1.4 Videobronchoskopie mit Blick auf Hauptkarina

Abb. 1.5 Geöffnete Biopsiezange, bereit zur Entnahme einer Schleimhautbiopsie an der Oberlappenkarina

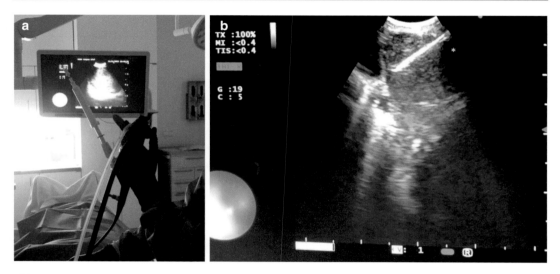

Abb. 1.6 (**a**) Der Arzt steht am Kopf des Patienten und blickt über den Patienten hinweg auf das Ultraschallbild auf dem Monitor, um eine endobronchiale ultraschallgesteuerte Punktion durchzuführen. (**b**) Auf dem Monitor ist das Ultraschallbild mit der bereits eingeführten Nadel * im Lymphknoten zu sehen

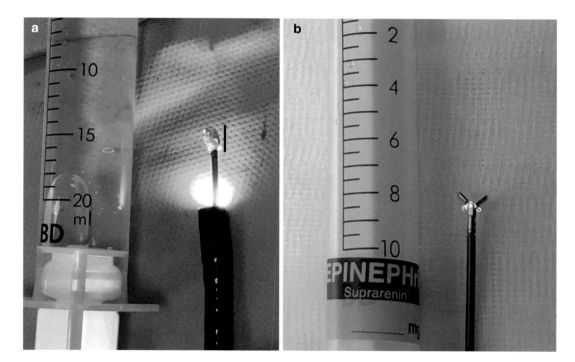

Abb. 1.7 (**a**) Größe einer Kryobiopsie. (**b**) Größe einer Zangenbiopsie (TBB)

Herd in Deckung zu bringen ist. Ggf. sollte dies auch in einer zweiten Ebene mittels Durchleuchtung kontrolliert werden. Liegt die Biopsiezange im korrekten Areal, wird sie geöffnet und unter Sicht, d. h. unter Durchleuchtung, ca. 1 cm vorgeschoben und dann geschlossen. In Abhängigkeit von der Größe der Biopsiezange (Abb. 1.7) und je nach Widerstand beim Zurückziehen des Bronchoskops hat man eine größere oder kleinere Biopsieprobe gewonnen.

Risiken, über die der Patient explizit aufgeklärt werden muss, sind das Blutungsrisiko und der Pneumothorax. Wegen des Risikos eines Pneumothorax sollte die TBB nur einseitig durchgeführt werden.

1.6   Bürste

Die Bürste (Zytobrush) findet Anwendung, wenn der mit dem Bronchoskop noch sichtbare Weg zum Beispiel durch Tumormasse verengt ist und das Restlumen des Bronchus nicht mit einer Biopsiezange passiert werden kann. Um Zellmaterial aus dem Areal hinter der Verengung zu gewinnen, kann hier – zusätzlich zur Schleimhautbiopsie – eine Bürstung durchführen werden. Falls der Bronchus mit Sekret/Mukus verstopft ist, welches sich nicht absaugen lässt, kann ebenfalls eine Bürstung sinnvoll durchgeführt werden; das gewonnene Material wird dann in Kochsalzlösung zur mikrobiologischen Diagnostik gesendet.

1.7   Kryobiopsie

Die Kryobiopsie ist ein Verfahren, bei dem eine Sonde durch das Bronchoskop in die Peripherie vorgeschoben wird. Diese Sonde ersetzt bei der Kryo-TBB die Biopsiezange. Die Kryosonde wird für einige Sekunden heruntergekühlt, sodass das umliegende Gewebe gefriert und dabei der Sonde anhaftet, sodass bei dieser Methode ein größeres Gewebsstück aus der Lunge herausgerissen werden kann. Vorteile sind die Größe der Gewebeprobe und die Vermeidung von Quetscharterfakten. Der Kliniker sollte sich über das höhere Blutungsrisiko und das Pneumothoraxrisiko bewusst sein und es beherrschen. So sollte man vorab mittels Echokardiografie eine pulmonale Hypertonie ausschließen und wegen des Blutungsrisikos dann nicht mit der Kryosonde untersuchen.

1.8   Sonografische oder CT-gesteuerte transthorakale Stanzbiopsie

Je nach Lage der Veränderung und Fragestellung werden auch sonografische und CT-gesteuerte Thoraxstanzen von außen durch die Brustwand entnommen. Dafür muss der Patient sich ruhig verhalten und die Atemkommandos einhalten können (keine Sedierung, Sprache).

1.9   Chirurgisches Vorgehen außerhalb des Pneumologen

1.9.1   Offen-chirurgische Lungenbiopsie

Die offene Lungenbiopsie (meist als videoassistierte thorakoskopische Biopsie mit Entnahme eines Keilexzisates, VATS) stellt nach wie vor den Goldstandard in der Diagnostik interstitieller Lungenerkrankungen dar. Diese wird weiterhin für Patienten empfohlen, bei denen eine fibrosierende Lungenerkrankung vorliegt, insbesondere dann, wenn eine zwanglose Korrelation mit der hochauflösenden Computertomografie (HRCT) nicht möglich ist (Raj et al. 2017). Letztlich muss jedoch auch hier bedacht werden, dass auf dem histologischen Schnittpräparat bei offenen Biopsien zwar vergleichsweise reichlich Gewebe zur Beurteilung gewonnen wird, letztlich aber auch hier nur ein verschwindend geringer Teil des gesamten Lungengewebes zur Diagnostik vorliegt. Essenziell ist es entsprechend, den Entnahmeort klug auszuwählen und ggf. mehrere Biopsate zu entnehmen. Es handelt sich bei dieser Biopsieform um eine echte Operation, d. h. es besteht ein entsprechend relevantes Komplikationsrisiko. Im niedrigen Prozentbereich sind auch postoperative Exazerbationen einer idiopathischen Lungenfibrose (zumeist gewöhnliche interstitielle Pneumonie) beschrieben worden. Dies stellt dann eine akut lebensbedrohliche Situation dar (Han et al. 2015).

1.9.2 Operationspräparate

Keilresektate, atypische Resektate, Segment-
ektomien, Lobektomiepräparate oder Pneumon-

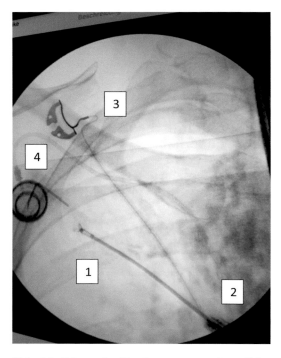

Abb. 1.8 Röntgendurchleuchtung zur transbronchialen
Biopsie. 1 geöffnete Biopsiezange. 2 Ende des Arbeits-
kanals des Bronchoskopes (bis dahin kann der Arzt endo-
luminal sehen). 3 EKG-Kabel. 4 Port

ektomiepräparate erreichen den Pathologen erst
dann, wenn für eine entsprechende Operation
eine Indikation bestand. Dies bedeutet, dass in
aller Regel ein Herd reseziert wurde, der entweder präoperativ bereits geklärt wurde und für
den eine zumeist onkologische Resektion angezeigt war, oder es bestand ein röntgenologisch
unklarer Herd, der gleichzeitig in diagnostischer
und kurativer Intention operiert wurde. Im ersten Falle wird sich das Augenmerk des Pathologen auf die korrekte Beurteilung des Tumors,
der Resektionsgrenzen und der Lymphknoten
richten. Gleichwohl lassen sich auch gleichzeitig vorliegende nicht-neoplastische Veränderungen der Lunge sehr gut beurteilen. Man
denke hier z. B. an mit dem inhalativen
Zigarettenrauchen assoziierte Veränderungen
wie die raucherassoziierte interstitielle Fibrose
(SRIF), die respiratorische Bronchiolitis oder
die respiratorische Bronchiolitis mit interstitieller Lungenerkrankung (RBILD). Im Falle
eines bis zur Operation noch nicht geklärten
Herdes wird sich ein breites Spektrum bildmorphologisch tumorös imponierender Lungenerkrankungen finden lassen, das vom Rheumaknoten über die organisierende Pneumonie oder
z. B. Vaskulitiden bis hin zu seltenen Formen
einer Granulomatose reicht und hier noch längst
nicht endet (Abb. 1.8 und 1.9).

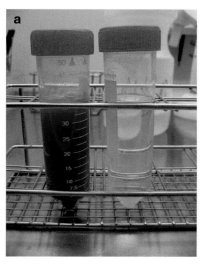
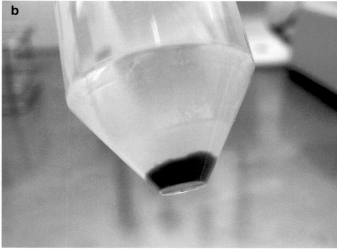

Abb. 1.9 (**a**) Lavageflüssigkeit eines Rauchers (links) und eines Nichtrauchers (rechts). (**b**) Sediment der Lavagezellen
eines Rauchers nach der Zentrifugation

Literatur

von Bartheld MB, van Breda A, Annema JT (2014) Complication rate of endosonography (endobronchial and endoscopic ultrasound): a systematic review. Respiration 87:343–351

Bernasconi M, Koegelenberg CFN, Koutsokera A, Ogna A, Casutt A, Nicod L, Lovis A (2017) Iatrogenic bleeding during flexible bronchoscopy: risk factors, prophylactic measures and management. ERJ Open Res 3(2):00084-2016. https://doi.org/10.1183/23120541.00084-2016. eCollection 2017 Apr.PMID: 28656131

Böckeler M (2020) Durchführung der transbronchialen Kryobiopsie. Pneumologie 74:456–466. https://doi.org/10.1055/a-0761-2551. Published 1 July 2020

Dhooria S, Sehgal IS, Aggarwal AN, Behera D, Agarwal R (2016) Diagnostic yield and safety of cryoprobe transbronchial lung biopsy in diffuse parenchymal lung diseases: systematic review and meta-analysis. Respir Care 61(5):700–712. https://doi.org/10.4187/respcare.04488. Epub 2016 Mar 1.PMID: 26932382

Gotoh Y, Yamaguchi T, Yatsuya H, Ikeda A, Okamura T, Sakakibara Y, Ina T, Maeda Y, Hirochi M, Kako H, Goto Y, Isogai S, Yamamoto N, Kondo M, Imaizumi K (2021) Predictive risk factors for pneumothorax after transbronchial biopsy using endobronchial ultrasonography with a guide sheath. BMC Pulm Med 21(1):181. https://doi.org/10.1186/s12890-021-01551-1. PMID: 34051763

Han Q, Luo Q, Xie JX, Wu LL, Liao LY, Zhang XX, Chen RC (2015) Diagnostic yield and postoperative mortality associated with surgical lung biopsy for evaluation of interstitial lung diseases: a systematic review and meta-analysis. J Thorac Cardiovasc Surg 149(5):1394–401.e1. https://doi.org/10.1016/j.jtcvs.2014.12.057. Epub 2015 Jan 8. PMID: 25648484.

Kheir F, Uribe Becerra JP, Bissell B, Ghazipura M, Herman D, Hon SM, Hossain T, Khor YH, Knight SL, Kreuter M, Macrea M, Mammen MJ, Martinez FJ, Poletti V, Troy L, Raghu G, Wilson KC (2022) Transbronchial lung cryobiopsy in patients with interstitial lung disease: a systematic review. Ann Am Thorac Soc 19(7):1193–1202. https://doi.org/10.1513/AnnalsATS.202102-198OC. PMID: 35499855

Korevaar DA, Colella S, Fally M, Camuset J, Colby TV, Hagmeyer L, Hetzel J, Maldonado F, Morais A, Ravaglia C, Spijker R, Tomassetti S, Troy LK, Verschakelen JA, Wells AU, Tonia T, Annema JT, Poletti V (2022) European Respiratory Society guidelines on transbronchial lung cryobiopsy in the diagnosis of interstitial lung diseases. Eur Respir J 60(5):2200425. https://doi.org/10.1183/13993003.00425-2022. Print 2022 Nov.PMID: 35710261

Maldonado F, Danoff SK, Wells AU, Colby TV, Ryu JH, Liberman M, Wahidi MM, Frazer L, Hetzel J, Rickman OB, Herth FJF, Poletti V, Yarmus LB (2020) Transbronchial cryobiopsy for the diagnosis of interstitial lung diseases: CHEST guideline and expert panel report. Chest 157(4):1030–1042. https://doi.org/10.1016/j.chest.2019.10.048. Epub 2019 Nov 27.PMID: 31783014

Parzeller M, Wenk M, Zedler B, Rothschild M (2007) Patient Information and Informed Consent before and after Medical Intervention. Dtsch Arztebl 104(9):A-576/B-507/C-488

Raghu G, Remy-Jardin M, Myers JL, Richeldi L, Ryerson CJ, Lederer DJ, Behr J, Cottin V, Danoff SK, Morell F, Flaherty KR, Wells A, Martinez FJ, Azuma A, Bice TJ, Bouros D, Brown KK, Collard HR, Duggal A, Galvin L, Inoue Y, Jenkins RG, Johkoh T, Kazerooni EA, Kitaichi M, Knight SL, Mansour G, Nicholson AG, Pipavath SNJ, Buendía-Roldán I, Selman M, Travis WD, Walsh S, Wilson KC, American Thoracic Society, European Respiratory Society, Japanese Respiratory Society, Latin American Thoracic Society (2018) Diagnosis of idiopathic pulmonary fibrosis. An official ATS/ERS/JRS/ALAT clinical practice guideline. Am J Respir Crit Care Med 198(5):e44–e68. https://doi.org/10.1164/rccm.201807-1255ST. PMID: 30168753

Raj R, Raparia K, Lynch DA, Brown KK (2017) Surgical lung biopsy for interstitial lung diseases. Chest 151(5):1131–1140. https://doi.org/10.1016/j.chest.2016.06.019. Epub 2016 Jul 26. PMID: 27471113.

Ravaglia C, Wells AU, Tomassetti S, Gurioli C, Gurioli C, Dubini A, Cavazza A, Colby TV, Piciucchi S, Puglisi S, Bosi M, Poletti V (2019) Diagnostic yield and risk/benefit analysis of trans-bronchial lung cryobiopsy in diffuse parenchymal lung diseases: a large cohort of 699 patients. BMC Pulm Med 19(1):16. https://doi.org/10.1186/s12890-019-0780-3. PMID: 30651103

Schulze R, Seebacher G, Enderes B, Kugler G, Fischer JR, Graeter TP (2015) Complications in CT-guided, semi-automatic coaxial core biopsy of potentially malignant pulmonary lesions. Röfo 187(8):697–702. https://doi.org/10.1055/s-0034-1399648. Epub 2015 Jun 10. PMID: 26062172

Schulze R, Seebacher G, Enderes B et al (2015) Complications in CT-guided, semi-automatic coaxial core biopsy of potentially malignant pulmonary lesions. Fortschr Röntgenstr 187:697–702

Strohleit D, Galetin T, Kosse N, Lopez-Pastorini A, Stoelben E (2021) Guidelines on analgosedation, monitoring, and recovery time for flexible bronchoscopy: a systematic review. BMC Pulm Med 21(1):198. https://doi.org/10.1186/s12890-021-01532-4. PMID: 34112130

Takashima Y, Shinagawa N, Morinaga D, Nakamura J, Furuta M, Shoji T, Asahina H, Kikuchi E, Kikuchi J, Sakakibara-Konishi J, Tsujino I, Konno S (2022) Risk of bleeding associated with transbronchial biopsy using flexible bronchoscopy in patients with echocardiographic or chest CT evidence of pulmonary hypertension. BMC Pulm Med 22(1):449. https://doi.org/10.1186/s12890-022-02245-y. PMID: 36443763. https://pubmed.ncbi.nlm.nih.gov/36443763/

Tomassetti S, Ravaglia C, Wells AU, Cavazza A, Colby TV, Rossi G, Ley B, Ryu JH, Puglisi S, Arcadu A, Marchi M, Sultani F, Martinello S, Donati L, Gurioli

C, Gurioli C, Tantalocco P, Hetzel J, Dubini A, Piciucchi S, Klersy C, Lavorini F, Poletti V (2020) Prognostic value of transbronchial lung cryobiopsy for the multidisciplinary diagnosis of idiopathic pulmonary fibrosis: a retrospective validation study. Lancet Respir Med 8(8):786–794. https://doi.org/10.1016/S2213-2600(20)30122-3. PMID: 32763205

Tomassetti S, Colby TV, Wells AU, Poletti V, Costabel U, Matucci-Cerinic M (2021) Bronchoalveolar lavage and lung biopsy in connective tissue diseases, to do or not to do? Ther Adv Musculoskelet Dis 13:1759720X211059605. https://doi.org/10.1177/1759720X211059605. eCollection 2021.PMID: 34900002

Tomassetti S, Ravaglia C, Puglisi S, Ryu JH, Colby TV, Cavazza A, Wells AU, Pavone M, Vancheri C, Lavorini F, Matucci-Cerinic M, Rosi E, Luzzi V, Gori L, Rossi G, Donati L, Dubini A, Piciucchi S, Poletti V (2022) Impact of lung biopsy information on treatment strategy of patients with interstitial lung diseases. Ann Am Thorac Soc 19(5):737–745. https://doi.org/10.1513/AnnalsATS.202104-466OC. PMID: 34739359

Troy LK, Grainge C, Corte TJ, Williamson JP, Vallely MP, Cooper WA, Mahar A, Myers JL, Lai S, Mulyadi E, Torzillo PJ, Phillips MJ, Jo HE, Webster SE, Lin QT, Rhodes JE, Salamonsen M, Wrobel JP, Harris B, Don G, Wu PJC, Ng BJ, Oldmeadow C, Raghu G, Lau EMT (2020) Cryobiopsy versus Open Lung biopsy in the Diagnosis of Interstitial lung disease alliance (COLDICE) Investigators. Diagnostic accuracy of transbronchial lung cryobiopsy for interstitial lung disease diagnosis (COLDICE): a prospective, comparative study. Lancet Respir Med 8(2):171–181. https://doi.org/10.1016/S2213-2600(19)30342-X. Epub 2019 Sep 29.PMID: 31578168

Wahidi MM, Herth F, Yasufuku K, Shepherd RW, Yarmus L, Chawla M, Lamb C, Casey KR, Patel S, Silvestri GA, Feller-Kopman DJ (2016) Technical aspects of endobronchial ultrasound-guided transbronchial needle aspiration: CHEST guideline and expert panel report. Chest 149(3):816–835. https://doi.org/10.1378/chest.15-1216. Epub 2016 Jan 12

Zhang J, Guo JR, Huang ZS, Fu WL, Wu XL, Wu N, Kuebler WM, Herth FJF, Fan Y (2021) Transbronchial mediastinal cryobiopsy in the diagnosis of mediastinal lesions: a randomised trial. Eur Respir J 58(6):2100055. https://doi.org/10.1183/13993003.00055-2021. Print 2021 Dec.PMID: 33958432

Die bronchoalveoläre Lavage

2

Lutz Welker

Inhaltsverzeichnis

Bronchoalveoläre Lavage (BAL) ist die Beurteilung der Oberfläche des peripheren Respirationstrakts (im Gegensatz zu Bronchiallavage/Washing/Spülung (BL) etc. zur Beurteilung der Bronchien).

2.1   Einleitung

Der bioptischen Diagnostik sind bei Lungengerüstkranken funktionell enge Grenzen gesetzt. Komplikationsträchtige Zangen-, Stanz- und Kryobiopsien oder gar resezierende Eingriffe

L. Welker (✉)
Institut für Pathologie, Sektion Zytologie,
Universitätsklinikum Hamburg Eppendorf,
Hamburg, Deutschland
e-mail: l.welker@uke.de

sind nur eingeschränkt möglich. Die inhomogene, disseminierte anatomische Verteilung entzündlicher Veränderungen in den unterschiedlichen Lungensegmenten und -etagen und das Nebeneinander akut entzündlicher und chronisch fibrosierender Veränderungen erschweren die Einordnung morphologischer Untersuchungsergebnisse in den gesamten klinischen Kontext. Eine histologische Verlaufsbeurteilung ist nicht regelhaft möglich. Aus technischen Gründen erfolgen Lavagen in der Regel über den Mittellappen- oder den Lingulabronchus. Mangels einer suffizient erreichbaren „Wedge-Position" sind in davon abweichenden Lungenabschnitten Analysen durch bronchoalveoläre Lavage (BAL) nur ausnahmsweise erfolgreich.

Die (BAL) ist ein wenig invasives Verfahren zur Gewinnung von Flüssigkeiten, Zellen, inhalierten Staubpartikeln und Krankheitserregern

F. Stellmacher et al. (Hrsg.), *Pathologie nicht-neoplastischer Lungenerkrankungen*,
https://doi.org/10.1007/978-3-662-67073-6_2

aus den terminalen Bronchiolen und den Alveolen. Im Gegensatz zur Bronchiallavage ist die
BAL für Kliniker und Pathologen ein arbeits- und
kostenintensives Untersuchungsverfahren. Die
Balance zwischen Aufwand und potenziellem
diagnostischen Zugewinn ist nur unter bestimmten
Voraussetzungen gewährleistet. Idealerweise erfordern BAL-Untersuchungen eine strenge Indikationsstellung, eine adäquate Durchführung
und Dokumentation durch den Kliniker, die
Übermittlung aller relevanter Daten (Segment,
Seite, eingesetztes Gesamtvolumen, Rückgewinnungsmenge), anamnestische und klinische
Angaben zur Diagnose und Differenzialdiagnose
(Raucheranamnese, Verdachtsdiagnosen, Vor-
erkrankungen, medikamentöse Therapien etc.).
Die Wirklichkeit weicht von diesen Maximal-
forderungen deutlich ab.

2.2   Klinische Aspekte – Indikation

Klinik und bildgebende Verfahren geben bei
Lungengerüsterkrankung   den   jeweiligen
differenzialdiagnostischen Rahmen der in Betracht zu ziehenden Erkrankungen vor. In der
Praxis dienen jeweils 30 % der BAL-
Untersuchungen der Tumor- bzw. Entzündungs-
diagnostik. Im ersteren Fall wäre allerdings die
schlichte Untersuchung von Bronchialsekret ausreichend. Im letzteren Fall geht es häufiger um
den Nachweis oder Ausschluss opportunistischer
Infektionen, z. B. bei immunkompromittierten
Patienten, um die mikrobiologische Erkennung
weiterer Pathogene wie Pilze, Viren, Bakterien
und Mykobakterien oder Würmer. Der direkte
mikroskopische Erregernachweis kann dabei
allenfalls als ein erstes Indiz gewertet werden.
Dementsprechend vertrauen die Endoskopiker
auf umfangreiche mikrobiologische Analysen
und veranlassen diese selbst bereits simultan zur
bronchologischen Untersuchung. Lediglich 40 %
der BAL-Untersuchungen dienen zur Erkennung
einer Lungengerüsterkrankung. Das diagnostische Spektrum ist sehr breit und abhängig vom
Erkrankungsspektrum und der Zugehörigkeit der
jeweiligen Einsender zu den einzelnen Ver-
sorgungsebenen (Kliniken der Grund- und Regel-

versorgung, Kliniken der Schwerpunkt- und
Maximalversorgung). Fernab von spezialisierten
Fachkliniken darf man sicher einen größeren Anteil entzündlicher Erkrankungen erwarten. In
Lungenkliniken selbst dürften dagegen vermutlich häufiger interstitielle Lungenerkrankungen
vorkommen (Tab. 2.1).

Tab. 2.1 Anzahl und Wahrscheinlichkeiten (A-priori-
Wahrscheinlichkeit in Prozent) bei klinischem Verdacht
auf das Vorliegen einer interstitiellen Lungenerkrankung
(ILD) in einer Lungenklinik. (Welker et al. 2004)

Diagnose	Alle Patienten n (%)	Raucher* n (%)
Sarkoidose	239 (33,7)	19 (19,6)
UIP	112 (15,8)	16 (16,5)
HP	66 (9,3)	4 (4,1)
NSIP	46 (6,5)	7 (7,2)
Tumor	29 (4,1)	11 (11,3)
Andere	25 (3,5)	4 (4,1)
Normalbefunde	23 (3,2)	2 (2,1)
Kollagenosen	18 (2,5)	1 (1,0)
COP	17 (2,4)	
LCH	15 (2,1)	9 (9,3)
Alveolare Hämorrhagie	8 (1,1)	1 (1,0)
Tuberkulose	7 (1,0)	1 (1,0)
Pneumokoniose	7 (1,0)	2 (2,1)
Medikamentös induzierte Alveolitis	5 (0,7)	
CEP	4 (0,6)	2 (2,1)
RBILD	4 (0,6)	1 (1,0)
GPA	3 (0,4)	
LIP	3 (0,4)	
Pneumocystis jirovecii	1 (0,1)	1 (1,0)
Alveolarproteinose	1 (0,1)	
DIP	1 (0,1)	
Entzündliche Erkrankungen	76 (10,7)	15 (16,4)

* Nur Patienten mit zuverlässigen Angaben zum aktuellen
Rauchverhalten zum Zeitpunkt der Diagnose.
Abkürzungen: UIP: gewöhnliche interstitielle Pneumonie; HP: Hypersensitivitätspneumonie; NSIP: nicht-
spezifische interstitielle Pneumonie; andere: z. B. obst-
ruktive Schlafapnoe und Herzinsuffizienz; keine Fibrose:
weder ILD noch entzündliche Erkrankung noch Tumor
(z. B. anhaltender Husten unbekannter Ursache, Verdacht
auf Aspiration, Reflux); COP: kryptogen-organisierende
Pneumonie; LCH: Langerhans-Zell-Histiozytose; CEP:
chronische   eosinophile   Pneumonie;   RBILD: respiratorische   bronchiolitisartige   Lungenerkrankung;
GPA: Granulomatose mit Polyangiitis; LIP: lymphozytäre
interstitielle Pneumonie; DIP: desquamative interstitielle
Pneumonie

2.3 Klinische Aspekte – bronchologische Materialgewinnung

Nach dem Verschluss eines Segmentbronchus (sog. „Wedge-Position") erfolgt eine Spülung mit einem Gesamtvolumen von 100–300 ml ungepufferter oder gepufferter, steriler, isotoner, 37 °C warmer Kochsalzlösung, in Fraktionen von 20–60 ml, mit jeweils sofortiger Aspiration. Die erste Portion wird für die mikrobiologischen Analysen verwandt. Die nachfolgenden Portionen der zurückgewonnenen Flüssigkeit werden gesammelt. Die Verwendung silikonisierter Glas- oder Polyethylengefäße kann einer Adhärenz der Zellen an den Gefäßwandungen vorbeugen. An Standardgefäßen ist dagegen mit einer leichten Verringerung der Gesamtzellzahl zu rechnen.

2.4 Klinische Aspekte – Versand des Materials

Der Versand (Postversand, Differenzialzytologie, Immunzytochemie, Nachweis typischer und atypischer Erreger, auch nach 24 h bei Raumtemperatur möglich) der ungekühlten Spülflüssigkeit erfolgt ohne Zusatz von Fixationslösungen (sekundäre Besiedlung derartiger Lösungen mit Bakterien und/oder Pilzen sprechen bei gelegentlichem Gebrauch gegen eine Lagerung derartiger Lösungen). Mit dem zunehmenden Abstand zwischen Entnahme und Verarbeitung des Materials kommt es zu einer Verringerung von Gesamtzellzahl und Vitalität. Zusätzlich steigt das Risiko der bakteriellen Überwucherung (Umgebungstemperatur auf dem Transport).

2.4.1 Technische Aufarbeitung nach dem Materialeingang im Labor (Arbeitsanleitung)

Es erfolgt eine erste Inaugenscheinnahme der Einsendung in Hinblick auf Vollständigkeit der erforderlichen Informationen, Beschaffenheit der Spülflüssigkeit, z. B. milchige Trübung bei Alveolarproteinose, zunehmende orange-rote Verfärbung der Fraktionen der Lavage bei Lungenhämosiderose oder alveolärer Hämorrhagie sowie Messung der Rückgewinnungsmenge. Zur Bestimmung der Zellausbeute wird die Lavageflüssigkeit vereint und sorgfältig gemischt und zur Entfernung von Schleimflocken durch eine sterile Mullkompresse filtriert. Bei Rückgewinnungsmengen < 20 ml ist das Material mit BL vergleichbar und sollte ebenso wie geformte Bestandteile als sog. „Mini-BAL" in Form von Ausstrichen wie Bronchialsekret aufbereitet werden. Auf Grund der größeren Zellzahl eignen sich diese Ausstriche besser für den Nachweis von Tumorzellen. Blutreiche Spülflüssigkeiten werden mittels Dichtegradientenzentrifugation aufgearbeitet (Abtrennung der Erythrozyten) zur Anreicherung relevanter Zellen. Die gefilterte BAL wird über 15 min mit 600 rpm bei Raumtemperatur (RT) zentrifugiert. Der Überstand wird verworfen, das Zellsediment in 2 ml PBS/BSA 1 % resuspendiert, zu gleichen Teilen in zwei Reaktionsgefäße überführt und ggf. bei 4 °C gelagert.

Für die Routinefärbung werden May-Grünwald-Giemsa- oder Wright-Giemsa-gefärbte Zytozentrifugenpräparate hergestellt. Zusätzlich sollten drei ungefärbte Ausstriche für ggf. erforderliche Spezialfärbungen vorbereitet werden.

▶ **Merke** Ungeeignetes Material wird wie Bronchialsekret verarbeitet.

2.4.2 Asbestkörperchenbestimmung

Die quantitative Erfassung der Asbestkörperchen erfolgt nach Vakuuminfiltration von 5–10 ml nativer BAL-Flüssigkeit durch eine 0,45–1,2-μm-Millipore-Membran (Abb. 2.1).

2.4.3 Bestimmung der Gesamtzellzahl

Eine Mischung von 10 μl der aufgenommenen BAL mit 200 μl Türk-Lösung wird auf die eine Seite einer Neubauer-Zählkammer pipettiert. Die Zählkammer wird mäanderförmig untersucht.

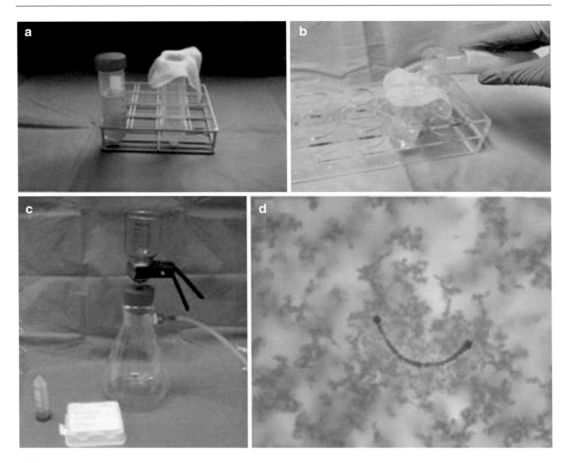

Abb. 2.1 BAL-Aufarbeitung. (**a, b**) Filtration durch sterile Mullkompressen, (**c**) Vakuuminfiltration, (**d**) Asbestkörperchen (nativ, 400×)

Dabei werden alle vorliegenden Zellen (exklusive Erythrozyten) in den 4 Eckquadraten beziehungsweise den darin enthaltenen 64 kleinen Quadraten gezählt (Abb. 2.2). Nicht vollständig im Zählbereich befindliche Zellen werden lediglich an zwei definierten angrenzenden Seiten der großen Quadrate mitgezählt, zum Beispiel nur oben und links (Abb. 2.2). Anhand der so ausgezählten Zellen kann die Gesamtzellzahl der BAL nach folgender Formel ermittelt werden: Gesamtzahl = ausgezählte Zellen × 0,105.

2.4.4 Bestimmung der Zellvitalität

Zur Bestimmung der Zellvitalität werden 50 µl der aufgenommenen BAL mit 10 µl Trypanblau gemischt. Die Auswertung der Zählkammer erfolgt mikroskopisch unter 200-facher Vergrößerung bei fast geschlossener Aperturblende. Anschließend werden 100 Zellen (exklusive Erythrozyten) hinsichtlich ihrer Vitalität ausgezählt, wobei vitale Zellen keinen blauen Zellkern aufweisen (Abb. 2.2).

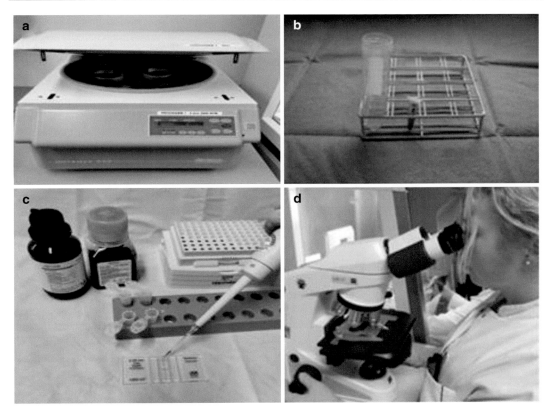

Abb. 2.2 (**a**–**d**) BAL-Aufarbeitung. (**a**, **b**) Zentrifugation, Herstellung des Zellsedimentes, (**c**) Neubauer-Zählkammer, (**d**) Bestimmung von Vitalität und Gesamtzellzahl

▶ **Cave** Wegen der Gefahr der sekundären Besiedlung mit unterschiedlichen Erregern ist eine regelmäßige Kontrolle der eingesetzten Puffer und Lösungen wichtig.

2.5   Morphologische Beurteilung der BAL

Zur speziellen Expertise von Pathologen gehören Erfahrungen in der Biopsiediagnostik, interdisziplinäres Denken und fundierte differenzialdiagnostische Kenntnisse. Abseits der vergleichsweise seltenen pathognomonischen Befunde engen BAL-Befunde vor allem das große differenzialdiagnostische Spektrum benigner Lungengerüsterkrankungen relevant ein. Eine schlichte Mitteilung der gemessenen Zellzahlen an den Kliniker (intellektuelle Selbstaufgabe) wird allerdings dem Anspruch einer adäquaten morphologischen Beurteilung nicht gerecht.

Am Anfang der zytologischen Beurteilung steht eine makroskopisch oder mikroskopisch mittels Lupenvergrößerung erfolgte orientierende Einschätzung der Zellverteilung im Zytospinpräparat (Homogenität der Zellverteilung, ggf. Korrektur der Einstellungen der Zytozentrifuge). Um eine ausreichende Exaktheit auch bei kleinen Prozentzahlen zu erreichen, müssen 200–600 Zellen in zufällig gewählten Gesichtsfeldern ausgezählt werden. Die Angaben zu den Normwerten differieren stark in der Literatur. Ein geeigneter Maßstab sind die Empfehlungen zur diagnostischen BAL der Deutschen und der Europäischen Gesellschaft für Pneumologie (DGP 1988; Klech und Hutter 1990)

Die prozentuale Verteilung von Alveolarmakrophagen (AM), Lymphozyten, neutrophilen und eosinophilen Granulozyten sowie anderen Zelltypen wird ermittelt und ab Lymphozytenwerten >15 % eine Bestimmung der Subtypen (Immunzytochemie, Durchflusszytometrie) veranlasst. Am Anfang steht eine Beurteilung der Qualität der gewonnenen Probe (Tab. 2.2).

Abhängig vom jeweils erreichten Kompartiment (aerodigestiver Trakt, große Atemwege oder Alveolarraum) und den o. g. Qualitätskriterien wird die Eignung für eine adäquate Beurteilung dokumentiert. Es folgen Hinweise zu potenziell enthaltenen oder nicht enthaltenen typischen oder atypischen Erregern (Pilze, Viren, Bakterien und Mykobakterien etc.), Asbestkörperchen, Fetteinschlüssen, Ausschluss oder Nachweis einer alveolären Hämorrhagie, ggf. zum Anteil von Zellschutt oder Tumorzellen. Erst danach beginnt die Beschreibung des Differenzialzellbildes und ggf. der immunzytochemischen Befunde (z. B. CD1a).

2.5.1 Normale Zellverteilung – Ausschlusscharakter

Hinreichende Qualität vorausgesetzt, erlauben BAL-Befunde bei etwa 3 % der Patienten den Ausschluss entzündlicher oder granulomatöser Prozesse (Tab. 2.1). So schließt z. B. eine normale Lymphozytenzahl eine (aktive) Hypersensitivitätspneumonie im jeweils gespülten

Areal weitgehend aus. Valide Rückschlüsse auf benachbarte interstitielle Lungenareale sowie der direkte Nachweis oder Ausschluss narbiger oder entzündlicher Veränderungen sind allerdings nicht möglich.

Gleichzeitig eignen sich Normalbefunde (Abb. 2.3a–d) im Verlauf hervorragend zur Qualitätsbeurteilung des externen Einsenders und des eigenen Labors. Regelhaft auftretende Mängel offenbaren den jeweils erreichten Stand der endoskopischen bzw. laboranalytischen Entnahme- und Verarbeitungstechnik (Tab. 2.3).

2.5.2 Pulmonale Infektionen

Methodisch bedingt ist im Rahmen jeder Endoskopie grundsätzlich mit einer Verschleppung von Sekret, Zellen und Erregern entlang des Zugangsweges zu rechnen. Ein Erregernachweis kann daher immer sowohl Ausdruck einer infektiösen Pneumonie oder aber einer Kolonisation bzw. auch schlicht Folge einer Verunreinigung sein.

Generell gilt, dass ein Erregernachweis in der Lavage nur dann akzeptiert werden kann, wenn eine Besiedlung mit den beobachteten Erregern saprophytär nicht vorkommt. Häufige Erreger sind unspezifische Bakterien und Mykobakterien, Pilze, Pneumocystis jirovecii, Zytomegalievirus (CMV) und sonstige Erreger (siehe Tab. 2.4). Die BAL-Flüssigkeit ist ein gut geeignetes Medium für alle serologischen Verfahren, PCR sowie Erregerkulturen einschließlich Resistenzbestimmungen. (Monaco et al. 2011, Lück und Steinert 2006, Gilles und Solène 2019, Ersch et al. 2008). Diese Eignung der BAL erstreckt sich allerdings nicht auf den direkten Erregernachweis im zytologischen Präparat. Hier lassen sich nur gelegentlich therapierelevante Schlüsse ableiten (Tab. 2.4).

2.5.3 Pneumocystis jirovecii

Die Pneumocystis-jirovecii-Pneumonie ist in großen Teilen eine pulmonale Komplikation HIV-infizierter Patienten. Im Rahmen der deutlich verbesserten medikamentösen Therapie der

Tab. 2.2 Qualitätsmerkmale des Einsendegutes[*]

Rückgewinnungsmenge	>20 ml
Anteil epithelialer Zellen des aerodigestiven Traktes	<10 %
Gesamtzellzahl	>100.000
Vitalität bis 2 h nach Entnahme	>90 %
Vitalität nach Posttransport[*] im Median	57 % SD ± 32,2

[*]Eigenes Untersuchungsgut Zytologisches Labor, LungenClinic Großhansdorf (2016–2020; n = 2972)

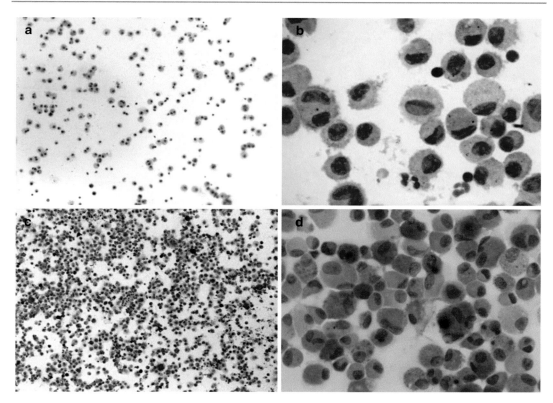

Abb. 2.3 (**a–d**) Normalbefunde. (**a**) Nichtraucher (Giemsa, 100×), (**b**) Nichtraucher (Giemsa, 630×), (**c**) Raucher (Giemsa, 100×), (**d**) Raucher (Giemsa, 630×)

Tab. 2.3 Normalwerte in der BAL. (Costabel 1998)

Gesamtzellzahl	Nichtraucher 2,6–13,3 × 106 Raucher: 6,4–27,2 × 106
Makrophagen	>80 %
Lymphozyten	<15 %
Neutrophile	bis 3 %
Eosinophilie	0,5 %
Mastzellen	0,5 %

HIV-Infektion kommt diese Komplikation derzeit allerdings nicht mehr so häufig wie in den 80er- und 90er-Jahren des vorigen Jahrhunderts vor.

Bereits in der May-Grünwald-Giemsa-Färbung stellen sich die Erreger als mehr oder weniger große Cluster schaumigen Materials dar. Im Unterschied zu artifiziell entstandenem Schaum sind diese Cluster in Zytospinpräparaten und/oder Ausstrichen in der Regel dreidimensional. Die May-Grünwald-Giemsa-Färbung färbt die Zystenwand nicht an. Die cha-

Tab. 2.4 Erregernachweis in der BAL-Flüssigkeit

Diagnostisch relevant (therapiebedürftig)	Diagnostisch irrelevant (Kolonisation, nicht-therapiebedürftig)
Pneumocystis jirovecii[*]	Bakterien
Mycobacterium tuberculosis[*]	Herpes simplex
Strongyloides[*]	Zytomegalievirus
Cryptococcus[*]	Aspergillus
Toxoplasma gondii	Candida
Legionella	Atypische Mykobakterien
Histoplasma	
Mycoplasma pneumoniae	
Influenzavirus	
RS-Virus	

[*]direkter Erregernachweis möglich (May-Grünwald-Giemsa, Ziehl-Neelsen, Grokott)

rakteristischen Trophozoiten können als kleine, blaue Punkte in schaumigen Vakuolen innerhalb einer leicht basophilen Grundstruktur erkannt

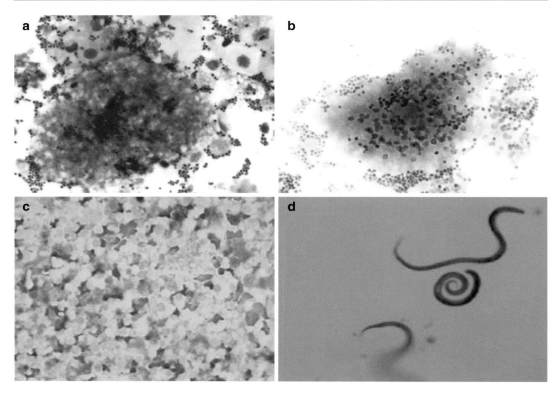

Abb. 2.4 Erregernachweis in der BAL. (**a**, **b**) Pneumocystis jirovecii (Giemsa, 400×, Grokott, 400×), (**c**) Cryptococcus (Giemsa, 630×), (**d**) filariforme Larven des dritten Stadiums (L3) von Strongyloides stercoralis (nativ, 400×)

werden. Mit einer Silbermethaminfärbung (z. B. Grokott) stellt sich die Zystenwand dunkel angefärbt dar. Die einzelnen Zysten sind etwa so groß wie Erythrozyten (Abb. 2.4a, b). Das differenzialzytologische Spektrum reicht von Normalbefunden bis hin zu leicht erhöhten Lymphozyten- und Granulozytenwerten. Von einer Bestimmung des regelhaft (sic Grunderkrankung) erniedrigten CD4/CD8-Quotienten kann man in der Praxis absehen.

▶ **Merke** In Zytospinpräparaten sind lebende Erreger und Tumorzellverbände dreidimensional. Artefakte sind immer zweidimensional.

2.5.4 Tuberkulose

Ungeachtet der hohen Bedeutung und Effizienz des mikrobiologischen Nachweises säurefester

Stäbchen in BAL-Flüssigkeiten ist der Versuch, anhand nach Ziehl-Neelsen gefärbter BAL-Zytospinpräparate säurefeste Stäbchen nachzuweisen und zu typisieren, in der Regel minder erfolgreich. Die Unterscheidung von typischen und atypischen Mykobakterien, die Anzüchtung und Resistenzbestimmung sind an die mikrobiologische Aufarbeitung der Flüssigkeit gebunden.

2.5.5 Nachweis von Pilzerregern

Die diagnostische Relevanz eines Pilznachweises (z. B. Candida) kann problematisch sein. Im Rahmen einer inhalativen Kortikosteroidtherapie sowie bei multimorbiden Patienten kommt es z. B. nach umfangreichen antibiotischen oder zytostatischen Therapien nicht selten zu einer Soorbesiedlung der Mundschleimhaut bzw. zur Besiedlung tiefergelegener Abschnitte der

Bronchialschleimhaut. Nur in Fällen einer invasiven Pneumonie ist deren Nachweis aber tatsächlich auch therapierelevant.

Mittlerweile sehr selten sind in Europa Infektionen mit Cryptococcus neoformans. Im Umfeld von HIV-Erkrankungen gelingt es aber gelegentlich, auf der Suche nach Pneumocystis-jirovecii-Erregern in Giemsa-gefärbten Präparaten abgekapselte, knospende Hefezellen zu beobachten, die morphologisch mit Cryptococcus übereinstimmen (Abb. 2.4c) (Bottone und Wormser 1992).

Literatur

Bottone EJ, Wormser GP (1992) Cryptococcus neoformans: Giemsa Stained Characteristics That Facilitate Detection Laboratory Medicine 23(2):120–121.

Costabel U (1998) Atlas of bronchoalveolar lavage. London, Chapman and Hall.

Deutsche Gesellschaft für Pneumologie (1988) Empfehlungen zur diagnostischen bronchoalveolären Lavage [Guidelines on diagnostic bronchoalveolar lavage].

Prax Klin Pneumol. 42(4):119–22. German. PMID: 3041400.

Ersch J, Speich R, Weber R, Altwegg M, Hauser M. (2008) Stellenwert der bronchoalveolären Lavage in der Abklärung HIV-assoziierter Lungenerkrankungen. DMW - Deutsche Medizinische Wochenschrift, 125(25/26), 789–793.

Gilles N, Solène LG (2019) Pulmonary co-infection with Pneumocystis jirovecii and Histoplasma capsulatum in AIDS patients is not a rare event. International Journal of Infectious Diseases 87:126–127.

Klech H, Hutter C (Eds.) (1990) Clinical guidelines and indications for bronchoalveolar lavage (BAL): Report of the European Society of Pneumology Task Group on BAL. Eur Respir J. 3(8):937–76.

Lück PC, Steinert M (2006) Pathogenese, Diagnostik und Therapie der Legionella-Infektion. Bundesgesundheitsblatt – Gesundheitsforschung – Gesundheitsschutz 49:439–449.

Monaco SE, Monaghan SA, Stamm JA, Khalbuss WE, Nichols L, Pantanowitz L (2011) Toxoplasmosis in a post-transplant bronchoalveolar lavage: A case report. Diagnostic Cytopathology 40(7):629–634.

Welker L, Jörres RA, Costabel U, Magnussen H (2004) Predictive value of BAL cell differentials in the diagnosis of interstitial lung diseases. Eur Respir J. 24(6):1000–6.

Histologische Artefakte und Normalbefunde

Sabina Berezowska

Die Kenntnis der normalen Lungenhistologie ist natürlich Pflicht, um normal von pathologisch unterscheiden zu können. Aber auch das Wissen darum, welche auffälligen Befunde in der Lungenhistologie *keine* klinische Signifikanz haben oder sogar nur Artefakte darstellen und nicht als echte Pathologien fehlgedeutet werden sollten, erleichtert den täglichen Umgang mit Lungenpräparaten enorm. Die prominentesten Fallstricke sollen in diesem Kapitel kurz vorgestellt werden.

Corpora amylacea sind runde, konzentrische, lamelläre, hyaline Strukturen, die in den Lungenalveolarräumen nachweisbar sein können. Sie können zentral kleine, manchmal pigmentierte Strukturen beinhalten oder von Makrophagen gesäumt sein. Corpora amylacea haben keinen Krankheitswert und dürfen insbesondere nicht als aspiriertes Material fehlgedeutet werden (Abb. 3.1).

Pulmonale meningotheliale Herde („minute pulmonary meningothelial-like nodules", MPMN) sind millimetergroße, interstitielle Proliferate mit meningothelialer Differenzierung, die häufig v. a. in Resektaten zu finden sind, mit dem Alter zu-

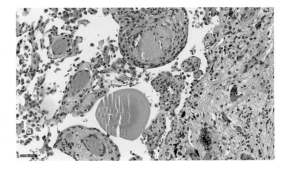

Abb. 3.1 Lungenparenchym mit zwei Corpora amylacea

nehmen und keine bekannte klinische Signifikanz haben. Sie sind typischerweise multipel, assoziiert an Blutgefäße und sternförmig konfiguriert, teils mit angrenzendem Traktionsemphysem. Bei klinischem und radiologischem Bild einer interstitiellen Lungenerkrankung und Nachweis von sehr extensivem Auftreten kann eine „diffuse pulmonale Meningotheliomatose" in Erwägung gezogen werden. Dies ist jedoch eine Ausschlussdiagnose und sehr selten (Abb. 3.2).

Eine **Hyperplasie neuroendokriner Zellen des Bronchialepithels** (= auf das Bronchial-/Bronchiolarepithel beschränkt) bis hin zu **neuroendokrinen Tumorlets** (= über das Bronchialepithel hinausreichend, aber kleiner 5 mm) kann als Reaktion auf multiple Prozesse in der Lunge auftreten und hat per se keine bekannte klinische Signifikanz. Nur bei entsprechendem klinischem

S. Berezowska (✉)
Institut Universitaire de Pathologie, Centre hospitalier universitaire vaudois (CHUV) et Université de Lausanne, Lausanne, Schweiz
e-mail: Sabina.Berezowska@chuv.ch

F. Stellmacher et al. (Hrsg.), *Pathologie nicht-neoplastischer Lungenerkrankungen*, https://doi.org/10.1007/978-3-662-67073-6_3

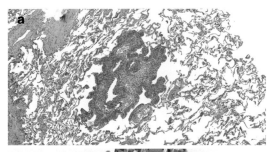

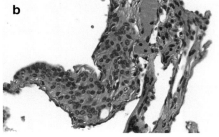

Abb. 3.2 Lungenparenchym mit einem pulmonalen meningothelialen Herd („minute pulmonary meningothelial-like nodules", MPMN)

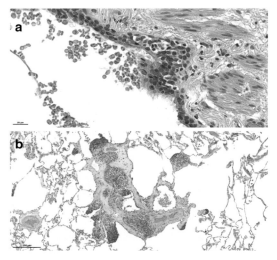

Abb. 3.3 Die Hyperplasie neuroendokriner Zellen im Lungenparenchym beginnt mit intraepithelialer Hyperplasie neuroendokriner Zellen im Epithel der Bronchiolen (**a**) und schreitet fort zu einem neuroendokrinen Tumorlet bei Überschreiben der epithelialen Basalmembran (**b**)

Befund sollte eine „diffuse idiopathische Hyperplasie neuroendokriner Zellen" (DIPNECH) in Erwägung gezogen werden, die jedoch selten ist (Abb. 3.3).

Eine **artifizielle Atelektase** bezeichnet zusammengeschobenes Lungenparenchym, z. B. durch schlechte Fixierung oder fehlende Sorgfalt im Zuschnitt. Sie kann zellreich und solide wirken und darf nicht als Entzündung oder Fibrose fehlinterpretiert werden. Eine EvG-Färbung hilft sehr bei der richtigen Bewertung, da sie über die Anfärbung der kurzen elastischen Fasern der Alveolarsepten diese besser visualisiert und erkennbar macht (Abb. 3.4).

Ein **„Bubble"-Artefakt** tritt in Biopsien und Resektaten auf. Zusammengeschobenes Lungengewebe, dessen Alveolarräume durch Ödemflüssigkeit, Blut oder Makrophagen gefüllt sind, zeigt dabei runde bis unregelmäßige Vakuolen, die nicht als herausgelöste Strukturen oder Fett (im Fall einer exogenen Lipidpneumonie) fehlgedeutet werden dürfen (Abb. 3.5).

Frisches Blut und Fibrin findet sich häufig in Lungenbiopsien und Resektaten. Mittels EvG-Färbung kann Fibrin von nekrotischen Alveolarsepten unterschieden werden, da Alveolarsepten kurze elastische Fasern beinhalten. Solange die Alveolen durch das Blut nicht merklich dilatiert sind und keine Reaktion der Lunge auf das Blut nachweisbar ist (z. B. Pneumozytenreaktion, Organisation, Hämosiderophagen), stellt Blut in der Lunge ein Artefakt dar und darf nicht als „akute Lungenblutung" fehlgedeutet werden (Abb. 3.6).

▶ **Merke** Miterfasste oder in die Alveolarlumina eingebrachte Pleurafragmente sind in Lungenbiopsien keine Seltenheit, wobei keine Assoziation mit der Entwicklung von Pneumothoraces besteht. Sie können hyperplastisch sein, mit Makrophagen untermischt, solide oder glandulär imponieren und dürfen nicht als Karzinome fehlgedeutet werden. **Cave**, auch Mesothel ist Zytokeratin-positiv!

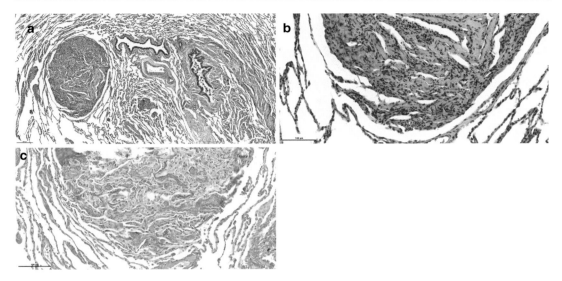

Abb 3.4 In der Übersicht (**a**) imponiert ein Knoten innerhalb des Lungengewebes, der sich bei genauerer Untersuchung (**b**) incl. Elastica-van-Gieson-Färbung (**c**) als zusammengeschobenes Lungenparenchym entpuppt

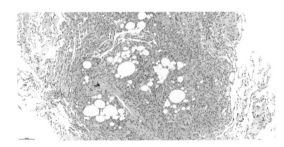

Abb. 3.5 „Bubble"-Artefakt in einer Lungenbiopsie mit zusammengeschobenen Alveolarräumen mit pigmentierten Makrophagen

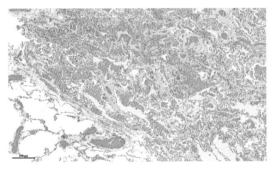

Abb. 3.6 Frisches Blut im Parenchym gibt den Eindruck eines Hämangioms. Es handelt sich um eine operations-/biopsiebedingte Blutung, die im Befund nicht erwähnt werden sollte

Teil I

Prädominierend die Luftwege und Alveolarlichtungen betreffende Entitäten

Asthma bronchiale

4

Florian Stellmacher und Sven Roger Perner

Inhaltsverzeichnis

- Bronchusschleimhautbiopsien werden meist bereits mit der (Verdachts-)Diagnose des Asthmas übersandt. Die Patienten zeigen also eine kompatible Klinik und ggf. Radiologie.
- Obligatorisch ist die Stellungnahme zur Eosinophilie (Therapieansatz!).

Das Asthma bronchiale beruht auf einer chronischen Entzündung der Bronchien und der proximalen Bronchiolen, bei der es durch verschiedene auslösende Reize zu einer Bronchokonstriktion mit entsprechender Klinik kommt. Verbreitet ist das allergische Asthma, das durch Noxen aus der Natur (z. B. Pollen, Kot der Hausstaubmilbe), aber auch durch Medikamente oder Chemikalien ausgelöst wird und unbehandelt typischerweise in der Biopsie eine Eosinophilie zeigt. Das nicht-allergische Asthma kann als Epiphänomen einer Infektion, aber auch durch körperliche Anstrengung, Kälte oder auch psychogen getriggert auftreten. Die histologischen Merkmale des Asthmas sind an suffizienten Schleimhautbiopsaten meist gut zu belegen (Abb. 4.1 und 4.2).

F. Stellmacher (✉)
überörtliche Berufsausübungsgemeinschaft, HPH
Institut für Pathologie und Hämatopathologie,
Kiel, Deutschland
e-mail: stellmacher@hp-hamburg.de

S. R. Perner
Zentrum für ambulante Onkologie Tübingen,
Tübingen, Deutschland

F. Stellmacher et al. (Hrsg.), *Pathologie nicht-neoplastischer Lungenerkrankungen*,
https://doi.org/10.1007/978-3-662-67073-6_4

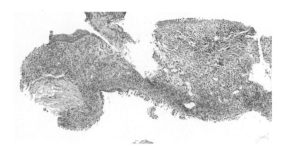

Abb. 4.1 Schweres, unbehandeltes Asthma. Neben Rundzellen und neutrophilen Granulozyten zeigen sich in der Mukosa massenhaft eosinophile Granulozyten. Die Muskulatur ist auffällig prominent und außerdem ödematös aufgelockert (HE 40×)

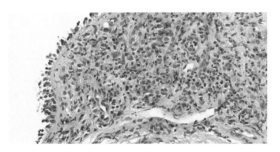

Abb. 4.2 Ausschnitt aus 1 (HE 400×)

4.1 Klinik

Klinisch bestehen anfallsartige, unterschiedlich schwere Episoden von Luftnot, die von Intervallen mit weitgehender Beschwerdefreiheit abgelöst werden. Die maximale Ausprägung stellt der Status asthmaticus dar, der über mindestens 24 h weitgehend therapierefraktär verläuft. Gelegentlich besteht ein sich über Jahre hinstreckendes Dauerasthma.

4.2 Radiologie

Im Röntgenbild zeigen sich klassischerweise ein Air-Trapping in der Exspiration und Verdickungen der Bronchialwand in ungleichmäßiger Verteilung. Wird z. B. eine allergische bronchopulmonale Aspergillose (ABPA) vermutet oder auch Überlappungsbilder, z. B. mit einem Raucheremphysem als Ursache, wird zusätzlich eine hochauflösende Computertomo-

grafie (HRCT) durchgeführt, bei der dann die Befunde weiter klassifiziert und z. T. quantifiziert werden können.

4.3 Histologie

Empfohlene Färbungen: HE, PAS, Biopsien als Serienschnitt

Mikroskopisch zeigt sich in den Bronchusbiopsaten ein chronisches Entzündungsinfiltrat, dem bei allergischer Genese im unbehandelten Fall unterschiedlich zahlreiche eosinophile Granulozyten sowie gelegentlich auch neutrophile Granulozyten beigemengt sind. Hinzu treten eine Vermehrung von Becherzellen (Becherzellhyperplasie), eine durch Einlagerung von Immunglobulinen verursachte Verbreiterung der Basalmembran sowie eine Hypertrophie der Bronchialmuskulatur, sofern diese tiefere Schicht repräsentativ bioptisch erfasst wurde. Proben aus dem proximalen Bronchialsystem zeigen meist stärkere Veränderungen als weiter distal entnommene. Die Eosinophilie, nach der klinisch oft explizit gefragt wird, muss im Befund mit angegeben werden, ein allgemein akzeptiertes Graduierungsschema wurde bislang aber noch nicht etabliert. Wir favorisieren eine dreistufige Angabe (gering, mäßig, hochgradig). Unter Therapie sollte die Eosinophilie deutlich reduziert oder gar nicht mehr nachweisbar sein (Abb. 4.3).

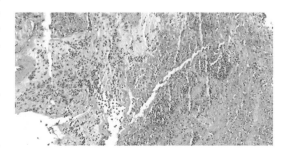

Abb. 4.3 Bronchialsekret eines schweren Asthmatikers mit gleichzeitig bestehendem Bronchialinfekt. Auffällig ist zäh-schleimiges Sekret mit reichlich neutrophilen Granulozyten, daneben aber auch etliche eosinophile Granulozyten und auffällig eosinophiler Debris, der Abbauprodukten von Eosinophilen entspricht. Am rechten unteren Rand beginnen sich Charcot-Leyden-Kristalle zu bilden (HE 200×)

Literatur

Busse WW, Melén E, Menzies-Gow AN (2022) Holy Grail: the journey towards disease modification in asthma. Eur Respir Rev 31(163):210183. https://doi.org/10.1183/16000617.0183-2021. PMID: 35197266

Cusack RP, Whetstone CE, Xie Y, Ranjbar M, Gauvreau GM (2021) Regulation of eosinophilia in asthma-new therapeutic approaches for asthma treatment. Cells 10(4):817. https://doi.org/10.3390/cells10040817. PMID: 33917396; PMCID: PMC8067385

Doberer D, Trejo Bittar HE, Wenzel SE (2015) Should lung biopsies be performed in patients with severe asthma? Eur Respir Rev 24(137):525–539. https://doi.org/10.1183/16000617.0045-2015. PMID: 26324815

Epstein I (Hrsg) (2017) Differential Diagnoses in Surgical Pathology: Pulmonary Pathology. Wolters-Kluver, Philadelphia, S 1–3

Gurney JW et al (2009) Specialty Imaging – HRCT of the Lung. Salt Lake City 2:36–39

Hogg JC (1997) The pathology of asthma. APMIS 105(10):735–745. https://doi.org/10.1111/j.1699-0463.1997.tb05079.x. PMID: 9368892588

Leslie KO, Wick MR (2018) Practical Pulmonary Pathology – A Diagnostic Approach. Elsevier, Philadelphia, S 323 ff

Meteran H, Tønnesen LL, Sivapalan P, Ingebrigtsen TS, Jensen JS (2022) Recent developments in the management of severe asthma. Breathe (Sheff) 18(1):210178. https://doi.org/10.1183/20734735.0178-2021. Epub 2022 May 10. PMID: 36338257; PMCID: PMC9584584

Oppenheimer J, Hoyte FCL, Phipatanakul W, Silver J, Howarth P, Lugogo NL (2022) Allergic and eosinophilic asthma in the era of biomarkers and biologics: similarities, differences and misconceptions. Ann Allergy Asthma Immunol 129(2):169–180. https://doi.org/10.1016/j.anai.2022.02.021. Epub 2022 Mar 7. PMID: 35272048

Patel SS, Casale TB, Cardet JC (2018) Biological therapies for eosinophilic asthma. Expert Opin Biol Ther 18(7):747–754. https://doi.org/10.1080/14712598.2018.1492540. Epub 2018 Jul 4. PMID: 29938543; PMCID: PMC6317519

Saetta M, Turato G (2001) Airway pathology in asthma. Eur Respir J Suppl 34:18s–23s. https://doi.org/10.1183/09031936.01.00229501. PMID: 12392031

Respiratorische Bronchiolitis (RB), respiratorische bronchiolitisartige Lungenerkrankung (RBILD) und desquamative interstitielle Pneumonie (DIP)

Florian Stellmacher und Sven Roger Perner

Inhaltsverzeichnis

- Betroffene sind meist aktive Raucher, Ex-Raucher oder Passivraucher.
- Die drei Entitäten stellen unterschiedliche Ausprägungsgrade prinzipiell desselben morphologischen, aber nicht ätiologischen Schädigungsmusters dar.
- Histologisch werden pigmentierte Makrophagen in unterschiedlicher Menge und Verteilung in den terminalen Luftwegen und Alveolen gefunden.
- Die RB ist häufig, RBILD bzw. DIP sind selten.
- Die Diagnose RBILD oder DIP sollte nur unter Berücksichtigung der Klinik/Radiologie definitiv gestellt werden.

F. Stellmacher (✉)
überörtliche Berufsausübungsgemeinschaft, HPH Institut für Pathologie und Hämatopathologie, Kiel, Deutschland
e-mail: stellmacher@hp-hamburg.de

S. R. Perner
Zentrum für ambulante Onkologie Tübingen, Tübingen, Deutschland

Die Diagnose erfordert die mikroskopische Untersuchung von Lungengewebe bzw. einer bronchoalveolären Lavage (BAL). Schleimhautbiopsate sind entsprechend diagnostisch nicht zielführend (Abb. 5.1, 5.2 und 5.3).

Führend ist der Nachweis pigmentspeichernder Makrophagen. Diese können prinzipiell in einer suffizienten transbronchialen Biopsie oder Kryo-

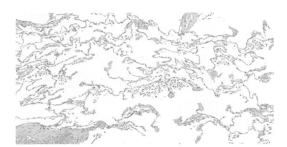

Abb. 5.1 Respiratorische Bronchiolitis als Nebenbefund bei einem onkologischen Lungenresektat. In den Alveolen finden sich vermehrt pigmentspeichernde Makrophagen. Dieser Befund fände per se zunächst kein radiologisches Korrelat (HE 100×)

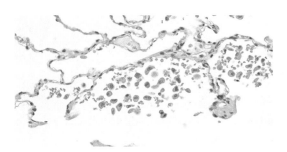

Abb. 5.2 Bei höherer Vergrößerung zeigen die Makrophagen eine variable Struktur. Die Pigmenteinschlüsse imponieren HE-morphologisch nicht so stark wie bei klassischen Siderophagen (HE 400×)

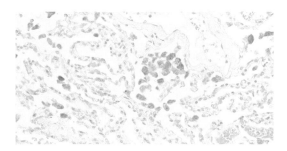

Abb. 5.3 In der Eisenreaktion (modifizierte Turnbulls-Reaktion, die Eisen II$^+$ und III$^+$ nachweist), erscheinen die Makrophagen nicht so kräftig blau wie Siderophagen, sondern graublau und z. T. fast grünlich (Fe 400×)

biopsie gut beurteilt werden, schwer bzw. nur in Ausnahmefällen ist die Verteilung der Makrophagen in den Lungenkompartementen sicher in der TBB erkennbar; sehr viel besser lässt sich diese an Keilexzisaten oder ggf. als Begleitdiagnose an größeren OP-Präparaten beurteilen. Eine gleichzeitig vorliegende Fibrose ist möglich, ist aber kein

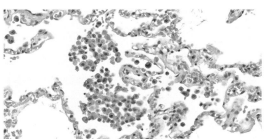

Abb. 5.4 Bei dieser dichteren Akkumulation pigmentierter Makrophagen ist als radiologisches Korrelat ein Milchglasmuster zu erwarten. Gleichwohl ist allein auf Basis der Histologie nicht zu entscheiden, ob es sich hier um eine RBILD oder um eine DIP handelt, denn dazu müsste die Verteilung in der Fläche besser nachzuvollziehen sein (HE 400×)

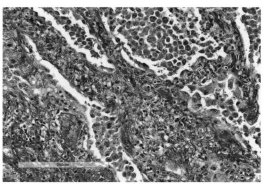

Abb. 5.5 RBILD mit bronchiolozentrisch gelagerten Makrophagen, sowohl im Lumen eines terminalen Bronchiolus (links) als auch in den angrenzenden Alveolen (rechts) (EvG 150×)

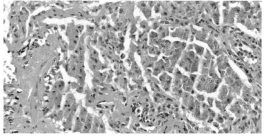

Abb. 5.6 Klassischer Aspekt sog. Rauchermakrophagen in der HE-Färbung (HE 400×)

Bestandteil der hier besprochenen Entitäten. Essenziell ist, sog. Rauchermakrophagen von sog. Herzfehlerzellen zu unterscheiden. Dies kann schwierig sein (Abb. 5.4, 5.5 und 5.6).

5.1 Klinik

Führend bei der RB ist eine Raucheranamnese, denn meist sind die Betroffenen asymptomatisch. Die RBILD kann klinische Symptome mit leichtem Husten und Atemnot zeigen.

5.2 Radiologie

Raucher zeigen naturgemäß ein breites Spektrum möglicher radiologischer Veränderungen. Als am ehesten typisch für eine RB bzw. RBILD werden Milchglasinfiltrate der Oberlappen angesehen. Weitere Veränderungen wie z. B. eine Verdickung von Bronchialwänden sind in diesem Zusammenhang möglich, letztlich aber unspezifisch. Generell nehmen die radiologischen Ausprägungen mit der Anzahl der Makrophagen der Lungen zu, allerdings können auch weitere, hiervon unabhängige Befunde die CT maßgeblich verändern, sodass die Diagnose mit steigendem Schweregrad keineswegs immer sicherer zu stellen ist. Die DIP verursacht Milchglasmuster sowie ggf. auch Zeichen einer Fibrose des Lungengewebes.

Radiologische Differenzialdiagnosen sind die pulmonale Langerhans-Zell-Histiozytose und die (nicht fibrotische) Hypersensitivitätspneumonie.

5.3 Histologie

Empfohlene Färbungen: HE-Schnittstufen, Fe, ggf. EvG

Makrophagen in den terminalen Luftwegen und Alveolen stellen einen Normalbefund dar. Insbesondere bei Rauchern sind diese vermehrt und können, ohne dass ihnen initial ein Krankheitswert beigemessen wird, zunächst als „DIP-artige" Reaktion beschrieben werden. Die hier besprochenen Entitäten definieren sich über die zunehmende Zahl der Makrophagen. Gleichzeitig vorliegende, z. B. fibrosierende Veränderungen sind bei Rauchern oft vorhanden, sollen im Befund aber separat genannt werden (Abb. 5.7, 5.8 und 5.9).

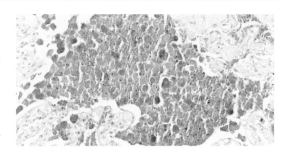

Abb. 5.7 Dieselben Makrophagen (wie in Abb. 5.6) zeigen hier in der Eisenreaktion (modifizierte Turnbulls-Reaktion) ein etwas kräftiger blau tingiertes Zytoplasma sowie gut erkennbare Einschlüsse von Kohlenstaubpigment („Kondensat") (Fe 400×)

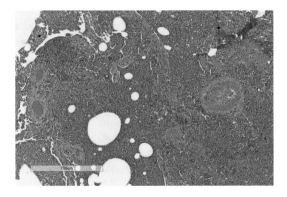

Abb. 5.8 DIP mit flächig gelagerten Makrophagen, zwischen denen man nur noch wenige Gasblasen erkennt (HE 330×)

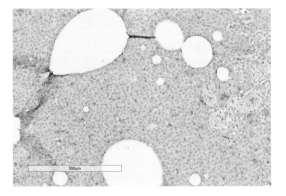

Abb. 5.9 Einzelne Makrophagen sind bei der DIP CD1a-positiv (200×)

▶ **Merke** Gleich eingangs muss bemerkt werden, dass weder die respiratorische Bronchiolitis (RB) bzw. die respiratorische bronchiolitisartige Lungenerkrankung (RBILD) noch die desquamative interstitielle Pneumonie (DIP) einen tatsächlich korrekten Namen trägt. Eine Entzündung im eigentlichen Sinne liegt nämlich originär zunächst nicht vor, die Diagnose stützt sich lediglich auf das Vorhandensein von vermehrten Makrophagen mit Pigmenteinschlüssen. Eine Desquamation von Alveolarepithel oder eine interstitielle Lungenerkrankung bestehen ebenfalls nicht.

Allen drei Entitäten gemein ist der mikroskopische Nachweis vermehrter Alveolarmakrophagen. Die Menge und Verteilung dieser in den Alveolen gelegenen Zellen führt dann letztlich zur Eingruppierung in eine RB, eine RBILD oder eine DIP. Diese Einteilung bleibt allerdings ein Stück weit vage, da einerseits radiologische und histopathologische Befunde durchaus unterschiedliche Schweregrade zeigen können, andererseits aufgrund der letztlich noch nicht abschließend geklärten Pathophysiologie und Pathogenese ohnedies zu hinterfragen ist, inwiefern hier eine harte Diagnose tatsächlich zielführend ist. So schlägt z. B. Mukhopadhyay vor, den Terminus „vermehrte pigmentierte Alveolarmakrophagen" als rein deskriptiven Befund zu ersetzen, um Missverständnisse zwischen Pathologie und Klinik zu vermeiden. Gleichwohl finden die klassischen Begriffe aber weiterhin Verwendung.

5.4   Respiratorische Bronchiolitis (RB)

Die RB stellt die geringste Ausprägung innerhalb des Spektrums dar. Sie ist häufig, nach mehrjährigem inhalativem Rauchen geradezu regelhaft nachweisbar. Morphologisch auffällig sind sog. „Rauchermakrophagen". Hierbei handelt es sich um Makrophagen innerhalb der terminalen Luftwege und Alveolen, die feine, eher granuläre bräunliche Einschlüsse des Zytoplasmas aufweisen, oft zusätzlich auch anthrakotisches Pigment. Die Einschlüsse stellen sich in der Eisenreaktion (Berliner Blau, Turnbulls-Reaktion) positiv dar, jedoch nicht in dem Maße wie bei sog. Herzfehlerzellen oder anderen Sidero-

phagen. Mitunter färben sich die Makrophagen eher grünlich als blau an, dies kann allerdings sehr stark variieren, sodass insbesondere auf den feineren Charakter des Pigments geachtet werden sollte. Nahezu regelmäßig lassen sich weitere rauchertypische Veränderungen des Lungengewebes, auch und gerade interstitiell, nachweisen, z. B. ein geringes Emphysem. Dies fließt aber in die eigentliche Diagnose einer RB nicht ein, sondern sollte separat genannt werden.

5.5   Respiratorische bronchiolitisartige Lungenerkrankung (RBILD)

Demgegenüber stellt die RBILD eine tatsächliche Erkrankung dar – allerdings nur dann, wenn die Vermehrung von pigmentierten Alveolarmakrophagen tatsächlich der einzige histologisch nachweisbare Befund ist. Da die gegenüber der RB erhöhte Anzahl pigmentspeichernder Makrophagen letztlich nicht klar quantifiziert wurde und gleichzeitig die Abgrenzung gegen die DIP nur an großen, aussagekräftigen, meist chirurgischen Lungenbiopsaten sicher vorzunehmen ist, muss die Diagnose eine klinische bzw. radiologische Entsprechung finden. Auch wenn histologisch keine interstitielle Lungenerkrankung vorliegt, muss die CT ein entsprechendes Bild zeigen, um die Diagnose auch pathologisch stellen zu können. Liegen gleichzeitig interstitielle Veränderungen auch im histologischen Schnitt vor, wird die Differenzialdiagnose hierdurch maximal erweitert: Milchglasmuster finden sich auch bei Infektionen (COVID 19!), der Hypersensitivitätspneumonie (HP), der organisierenden Pneumonie (OP) oder gar dem diffusen Alveolarschaden (DAD).

▶ **Merke** Bei der RBILD sind die zahlreichen Makrophagen in bronchiolozentrisch lokalisiert und nicht wie bei der DIP flächig im gesamten Lungengewebe verteilt. Um dies beurteilen zu können, muss naturgemäß eine ausreichende Menge von Gewebe zur Diagnostik vorliegen, sodass hier letztlich eine chirurgische Lungenbiopsie zu fordern ist.

5.6 Desquamative interstitielle Pneumonie (DIP)

Die desquamative interstitielle Pneumonie (DIP) wird als Diagnose heute, obwohl sie zwar im selben morphologischen Spektrum mit der RB bzw. der RBILD gesehen wird, ätiopathologisch als eigene Entität angesehen. So ist z. B. ein Marihuana-Konsum als Ursache möglich, ferner mitunter auch eine Schadstoffinhalation im beruflichen Umfeld. Die ein feineres hellbraunes und Eisen-positives Pigment speichernden Makrophagen sind bei der DIP flächig angeordnet. Einige exprimieren immunhistochemisch CD1a. Interstitiell wird häufig eine chronisch-entzündlich durchsetzte Fibrosierung beschrieben.

Literatur

Caminati A, Harari S (2006) Smoking-related interstitial pneumonias and pulmonary Langerhans cell histiocytosis. Proc Am Thorac Soc 3(4):299–306. https://doi.org/10.1513/pats.200512-135TK

Chakraborty RK, Basit H, Sharma S (2022) Desquamative interstitial pneumonia. In: StatPearls [Internet]. StatPearls Publishing, Treasure Island

Dawod YT, Cook NE, Graham WB, Madhani-Lovely F, Thao C (2020) Smoking-associated interstitial lung disease: update and review. Expert Rev Respir Med 14(8):825–834. https://doi.org/10.1080/17476348.2020.1766971. Epub 2020 May 22

Godbert B, Wissler MP, Vignaud JM (2013) Desquamative interstitial pneumonia: an analytic review with an emphasis on aetiology. Eur Respir Rev 22(128):117–123. https://doi.org/10.1183/09059180.00005812.   PMID: 23728865; PMCID: PMC9487388

Gurney JW et al (2009) Specialty imaging – HRCT of the lung, Bd 2. Lippincott Williams & Wilkins, Philadelphia, S 92 f

Heyneman LE, Ward S, Lynch DA, Remy-Jardin M, Johkoh T, Müller NL (1999) Respiratory bronchiolitis, respiratory bronchiolitis-associated interstitial lung disease, and desquamative interstitial pneumonia: different entities or part of the spectrum of the same disease process? AJR Am J Roentgenol 173(6):1617–1622. https://doi.org/10.2214/ajr.173.6.10584810

Katzenstein A-L (2016) Diagnostic atlas of non-neoplastic lung disease. DEMOS Medical, New York, S 73, 99 f

Mukhopadhyay S (2016 Non-neoplastic pathology. Cambridge University Press, Cambridge, S. 30, 171 ff, 191

Ryu JH, Colby TV, Hartman TE, Vassallo R (2001) Smoking-related interstitial lung diseases: a concise review. Eur Respir J 17(1):122–132. https://doi.org/10.1183/09031936.01.17101220

Tazelaar HD, Wright JL, Churg A (2011) Desquamative interstitial pneumonia. Histopathology 58(4):509–516. https://doi.org/10.1111/j.1365-2559.2010.03649.x. Epub 2010 Sep 21

Wick MR (2018) Pathologic features of smoking-related lung diseases, with emphasis on smoking-related interstitial fibrosis and a consideration of differential diagnoses. Semin Diagn Pathol 35(5):315–323. https://doi.org/10.1053/j.semdp.2018.08.002.   Epub 2018 Aug 10

Organisierende Pneumonie

Rosemarie Krupar und Sven Roger Perner

Inhaltsverzeichnis

- Subakutes Entzündungsmuster der Lunge mit Nachweis intraalveolärer Mesenchymknospen
- 2 Formen: Idiopathische/kryptogene organisierende Pneumonie (COP) ohne spezifische Ursache oder sekundäre organisierende Pneumonie im Rahmen einer bestimmbaren Grunderkrankung
- COP: idiopathische interstitielle Pneumonie (IIP) nach ATS/ERS-Leitlinien mit Glukokortikoid-Sensitivität und exzellenter Prognose
- Sekundäre organisierende Pneumonie (OP): Zuordnung durch Zusammenführen klinischer, laborchemischer, radiologischer und pathologischer Befunde
- Gewöhnliche interstitielle Pneumonie (UIP) mit intraseptalen Fibroblastenfoci als wichtigste Differenzialdiagnose zur OP

R. Krupar (✉)
Aignostics GmbH, Berlin, Deutschland

Universität zu Lübeck, Lübeck, Deutschland

S. R. Perner
Zentrum für ambulante Onkologie, Tübingen, Tübingen, Deutschland

Die organisierende Pneumonie (OP) – frühere Bezeichnung: Bronchitis-obliterans-organisierende Pneumonie (BOOP) – bezeichnet ein spezifisches Entzündungsmuster der Lunge im

© Der/die Autor(en), exklusiv lizenziert an Springer-Verlag GmbH, DE, ein Teil von Springer Nature 2024
F. Stellmacher et al. (Hrsg.), *Pathologie nicht-neoplastischer Lungenerkrankungen*,
https://doi.org/10.1007/978-3-662-67073-6_6

Rahmen akuter oder subakuter Lungenschäden. Das histologische Bild der OP ist eine der häufigsten zu beobachtenden entzündlichen Lungenveränderungen. Die OP kann verursacht werden durch unterschiedlichste schädigende Stimuli, wie bestimmte Medikamente, infektiöse Erreger oder sie tritt als Begleiterscheinung anderer systemischer Erkrankungen auf und wird dann als sekundäre organisierende Pneumonie (sekundäre OP) bezeichnet. Im Gegensatz hierzu ist bei der idiopathischen oder kryptogenen organisierenden Pneumonie (COP) weder klinisch noch radiologisch eine Ursache zu bestimmen. Die COP wird daher nach den Kriterien der *American Thoracic Society* (ATS) und der *European Respiratory Society* (ERS) zu den interstitiellen idiopathischen Pneumonien (IIP) gezählt.

6.1   Klinik

Die OP betrifft beide Geschlechter gleich häufig und kann in jedem Lebensalter auftreten, findet sich aber insbesondere bei Patienten in der 6. und 7. Lebensdekade. Nichtraucher sind häufiger betroffen. Typischerweise berichten Patienten von wenigen (2–3) Monate fortdauernden Beschwerden, wie Husten und Dyspnoe. Häufig werden vorangegangene Symptome eines grippalen Infekts beschrieben. Andere unspezifische

Symptome umfassen Fieber, Nachtschweiß, Brustschmerzen, Halsschmerzen und Schwäche. Im Lungenfunktionstest kann eine milde bis mäßige restriktive Ventilationsstörung nachgewiesen werden. Das Labor zeigt häufig eine deutlich gesteigerte Blutsenkungsgeschwindigkeit (Cordier et al. 1989; King und Mortenson 1992; Izumi et al. 1992).

6.2   Radiologie

Entsprechend der unterschiedlichen Ursachen und Formen einer OP (sekundär oder kryptogen) sind auch die Thorax-Bildmuster der hochauflösenden Computertomografie (HRCT) sehr variabel. Häufig werden diffuse und bilaterale Befunde beobachtet. Einseitige und umschriebene Veränderungen werden jedoch ebenfalls beschrieben (Kligerman et al. 2013). Typische Merkmale umfassen subpleural und peribronchial gelegene, unscharf berandete und fleckige Konsolidierungen, prädominierend in den Unterlappen gelegen. Zentrilobuläre Mikronoduli und Rundherde sind seltener (Elicker und Webb 2013). Eine seltene, aber dann hochspezifische Veränderung für eine OP ist das sogenannte Atoll-Zeichen (umgekehrtes Halozeichen, vgl. Abb. 6.1a) (Kim et al. 2003). Differenzialdiagnosen umfassen die chronische eosinophile

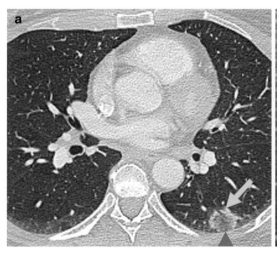
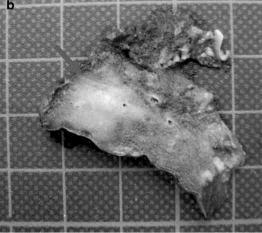

Abb. 6.1 Herd einer organisierenden Pneumonie (OP): (**a**) OP mit Atoll-Zeichen im linken Unterlappen mit peripherer randbildender Konsolidierung (gelber Pfeil) und zentralem Milchglasinfiltrat (rote Pfeilspitze). (**b**) Lungenteilresektat mit einem etwas unscharf begrenzten, subpleuralen OP-Herd (roter Pfeil)

Pneumonie, das invasive Adenokarzinom, pulmonale Lymphome sowie die Sarkoidose (Elicker und Webb 2013).

6.3   Histologie

Empfohlene Färbungen: HE, EvG, Polarisation

Die OP kann sowohl an Lungenteilresektaten wie auch an Kryobiopsaten und transbronchialen Biopsaten diagnostiziert werden. Wichtig ist, dass ausreichend peribronchiales Lungengewebe erfasst ist. Charakteristisches histologisches Merkmal der OP sind die sogenannten Fibroblastenproliferate bzw. Mesenchymknospen (Masson-Körper), die schon in der Übersicht auffallen. Hierbei handelt es sich um Aggregate aus Granulationsgewebe, welche in den Lichtungen der Alveolarräume liegen und sich von dort zopfartig bis in terminale Bronchiolen verzweigen. Die Mesenchymknospen bestehen aus einem spindelzelligen fibromyxoiden Stroma aus proliferierenden Fibroblasten und haben eine rund-ovale bis zopfartige Form, angepasst an die Struktur der Alveolarlichtungen. Sie enthalten in der Regel wenige bis mäßig viele Lymphozyten und Plasmazellen sowie Makrophagen und Kapillargefäße. Auch im Interstitium findet sich typischerweise ein geringes bis mäßig dichtes, chronisches Entzündungszellinfiltrat (vgl. Abb. 6.2). Das ursprüngliche Lungengerüst bleibt jedoch erhalten und kann zum Beispiel gut in der EvG-Färbung nachvollzogen werden (Mukhopadhyay 2016; Perner et al. 2018). Die Pathophysiologie der Mesenchymknospen ist bislang nicht vollständig verstanden (vgl. Abb. 6.3). Eine Verletzung des Alveolarepithels führt zum Austritt von Plasmaproteinen in die Alveolarlichtungen und im nächsten Schritt zur Rekrutierung von Entzündungszellen. Im weiteren Verlauf kommt es zu einer kontinuierlichen Organisation, welche in drei Stadien erfolgt (Chandra et al. 2020).

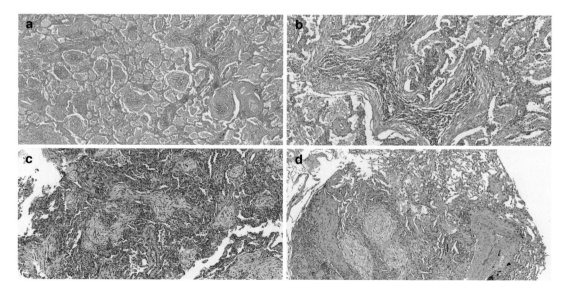

Abb. 6.2 Diagnostische Merkmale der OP: (a, b) Erhaltene Lungenparenchymstruktur mit Mesenchymknospen und makrophagenreichem Begleitinfiltrat. **(c)** Zopfartige Verzweigung der Mesenchymknospen mit fleckförmigem Verteilungsmuster **(d)** und chronischem interstitiellem Begleitinfiltrat

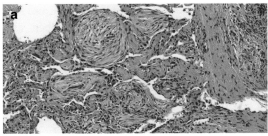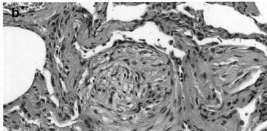

Abb. 6.3 Histologie der Mesenchymknospen: (a) Intraalveoläre Lokalisation der Mesenchymknospen mit sekundärer Pneumozytenüberkleidung **(b)** sowie eingelagerten Lymphozyten und Plasmazellen neben Kapillargefäßen

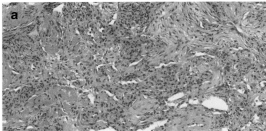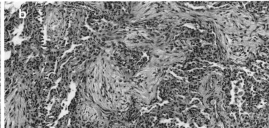

Abb. 6.4 Unterschiedliche Stadien der OP: (a) Frühes Stadium der OP mit residuellen Fibrinpräzipitaten. **(b)** Späteres Stadium mit kapillarreichem Granulations-gewebe und geringer chronischer Entzündung in den Mesenchymknospen sowie mäßigem chronischem, interstitiellem Begleitinfiltrat

Stadien der Formierung von Entzündungszellen
1. Fibrin und mononukleäre Entzündungszellen formieren sich in den Alveolarlichtungen.
2. Fibroblasten sprossen aus den Alveolarsepten in die entzündlichen Aggregate ein und bilden ein Retikulinfaser-Netzwerk. Zeitgleich erfolgt eine Reparatur des Alveolarepithels.
3. Im letzten Schritt kommt es zur fortschreitenden Organisation der Fibroblastenproliferate, einschließlich dem Einsprießen von Kapillargefäßen.

Das histologische Bild ist somit abhängig vom aktuellen Organisationsstadium der OP (vgl. Abb. 6.4). Das Verteilungsmuster ist in der Regel fleckförmig. Es kann aber auch ein kontinuierlicher Befall der Lunge vorliegen (Perner et al. 2018).

6.4 Zytologie

Die Zytologie liefert keine spezifischen Ergebnisse für die Diagnose einer OP. In der Imprintzytologie entspricht ein Mischbild aus schaumzelligen Makrophagen, Fibroblasten, Histiozyten und Epitheloidzellen sowie Lymphozyten den histologisch nachweisbaren Mesenchymknospen (Feng und Chen 2020).

Die bronchoalveoläre Lavage (BAL) zeigt eine erhöhte Gesamtzellzahl mit einer Lymphozytose und einer Vermehrung von Granulozyten sowie ebenfalls schaumzellige Makrophagen. Zusätzlich ist die CD4/CD8-Ratio reduziert auf ein Verhältnis von mindestens <0,9, sodass das BAL-Bild insgesamt Ähnlichkeit mit einer Hypersensitivitätspneumonie hat (Poletti et al. 1996).

Die Bezeichnung „organisierende Pneumonie" beschreibt zunächst lediglich ein spezifisches histologisches Muster einer entzündlichen, alveolären und interstitiellen Lungenveränderung, ohne Rückschluss auf die Genese zu geben. Herausfordernde Aufgabe des Pathologen ist es, im nächsten Schritt zu unterscheiden, ob es sich um eine COP handelt oder ob zusätzliche Lungenveränderungen auf eine Ätiologie im Sinne einer sekundären OP schließen lassen.

6.5 Kryptogen organisierende Pneumonie (COP)

Die COP kann diagnostiziert werden, wenn alternative Ursachen durch die pathologischen, radiologischen und klinischen Befunde ausgeschlossen wurden. Aus diesem Grund kann der Pathologe auch nur unter Kenntnis bildgebender und anamnestischer Informationen die Diagnose einer COP stellen. Stehen diese nicht zur Verfügung, sollte von pathologischer Seite der Terminus OP/COP verwendet werden (Travis et al. 2013).

Die COP zählt seit 2002 zu den idiopathischen interstitiellen Pneumonien (IIP) nach den Leitlinien der *American Thoracic Society* (ATS) und der *European Respiratory Society* (ERS) (American Thoracic Society and European Respiratory Society 2002). Seit Überarbeitung der IIP-Einteilungen 2013 wird die COP zusammen mit der idiopathischen pulmonalen Fibrose (IPF), der nicht-spezifischen interstitiellen Pneumonie (NSIP), der respiratorischen Bronchiolitis mit interstitieller Lungenerkrankung (RBILD), der desquamativen interstitiellen Pneumonie (DIP) und der akuten interstitiellen Pneumonie (AIP) zu den sechs häufigsten IIP gezählt (Travis et al. 2013).

▶ **Merke** Abzugrenzen hiervon sind umschriebene einzelne oder mehrere Foci einer organisierenden Pneumonie, welche zwar nicht auf eine bestimmte Ursache oder klinische Konstellation im Sinne einer sekundären OP zurückgeführt werden können, sich aber aufgrund ihrer herdförmigen Begrenzung auch nicht für die Diagnose einer IIP qualifizieren (vgl. Abb. 6.1b) (Krupar et al. 2021). Die COP ist Glukokortikoid-sensitiv und hat eine exzellente Prognose (Cottin und Cordier 2012; Chandra et al. 2020).

6.6 Sekundäre organisierende Pneumonie

Die Unterscheidung einer COP von einer sekundären OP ist klinisch hoch relevant, da Therapie und Prognose der sekundären OP von der verursachenden Grunderkrankung bestimmt werden. In der Gesamtzusammenschau kann sicherlich gesagt werden, dass ein histologisches OP-Muster häufiger mit einer sekundären Ursache assoziiert ist, als es im Rahmen einer COP der Fall ist. Allerdings ist diese Verteilung natürlich beeinflusst durch die zuvor erfolgte klinische und radiologische Aufarbeitung (Leslie und Wick 2011).

Häufigste Ursache eines histologischen OP-Musters sind mikrobielle Erreger, wie diverse Bakterien, Pilze und Viren. Unter anderem wird eine OP im Zusammenhang mit einer Infektion mit atypischen Mykobakterien beobachtet (vgl. Abb. 6.5). Exogene Noxen wie Medikamente oder ionisierende Strahlung spielen eine wichtige Rolle (vgl. Abb. 6.6). Wichtig für den Pathologen sind eine Reihe primärer Lungenerkrankungen, welche neben einem OP-Muster weitere spezifische histologische Charakteristika zeigen und korrekt erkannt und eingeordnet werden sollten. Dazu zählen zum Beispiel die Hypersensitivitätspneumonie, die Aspirationspneumonie (vgl. Abb. 6.7) oder die Granulomatose mit Polyangiitis (GPA). Weiterhin ist ein OP-Muster häufig im Randbereich verschiedener Lungentumoren zu finden. Bei Tumorverdacht schließt die Diagnose eines OP-Musters in der transbronchialen Biopsie somit ein Tumorgeschehen nicht aus, und gegebenenfalls sollte eine Rebiopsie in Betracht gezogen werden. Auch andere IIP können ein OP-Muster zeigen, wie zum Beispiel eine akut exazerbierte UIP. Hier kann bei kleinen Biopsien die Unterscheidung von einem NSIP-Muster schwierig sein. Zuletzt gibt es zahlreiche systemische Erkrankungen, welche sich in der Lunge mit einem OP-Muster manifestieren können, wie hämatologische Neoplasien oder rheumatische Erkrankungen (Daniels et al. 2007). So kann zum Beispiel bei systemischen Bindegewebserkrankungen (Kollagenosen) unter ande-

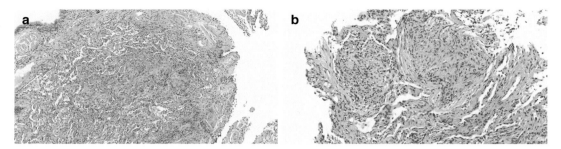

Abb. 6.5 **Sekundäre OP bei Infektion mit Mycobacterium avium intracellulare (MAI)** (**a**) mit Nachweis nicht-nekrotisierender Epitheloidzellgranulome (**b**)

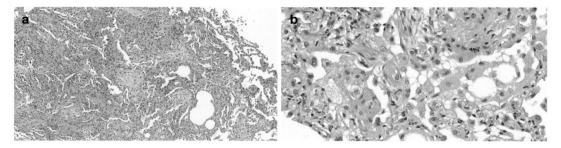

Abb. 6.6 **Sekundäre OP bei Amiodarontherapie** (**a**) mit Nachweis Amiodaron-typischer schaumzelliger Makrophagen (**b**)

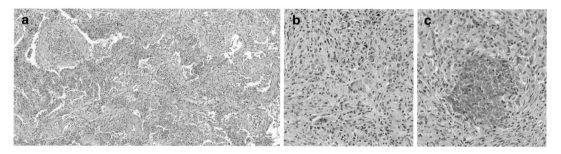

Abb. 6.7 **Aspirationspneumonie mit OP-Muster** (**a**), Fremdkörperriesenzellen (**b**) und teils floridem Begleitinfiltrat (**c**)

rem ein OP-Muster, eine NSIP oder eine lymphozytäre interstitielle Pneumonie (LIP) beobachtet werden. Pulmonale Veränderungen bei Verdacht auf eine Kollagenose werden als interstitielle Pneumonie mit autoimmunen Eigenschaften („interstitial pneumonia with autoimmune features", IPAF) kategorisiert (Fischer et al. 2015). Tab. 6.1 fasst die unterschiedlichen Ursachen einer sekundären OP zusammen und gibt Hilfestellungen, wie der Pathologe bei der präzisen Einordnung unterstützen kann. Leider ist es ohne Kenntnis weiterführender klinischer und radiologischer Befunde häufig unmöglich, eine weitere Zuordnung

hinsichtlich der Genese eines OP-Musters zu treffen. In anderen Fällen ist die Einschätzung des Pathologen entscheidend. So kann durch den Nachweis von polarisationsoptisch doppelt lichtbrechendem Fremdmaterial eine Aspirationspneumonie nachgewiesen werden, oder durch das zusätzliche Erkennen von Granulomen und mehrkernigen Riesenzellen kann eine Hypersensitvitätspneumonie differenzialdiagnostisch in den Fokus rücken. Das ist umso wichtiger, da auch die radiologische Bildgebung oft nicht zwischen einer COP und einer sekundären OP differenzieren kann.

Tab. 6.1 Sekundäre OP und Sonderformen der COP. GK: Glukokortikoide, SLE: systemischer Lupus erythematodes, CED: chronisch-entzündliche Darmerkrankung, UC: Colitis ulcerosa, MC: Morbus Crohn, PBC: primäre biliäre Zirrhose, BC: Bronchialkarzinom, AML: akute myeloische Leukämie, MDS: myelodysplastisches Syndrom

Ursachen	Details	Anmerkungen
Infektiös	**Erreger**	
Bakterien	Streptococcus pneumoniae, atypische Mykobakterien (Mycobacterium avium), Actinomyces israelii, Chlamydia pneumoniae, Coxiella burnetii, Legionella pneumophila, Mycoplasma pneumonia, Nocardia asteroides, Staphylococcus aureus, Serratia marcescens, Pseudomonas aeruginosa	Häufige Ursache eines OP-Musters bei länger zurückliegender, nicht mehr aktiver Infektion mit inkompletter Remission. Korrelation zu Anamnese und laborchemischen Parametern (Antikörper-Titer)
Viren	HIV, Influenza, Parainfluenza, Herpes, HCV, SARS-CoV-2	Korrelation zu klinischen und laborchemischen Parametern
Parasiten	Plasmodium vivax	
Pilze	Cryptococcus neoformans, Penicillium janthinellum, Pneumocystis jiroveci (bei AIDS)	Pilznachweis mit Sonderfärbungen (PAS, Versilberung), Korrelation Mikrobiologie oder Erregernachweis am Paraffinmaterial durch PCR
Exogene Noxen	**Auslöser**	
Medikamente	www.pneumotox.com, aktuell mit 114 Kausalmedikamenten, z. B.: Amiodaron, Nitrofurantoin, Bleomycin, Chemotherapeutika, Immuncheckpoint-Inhibitoren	- klinische Korrelation notwendig ==> Besserung nach Absetzen? - bei Chemotherapeutika und Immuncheckpoint-Inhibitoren Ausschluss Malignität bzw. Tumorprogress
Inhalative Noxen	Kokain, E-Zigaretten, NO, Ammoniak	Klinische Korrelation
Bestrahlung	v. a. 3 - 6 Monate nach Brustbestrahlung in 2,5% der Mammakarzinompatienten mit Radiatio	Kann außerhalb des Bestrahlungfensters liegen und ist GK-sensitiv <==> Abgrenzung zur Strahlenpneumonitis
Systemische Erkrankungen und Begleitreaktionen bei anderen Organerkrankungen	**Grunderkrankung**	
Kollagenosen	v. a. rheumatoide Arthritis, Dermatomyositis/Polymyositis, aber auch SLE, CREST-, Sjögren-Syndrom	Klinische Korrelation
CED u. ähn.	UC, MC, PBC	Klinische Korrelation, andere Organbefunde
Transplantation	Lunge, Leber, Knochenmark	z. B. bei akuter Abstoßung n. Lungentransplantation
Hämatologische Neoplasien	z. B. bei Hodgkin und Non-Hodgkin Lymphomen, AML, MDS	v. a. nach Chemotherapie und Knochenmarkstransplantation
Begleiterscheinung bei anderen pulmonalen Erkrankungen		
Malignom, Abszess, Infarkt, Pilzinfektion (z. B. Aspergillom)	Randbereich eines Herdes mit umgebender OP als Begleitreaktion	Achtung vor falsch benignen Ergebnissen bei V. a. BC ==> Korrelation mit Radiologie und ggf. erneute Probenentnahme
Granulomatose mit Polyangiitis (GPA, Wegener Granulomatose)	Zwei Formen: - GPA mit Nekrosen und Aspekten einer OP - BOOP-artige Granulomatose mit minimalen bzw. keinen Nekrosen	Zusätzlich Fibrose mit chronischer, granulomatöser Entzündung, Riesenzellen und nekrotisierender Vaskulitis
Aspirationspneumonie	Häufige Ursache einer OP, klinisch oft nicht bekannt	Peribronchiales Verteilungsmuster, Fremdkörpergranulome mit mehrkernigen Riesenzellen (polarisationsoptischer Nachweis von z.B. Nahrungsbestandteilen) und Neutrophile
Hypersensitivitätspneumonitis	OP mit: - chronischer interstieller Entzündung - nicht-nekrotisierenden Epitheloidzellgranulomen - mehrkernige Riesenzellen	Erkennen der histologischen Merkmale als wichtiger Beitrag zur korrekten Einordnung
IIP mit OP	**Histologie**	
UIP	DAD- oder OP-Muster bei akuter Exazerbation einer bekannten UIP oder bei Erstdiagnose mit akutem Lungenversagen	Suche nach prä-existentem UIP-Muster (Fibrose, Honigwabenmuster)
Sonderformen der OP	**Histologie**	
Akute fibrinöse und OP (AFOP)	OP mit intraalveolären Fibrinpropfen mit fleckförmiger Verteilung und Typ 2 Pneumozyten Hyperplasie	- Ähnliche Klinik wie DAD, aber histologisch keine hyalinen Membranen - Langzeitveränderung bei SARS-CoV-2
Fibrosierende COP	Seltene Erkrankung mit OP und interstieller Fibrose	progredientes Atemversagen, reagiert nicht auf GK
Akute fulminante COP	OP-Muster ohne Fibrose	Klinisch wie ARDS mit akutem Atemwegsversagen, in der Regel GK-sensitiv
Chronische eosinophile Pneumonie mit OP	Überschneidungssyndrom von chronischer eosinophiler Pneumonie und OP mit intraalveolärer Ansammlung von Eosinophilen und OP-Muster	Ursachen: idiopathisch, infektiös, medikamentös, Immunreaktion, GK-sensitiv

6.7   Differenzialdiagnosen

Wichtigste Differenzialdiagnose der OP ist die
UIP, da sich beide deutlich hinsichtlich Therapie
und Prognose unterscheiden. Ein charakteristi-
sches Merkmal der UIP ist die Ausbildung von
Fibroblastenfoci, welche histologische Ähnlich-
keiten mit den Mesenchymknospen der OP zei-
gen. Während jedoch die Mesenchymknospen
der OP in den Alveolen und den respiratorischen
Bronchiolen verortet sind und nur vereinzelt An-
schluss zu den Alveolarsepten zeigen, liegen die
Fibroblastenfoci der UIP im Interstitium der
Alveolarsepten   und   sind   durch   Typ-2-
Pneumozyten überkleidet (vgl. Abb. 6.8). Bei
Kryobiopsien und Lungenteilresektaten ist eine
Unterscheidung in der Regel gut möglich: Die
OP zeigt hier ein in sich homogenes Bild ohne
zeitliche Heterogenität und mit erhaltener Grund-
struktur der Lunge. Die UIP dagegen zeichnet
sich durch ein fleckenförmiges Verteilungsmuster
mit subpleuraler Betonung, einer zeitlichen
Heterogenität und einem fortschreitenden Umbau

des Lungenparenchyms aus. Schwieriger ist die
präzise Einordnung bei kleinen oder gequetschten
Biopsien, die nur einzelne Merkmale der beiden
IIP zeigen.

▶ **Merke** Eine UIP sollte daher auch nur an
   größeren Gewebeproben, wie Kryobiopsien
   oder   Lungenteilresektaten,   diagnostiziert
   werden. Die Diagnose einer OP kann dagegen
   auch an kleinen transbronchialen Biopsaten
   erfolgen (Mukhopadhyay 2016).

Eine weitere Differenzialdiagnose ist der diffuse Alveolarschaden (DAD) in organisierender
Phase. Hier finden sich lockere Fibroblastenproliferate mit eingestreuten Entzündungszellen im
Interstitium, aber auch in den Alveolarräumen,
welche zu Verwechslungen mit den Mesenchymknospen der OP führen können. Wichtiges Unter-
scheidungskriterium ist der Nachweis residueller,
noch nicht resorbierter hyaliner Membranen beim
DAD. Zusätzlich ist hier der klinische und bildgebende Kontext entscheidend, wie ein anamnes-

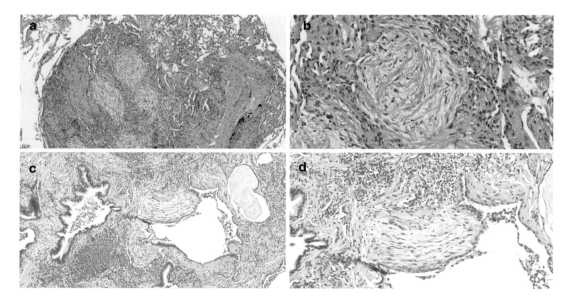

Abb. 6.8 Histologische Unterschiede von OP und UIP mit intraalveolärer Lokalisation der Mesenchymknospen der
OP (**a**, **b**) und intraseptal gelegenen Fibroblastenfoci der UIP (**c**, **d**)

tischer Lungenschaden vor einer Woche oder länger sowie diffuse Veränderungen beider Lungen in der Bildgebung (Mukhopadhyay 2016).

Die abschließende Tabelle zeigt sekundäre OPs und Sonderformen der COP (Tab. 6.1).

Literatur

American Thoracic Society, European Respiratory Society (2002) American Thoracic Society/European Respiratory Society International Multidisciplinary Consensus Classification of the Idiopathic Interstitial Pneumonias. This joint statement of the American Thoracic Society (ATS), and the European Respiratory Society (ERS) was adopted by the ATS board of directors, June 2001 and by the ERS Executive Committee, June 2001. Am J Respir Crit Care Med 165:277–304. https://doi.org/10.1164/ajrccm.165.2.ats01

Chandra D, Maini R, Hershberger DM (2020) Cryptogenic organizing pneumonia. In: StatPearls. StatPearls Publishing, Treasure Island

Cordier JF, Loire R, Brune J (1989) Idiopathic bronchiolitis obliterans organizing pneumonia. Definition of characteristic clinical profiles in a series of 16 patients. Chest 96:999–1004. https://doi.org/10.1378/chest.96.5.999

Cottin V, Cordier J-F (2012) Cryptogenic organizing pneumonia. Semin Respir Crit Care Med 33:462–475. https://doi.org/10.1055/s-0032-1325157

Daniels CE, Myers JL, Utz JP et al (2007) Organizing pneumonia in patients with hematologic malignancies: a steroid-responsive lesion. Respir Med 101:162–168. https://doi.org/10.1016/j.rmed.2006.03.035

Elicker BM, Webb WR (2013) Fundamentals of high-resolution lung CT: common findings, common patterns, common diseases, and differential diagnosis, 1. Aufl. Lippincott Williams&Wilki, Philadelphia

Feng J, Chen J (2020) ROSE cytopathology cases of organizing pneumonia. In: Feng J, Ning W, Jiang D et al (Hrsg) Rapid on-site evaluation (ROSE) in diagnostic interventional pulmonology, Interstitial Lung Diseases, Bd 2. Springer, Singapore, S 101–123

Fischer A, Antoniou KM, Brown KK et al (2015) An official European Respiratory Society/American Thoracic Society research statement: interstitial pneumonia with autoimmune features. Eur Respir J 46:976–987. https://doi.org/10.1183/13993003.00150-2015

Izumi T, Kitaichi M, Nishimura K, Nagai S (1992) Bronchiolitis obliterans organizing pneumonia. Clinical features and differential diagnosis. Chest 102:715–719. https://doi.org/10.1378/chest.102.3.715

Kim SJ, Lee KS, Ryu YH et al (2003) Reversed halo sign on high-resolution CT of cryptogenic organizing pneumonia: diagnostic implications. AJR Am J Roentgenol 180:1251–1254. https://doi.org/10.2214/ajr.180.5.1801251

King TE, Mortenson RL (1992) Cryptogenic organizing pneumonitis. The North American experience. Chest 102:8S–13S

Kligerman SJ, Franks TJ, Galvin JR (2013) From the radiologic pathology archives: organization and fibrosis as a response to lung injury in diffuse alveolar damage, organizing pneumonia, and acute fibrinous and organizing pneumonia. Radiographics 33:1951–1975. https://doi.org/10.1148/rg.337130057

Krupar R, Kümpers C, Haenel A et al (2021) Kryptogen organisierende Pneumonie versus sekundäre organisierende Pneumonie. Pathologe 42:55–63. https://doi.org/10.1007/s00292-020-00903-8

Leslie KO, Wick MR (2011) Practical pulmonary pathology: a diagnostic approach. Elsevier Saunders, Philadelphia, USA

Mukhopadhyay S (2016) Non-neoplastic pulmonary pathology with online resource. Cambridge University Press, Cambridge

Perner S, Stellmacher F, Jongik DD, Rabe K-F (2018) Nicht-neoplastische/interstitielle Lungenerkrankungen. International Academy of Pathology, German Division, INC, Bonn, Deutschland

Poletti V, Cazzato S, Minicuci N et al (1996) The diagnostic value of bronchoalveolar lavage and transbronchial lung biopsy in cryptogenic organizing pneumonia. Eur Respir J 9:2513–2516. https://doi.org/10.1183/09031936.96.09122513

Travis WD, Costabel U, Hansell DM et al (2013) An official American Thoracic Society/European Respiratory Society statement: update of the international multidisciplinary classification of the idiopathic interstitial pneumonias. Am J Respir Crit Care Med 188:733–748. https://doi.org/10.1164/rccm.201308-1483ST

Eosinophile Pneumonie

7

Florian Stellmacher und Sven Roger Perner

Inhaltsverzeichnis

- Häufiger Frauen als Männer betroffen, oft Asthmatiker
- Meist idiopathisch, aber auch reaktiv bei diversen Noxen, die erfragt werden müssen
- Akute und chronische Form unterscheidbar

- Morphologisch durch eine Akkumulation eosinophiler Granulozyten in den Alveolen sowie einem variablen Entzündungsinfiltrat der Septen mit untermischten Eosinophilen gekennzeichnet

F. Stellmacher (✉)
überörtliche Berufsausübungsgemeinschaft, HPH
Institut für Pathologie und Hämatopathologie,
Kiel, Deutschland
e-mail: stellmacher@hp-hamburg.de

S. R. Perner
Zentrum für ambulante Onkologie Tübingen,
Tübingen, Deutschland

Der eosinophilen Pneumonie (EP) können verschiedenste Ursachen zugrunde liegen. Zwar ist sie häufig idiopathisch bedingt, es gilt aber, klinisch u. a. die Medikamentenanamnese zu prüfen und insbesondere nach einem Drogenkonsum zu fragen. Histologisch liegen mehr oder weniger reichlich eosinophile Granulozyten sowohl interaalveolär als auch z. T. septal vor. Ein Übergang in eine Organisierende EP ist möglich. Unter Steroidtherapie verschwinden die Eosinophilen weitgehend (Abb. 7.1 und 7.2).

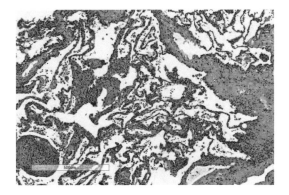

Abb. 7.1 Eosinophile Pneumonie in der Übersicht mit etlichen eosinophilen Granulozyten intraalveolär und interstitiell sowie fokalem Übergang in eine eosinophile organisierende Pneumonie mit myofibroblastären Proliferaten in den Alveolarlichtungen und beginnender Narbenbildung (HE 40×)

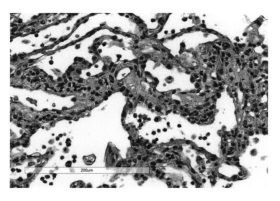

Abb. 7.2 Derselbe Schnitt wie in Abb. 1 mit interstitiellen und auch intraalveolären eosinophilen Granulozyten in einem weniger stark betroffenen Areal (HE 200×)

7.1   Klinik

Die EP kann sowohl akut mit Fieber und Atemwegsbeschwerden in einem Zeitrahmen von unter 4 Wochen (oft nur 7 Tage) auftreten als auch einen chronischen Verlauf nehmen, bei dem die Symptome über mehr als 2 Wochen anhalten können. Schwere Verläufe mit Hypoxie bis hin zur Beatmungspflichtigkeit können vorkommen. Eine Bluteosinophilie ist bei der akuten Form selten, bei chronischem Verlauf ist sie häufig, aber nicht obligat. Die akute EP zeigt in der bronchoalveolären Lavage (BAL) über 25 % Eosinophile. Die EP ist in den meisten Fällen idiopathisch, es

gibt aber eine Vielzahl potenzieller Auslöser wie Medikamente, Drogen (insbesondere Kokain), Parasiten oder Pilze. Gerade bei einem kausal zugrunde liegenden Drogenabusus kann das Erheben der Anamnese herausfordernd sein, zumal in diesem Falle ein Beenden der Einnahme dringend angeraten ist. Therapiert wird zumeist erfolgreich mit Kortikosteroiden, wobei die Prognose maßgeblich durch die Grunderkrankung bestimmt wird. In Form des Löffler-Syndroms liegt neben der pulmonalen Manifestation auch eine Eosinophilie weiterer Organe vor.

7.2   Radiologie

Charakteristisch sind „wandernde Infiltrate", die beim Vergleich sequenziell angefertigter Röntgenbilder ihre Lage verändern. Die akute EP ahmt radiologisch Befunde eines im schwereren Verlauf „umgekehrten" kardiogenen Lungenödems mit Milchglas und verdickten Septen nach. In der chronischen Form finden sich im zeitlichen Verlauf variable Konsolidierungen, teilweise in Form fleckförmiger Herde, die oberlappenbetont sind und überwiegend peripher liegen.

7.3   Histologie

Empfohlene Färbungen: HE, PAS, ggf. Grocott (Pilze?), Gram

Histologisch zeigen die akute und die chronische EP ein ähnliches Bild, bei der akuten Variante werden zusätzlich aber hyaline Membranen gefunden. Ein Übergang in eine eosinophile organisierende Pneumonie ist möglich. Als pathologisch werden bereits 5–10 eosinophile Granulozyten pro HPF angesehen. Zu beachten ist, dass die Anzahl der Eosinophilen unter laufender Steroidtherapie dramatisch reduziert sein kann.

Mikroskopisch finden sich bei der EP reichlich intraalveolär gelegene, namensgebende eosinophile Granulozyten sowie unterschiedlich viele Makrophagen mit einem granulär-eosinophilen Zytoplasma. Das Interstitium weist

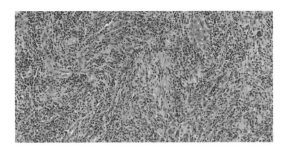

Abb. 7.3 Chronische (organisierende) eosinophile Pneumonie mit gleichzeitiger Granulationsgewebsbildung (HE 200×)

ein variables Entzündungsinfiltrat auf. Die Septen können aufgelockert imponieren, eine signifikante Fibrose liegt i. d. R. aber nicht vor oder findet meist in einer anderen Erkrankung ihren Ursprung. Gelegentlich sieht man Charcot-Leyden-Kristalle. Mitunter sind mehrkernige Riesenzellen in einem fibrinösen Exsudat in den Alveolarlichtungen vorhanden. Die eosinophilen Granulozyten können in den Alveolen zerfallen und Mikroabszesse mit makrophagenreicher Abräumreaktion ausbilden. Parenchymnekrosen finden sich jedoch auch dann nicht. Intraalveoläre myofibrobastäre Proliferate („BOOP-Knospen") können in Arealen auftreten, in denen ein älteres fibrinöses Exsudat abgebaut bzw. organisiert wird. Solche Herde entsprechen einer organisierenden Pneumonie, das Vorhandensein zahlreicher Eosinophiler lenkt die Diagnose aber weiterhin in Richtung der organisierenden EP. Interstitiell sind ebenfalls eosinophile Granulozyten vorhanden, daneben auch Lymphozyten und Plasmazellen. Die Pneumozyten imponieren oft hyperplastisch und springen knopfartig in die Alveolarlichtungen hervor. Mitunter findet sich außerdem reichlicher intraalveoläres Fibrin (Abb. 7.3).

7.4   Differenzialdiagnosen

Das Spektrum möglicher Differenzialdiagnosen ist begrenzt, da eosinophile Granulozyten zwar bei verschiedenen Lungenerkrankungen eine Rolle spielen, aber nicht in der für die EP typi-

schen hohen Anzahl. Als Begleitphänomen einer eosinophilen Granulomatose mit Polyangiitis (EGPA) spielt die EP ebenfalls eine Rolle, wobei das Vorhandensein einer gefäßdestruierenden Vaskulitis typisch für die führende Vaskulitis ist und eine reine EP ausschließt.

▶ **Cave** Bedacht werden muss, dass ggf. bioptisch repräsentative Gefäße nicht erfasst wurden, sodass die EP als einzig fassbare Diagnose am übersandten Gewebe zu stellen ist, obwohl tatsächlich eine primäre Vaskulitis vorliegt.

Ebenfalls mit einer z. T. stärkeren Eosinophilie gehen einige Infektionen einher, insbesondere Parasitosen und die Kokzidioidomykose. Wie auch die Granulomatose mit Polyangiitis (GPA) finden sich auch in diesen Fällen Parenchymnekrosen sowie eine epitheloidzellige Granulomatose. Auch bei der Langerhans-Zell-Histiozytose werden vermehrt eosinophile Granulozyten gefunden.

7.5   Zytologie

In der BAL werden bei der akuten EP mindestens 25 % Eosinophile gefordert, bei der chronischen Form mindestens 40 %.

Literatur

A S, Er FP (2016) Current approach to diagnosis and management of pulmonary eosinophilic syndromes: eosinophilic pneumonias, eosinophilic granulomatosis with polyangiitis, and hypereosinophilic syndrome. Semin Respir Crit Care Med 37. https://doi.org/10.1055/s-0036-1582451

Allen J (2006) Acute eosinophilic pneumonia. Semin Respir Crit Care Med 27:142–147. https://doi.org/10.1055/s-2006-939517

Allen J, Wert M (2018) Eosinophilic pneumonias. J Allergy Clin Immunol Pract 6(5):1455–1461. https://doi.org/10.1016/j.jaip.2018.03.011. Epub 2018 May 4

Cottin V (2016) Eosinophilic Lung Diseases. Clin Chest Med 37(3):535–556. https://doi.org/10.1016/j.ccm.2016.04.015. Epub 2016 Jun 25. PMID: 27514599

HRCT oft the Lung, 3/251 und 3/256

Jeong YJ, Kim K-I, Seo IJ et al (2007) Eosinophilic lung diseases: a clinical, radiologic, and pathologic overview. Radiographics 27:617–637; discussion 637–639. https://doi.org/10.1148/rg.273065051

Katz U, Shoenfeld Y (2008) Pulmonary eosinophilia. Clin Rev Allergy Immunol 34:367–371. https://doi.org/10.1007/s12016-007-8053-y

Leslie KO, Wick MR (2018) Practical pulmonary pathology – a diagnostic approach. Elsevier, Philadelphia, S 91 ff

Maia JM, Guedes F, Aragão I, Cardoso T (2015) Eosinophilic pneumonia presenting as life-threatening ARDS. BMJ Case Rep 6(2015):bcr2014207379. https://doi.org/10.1136/bcr-2014-207379. PMID: 26150613; PMCID: PMC4493236

Marchand E, Cordier J-F (2006) Idiopathic chronic eosinophilic pneumonia. Semin Respir Crit Care Med 27:134–141. https://doi.org/10.1055/s-2006-939516

MD YMB, MD HDT (2021) Atlas of pulmonary pathology: a pattern based approach, 1. Aufl. LWW

Mukhopadhyay S (2016) Non-neoplastic pathology. Cambridge University Press, Cambridge, S 29, 65 ff

Pahal P, Penmetsa GK, Modi P, Sharma S (2022) Eosinophilic pneumonia. In: StatPearls. StatPearls Publishing, Treasure Island

Spener R, Safe I, Baia-da-Silva DC et al (2019) Löeffler's syndrome. Int J Infect Dis 89:79–80. https://doi.org/10.1016/j.ijid.2019.09.011

Weerakkody Y. Chronic eosinophilic pneumonia | Radiology Reference Article | Radiopaedia.org. In: Radiopaedia. https://radiopaedia.org/articles/chronic-eosinophilic-pneumonia?lang=us. Zugegriffen am 20.05.2022

Mucoid Impaction

8

Florian Stellmacher und Sven Roger Perner

Inhaltsverzeichnis

- Schleimpfropf oder verzweigter Zylinder mit reichlich eosinophilen Granulozyten und Charcot-Leyden-Kristallen
- Klassisch bei allergischer bronchopulmonaler Aspergillose (ABPA)
- Häufig mit proximalen Bronchiektasen

Die Mucoid Impaction enthält immer eosinophile Granulozyten und deren Abbauprodukte in Form von Charcot-Leyden-Kristallen oder auffällig eosiophilen Granulozyten. Fehlt diese Eosinophilie, lässt sich eine Mucoid Impaction nicht diagnostizieren und es liegt lediglich unspezifisches schleimiges Bronchialsekret vor. Der Schleimpfropf ist bronchoskopisch als solcher erkennbar, oft gelangen lediglich entsprechende Schleimfahnen, jedoch keine repräsentative Schleimhaut zur Einsendung. Mitunter wird ein großer, verzweigter Schleimzylinder mit der Zange, gelegentlich auch mit der Kryosonde, geborgen, sodass hierdurch eine Rebelüftung nachgeschalteter Lungenabschnitte erreicht wird (Abb. 8.1).

F. Stellmacher (✉)
überörtliche Berufsausübungsgemeinschaft, HPH
Institut für Pathologie und Hämatopathologie,
Kiel, Deutschland
e-mail: stellmacher@hp-hamburg.de

S. R. Perner
Zentrum für ambulante Onkologie Tübingen,
Tübingen, Deutschland

© Der/die Autor(en), exklusiv lizenziert an Springer-Verlag GmbH, DE, ein Teil von Springer Nature 2024
F. Stellmacher et al. (Hrsg.), *Pathologie nicht-neoplastischer Lungenerkrankungen*,
https://doi.org/10.1007/978-3-662-67073-6_8

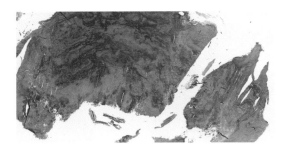

Abb. 8.1 Schleimpfropf einer Mucoid Impaction, der histologisch wie Gewebe aufgearbeitet wurde. Man sieht variabel PAS-positive Schichten, die auch unterschiedlich reichlich Zellen enthalten. Das Material ist offensichtlich nach konventioneller Aufarbeitung schwer schneidbar (PAS)

8.1   Klinik

Die weitaus meisten Patienten sind symptomatische Asthmatiker. Die Mucoid Impaction geht zusätzlich mit Symptomen einer akuten Pneumonie einher. Andere Patienten bleiben lange beschwerdefrei. Da häufig eine ABPA bei Besiedlung durch *Aspergillus fumigatus* vorliegt, sind hierzu oft bereits wegweisende klinische Angaben vorhanden.

8.2   Radiologie

Typisch sind verzweigte Verdichtungen der proximalen Bronchien, oft auch mit Bronchiektasen sowie Atelektasen nachgeschalteter Lungenabschnitte. Tumorähnliche fokale Verschattungen können vorkommen.

8.3   Histologie

Empfohlene Färbungen: HE, PAS, ggf. Versilberung (Grocott)

Die Mucoid Impaction zeigt typischerweise reichlich eosinophile Granulozyten sowie etliche Makrophagen mit HE-morphologisch verstärkt rötlichem Zytoplasma innerhalb eines angedeutet lamellär geschichteten Schleims, der auch als „allergisches Muzin" bezeichnet wird. Regelmäßig sind auch – teilweise in großer Anzahl – Charcot-Leyden-Kristalle zu finden. Diese

sind aus Abbauprodukten eosinophiler Granulozyten entstanden und zeigen kristalline Strukturen unterschiedlicher Größe, die, sofern sie noch gut erhalten sind, wie Kompassnadeln oder Uhrzeiger aussehen, teilweise in angedeutet büschelförmiger Lage angeordnet sind und in der HE-Färbung kräftig rot imponieren. Oft liegen diese nur bruchstückhaft vor. In der PAS-Reaktion stellt sich der Schleim entsprechend rot dar. Ggf. vorhandene Schimmelpilze (ABPA?) sind oft bereits stärker regressiv verändert und meist nur kleinherdig nachweisbar, sodass nach Möglichkeit das gesamte Material eingebettet und in entsprechenden Spezialfärbungen untersucht werden sollte. In der Versilberung (Grocott) sind gerade stärker regressiv veränderte Pilze leichter zu identifizieren. Sofern auch Lungengewebe mit übersandt wurde, können hier Veränderungen einer (organisierenden) eosinophilen Pneumonie (EP) und sogar einer bronchozentrischen Granulomatose (BCG) nachweisbar sein (Abb. 8.2 und 8.3).

▶ **Merke** Wird nur Schleimhaut, jedoch keine Anteile des Schleimpfropfes eingesandt, kann eine eosinophile Bronchitis, gelegentlich mit Nachweis einzelner Charcot-Leyden-Kristalle im aufgelagerten Sekret, einen Hinweis auf eine Mucoid Impaction darstellen, die dann aber nur unter Berücksichtigung der klinischen Angaben diagnostiziert werden kann. Pilze sind in diesen Fällen nur selten nachweisbar.

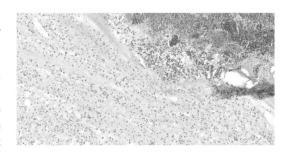

Abb. 8.2 Mucoid Impaction mit links zellärmerem und rechts zellreicherem Abschnitt. Dominieren auf der linken Seite Makrophagen, finden sich rechts überwiegend neutrophile sowie auch zahlreiche eosinophile Granulozyten (HE 100×)

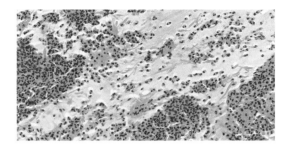

Abb. 8.3 Mucoid Impaction bei allergischer bronchopulmonaler Aspergillose (ABPA) mit massenhaft eosinophilen Granulozyten und hier zahlreichen, gut erhaltenen
Charcot-Leyden-Kristallen, die wie Kompassnadeln imponieren (HE 400×)

8.4   Differenzialdiagnose

Ein reiner Sekretverhalt, z. B. bei obstruktiven
Bronchiektasen, zeigt i. d. R. keine klare Eosinophilie und wird nicht als Mucoid Impaction, sondern rein deskriptiv begutachtet. Hier stehen mit
Debris vermengte neutrophile Granulozyten im
Vordergrund. Das Muzin erscheint weniger ge-
schichtet, und auch Charcot-Leyden-Kristalle
fehlen. Bei der sehr seltenen plastischen Bronchitis, die z. B. durch Malformationen der Lymph-
abflussbahnen, aber auch durch Infektionen, chemische Noxen u. a. verursacht werden kann, besteht das hier besonders zähe Bronchialsekret
überwiegend aus Fibrin, vermengt mit Schleim
und Entzündungszellen.

Literatur

Agarwal R (2010) High attenuation mucoid impaction in
    allergic bronchopulmonary aspergillosis. World J Ra-
    diol 2(1):41–43. https://doi.org/10.4329/wjr.v2.i1.41
Bosken CH, Myers JL, Greenberger PA, Katzenstein AL
    (1988) Pathologic features of allergic bronchopulmo-
    nary aspergillosis. Am J Surg Pathol 12(3):216–222.
    https://doi.org/10.1097/00000478-198803000-00007
Franquet T, Müller NL, Giménez A, Guembe P, de La
    Torre J, Bagué S (2001) Spectrum of pulmonary asper-
    gillosis: histologic, clinical, and radiologic findings.
    Radiographics   21(4):825–837.   https://doi.
    org/10.1148/radiographics.21.4.g01jl03825
Gurney JW et al (2009) Specialty imaging – HRCT of the
    lung. Salt Lake City 3:12–14
Katzenstein A-L (2016) Diagnostic atlas of non-neo-
    plastic lung disease. DEMOS Medical, New York, S
    250 ff
Katzenstein AL, Liebow AA, Friedman PJ (1975) Bron-
    chocentric granulomatosis, mucoid impaction, and hy-
    persensitivity reactions to fungi. Am Rev Respir Dis
    111(4):497–537.   https://doi.org/10.1164/
    arrd.1975.111.4.497
Leslie KO, Wick MR (2018) Practical pulmonary patho-
    logy – a diagnostic approach. Elsevier, Philadelphia
    S 325 ff
Mukhopadhyay S (2016) Non-neoplastic pathology. Cam-
    bridge University Press, Cambridge, S 350 ff
Ntiamoah P, Mukhopadhyay S, Ghosh S, Mehta AC
    (2021) Recycling plastic: diagnosis and management
    of plastic bronchitis among adults. Eur Respir Rev
    30(161):210096. https://doi.org/10.1183/16000617.00
    96-2021

Alveoläres Hämorrhagiesyndrom

9

Florian Stellmacher und Sven Roger Perner

Inhaltsverzeichnis

- Beschreibt letztlich nur ein Symptom und stellt daher keine eigenständige Erkrankung dar.
- Kinder sind vergleichsweise häufig betroffen.
- Extrem breite Differenzialdiagnostik, deswegen unbedingt weitere klinische Angaben erfragen!
- Potenziell lebensbedrohlich, daher bis zum Beweis des Gegenteils entsprechend einzustufen!

F. Stellmacher (✉)
überörtliche Berufsausübungsgemeinschaft, HPH
Institut für Pathologie und Hämatopathologie,
Kiel, Deutschland
e-mail: stellmacher@hp-hamburg.de

S. R. Perner
Zentrum für ambulante Onkologie Tübingen,
Tübingen, Deutschland

Im Gegensatz zu in der Regel akut auftretenden Lungenblutungen mit oft entsprechend eindrücklicher Klinik beruht das alveoläre Hämorrhagiesyndrom auf weniger schweren, dafür rezidivierenden Blutungen der Lunge. Da die histologischen Befunde insgesamt unspezifisch sind, müssen klinische Angaben dringend eingeholt und in der Gesamtschau gewürdigt werden. Mögliche Auslöser sind Vaskulitiden, ein Anti-Phospholipid-Syndrom, unerwünschte Arzneimittelwirkungen, Drogen, Infektionen, Tumoren und vieles mehr. Abhängig vom Grundleiden kann eine Kapillaritis histologisch gesehen werden. Auch eine idiopathische pulmonale Hämosiderose ist bekannt.

Eine bronchoalveoläre Lavage (BAL) kann bezüglich einer Kapillaritis wegweisend sein, sofern neben Blut bzw. Hämosiderin auch reichlich Neutrophile in der Lavage enthalten sind (Abb. 9.1).

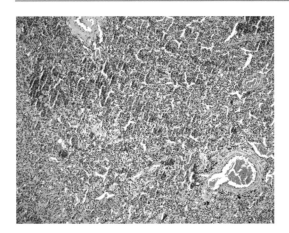

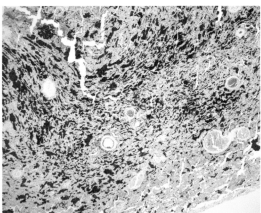

Abb. 9.1 Alveoläres Hämorrhagiesyndrom mit massenhaft Hämosiderin, überwiegend in Makrophagen gelegen, innerhalb der Alveolarlichtungen (HE 100×)

Abb. 9.2 Dasselbe Gewebe in der modifizierten Turnbulls-Reaktion (Fe 40×)

9.1   Klinik

Führend ist die Grunderkrankung mit ihrer eigenen Symptomatik. Das klinisch als diffuse alveoläre Hämorrhagie (DAH) bezeichnete Syndrom kann entsprechend sogar vollkommen symptomlos verlaufen. Mehrheitlich wird eine Dyspnoe angegeben, bei einem Drittel der Patienten treten Hämoptysen auf. Basal betonte, feinblasige Rasselgeräusche sind oft auskultierbar. Das Labor zeigt einen erniedrigten Hämoglobinwert oder eine Anämie.

9.2   Radiologie

Im konventionellen Röntgenthoraxbild fallen beidseitige, selten unilaterale Infiltrate auf. Die CT zeigt Milchglasinfiltrate, bei länger bestehender Schädigung auch Verbreiterungen des Interstitiums und sogar Verkalkungen.

9.3   Histologie

Empfohlene Färbungen: HE, Eisenreaktion! (Berliner Blau, Turnbulls-Reaktion), EvG, ggf. spezifische Immunhistochemie bezüglich Manifestationen der Grunderkrankung (Abb. 9.2)

Das alveoläre Hämorrhagiesyndrom kann feingeweblich einerseits lediglich durch eisenspeichernde Makrophagen charakterisiert sein, andererseits kann eine führende Kapillaritis sichtbar sein, ferner können Zeichen des diffusen Alveolarschadens vorhanden sein. Diese grobe Einteilung lässt zumindest in geringem Umfang bereits Rückschlüsse auf die Ursache der Hämorrhagie zu. Wesentliches Merkmal ist hier immer der Nachweis von frischem Blut bzw. von Hämosiderin-speichernden Makrophagen in Massen, die entsprechend in der Eisenreaktion positiv sind. Meist finden sich fibrös verbreiterte Septen mit aktivierten Typ-2-Pneumozyten. Ein akute Kapillaritis weist reichlich neutrophile Granulozyten im Bereich der septalen Kapillaren auf. Dies deutet dann z. B. auf einen Lupus erythematodes, eine Granulomatose mit Polyangiitis oder eine mikroskopische Polyangiitis hin, sofern hier eine entsprechende Infiltration bei einer bakteriellen Broncho- oder Lobärpneumonie vorliegt, bei der das floride Entzündungsinfiltrat vorwiegend intraalveolär lokalisiert ist (Abb. 9.3).

▶ **Merke** Daher muss die Diagnose einer Kapillaritis unverzüglich dem Einsender mitgeteilt werden, um eine erweiterte Diagnostik anzustoßen und somit eine zielgerichtete Therapie zu ermöglichen.

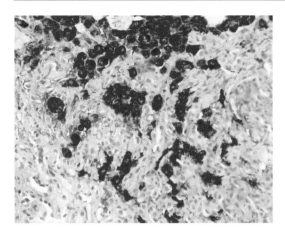

Abb. 9.3 Siderophagen bei Hämorrhagiesyndrom in einer transbronchialen Biopsie (Fe 400×)

Die idiopathische pulmonale Hämosiderose zeigt typischerweise nur älteres Blut bzw. Hämosiderin, das auch septal abgelagert sein kann, frisches Blut sieht man nicht.

Literatur

Gurney JW et al (2009) Specialty imaging – HRCT of the lung. Salt Lake City 3:183–187

Ioachimescu OC, Stoller JK (2008) Diffuse alveolar hemorrhage: diagnosing it and finding the cause. Cleve Clin J Med 75(4):258, 260, 264-5 passim. https://doi.org/10.3949/ccjm.75.4.258

Kobylianskii J, Hutchinson-Jaffe A, Cabanero M, Thenganatt J (2021) Pathologically confirmed diffuse alveolar haemorrhage in lymphangioleiomyomatosis. BMJ Case Rep 14(11):e238713. https://doi.org/10.1136/bcr-2020-238713

Lara AR, Schwarz MI (2010) Diffuse alveolar hemorrhage. Chest 137(5):1164–1171. https://doi.org/10.1378/chest.08-2084

Leslie KO, Wick MR (2018) Practical pulmonary pathology – a diagnostic approach. Elsevier, Philadelphia, S 390 ff

Leslie KO, Gruden JF, Parish JM, Scholand MB (2007) Transbronchial biopsy interpretation in the patient with diffuse parenchymal lung disease. Arch Pathol Lab Med 131(3):407–423. https://doi.org/10.5858/2007-131-407-TBIITP

von Ranke FM, Zanetti G, Hochhegger B, Marchiori E (2013) Infectious diseases causing diffuse alveolar hemorrhage in immunocompetent patients: a state-of-the-art review. Lung 191(1):9–18. https://doi.org/10.1007/s00408-012-9431-7. Epub 2012 Nov 6. PMID: 23128913; PMCID: PMC7102311

Scapa JV, Fishbein GA, Wallace WD, Fishbein MC (2018) Diffuse alveolar hemorrhage and pulmonary vasculitides: histopathologic findings. Semin Respir Crit Care Med 39(4):425–433. https://doi.org/10.1055/s-0038-1669412. Epub 2018 Nov 7

Schreiber et al (2006) Differentialdiagnostik der diffusen alveolären Hämorrhagie. Pneumologie 60:347±354. https://doi.org/10.1055/s−2006−932128

Suster DI, Suster S (2021) Biopsy interpretation of the lung. Wolters-Kluver, Philadelphia, S 88 ff

Alveolarproteinose

10

Florian Stellmacher und Sven Roger Perner

Inhaltsverzeichnis

- Kommt meist idiopathisch bzw. auto-immunologisch verursacht oder seltener infolge noxenbedingter Lungen-schädigung vor.
- Betroffen sind meist (jüngere) Erwachsene.

Die pulmonale Alveolarproteinose (PAP) zeigt eine Akkumulation von amorph-feingranulärem eosinophilem Material in den Alveolen und terminalen Lufträumen. Hierbei handelt es sich um das Phospholipid Surfactant, das die Entfaltung der Lungenbläschen gewährleistet und normalerweise von Makrophagen abgebaut wird. Bei der idiopathischen Form der PAP ist die Funktion der Makrophagen durch Autoantikörper gegen GM-CSF gestört, sodass Surfactant als mikroskopisch nachweisbares Präzipitat in den Alveolen ausfällt. Deutlich seltener ist die sekundäre Form, die am ehesten bei einer Silikose oder nach dem Einatmen von anderen Stäuben (Aluminium, Zement etc.), aber auch als Epiphänomen einer hämatologischen Grunderkrankung, gelegentlich auch nach Organtransplantation und anderem auftritt. Die PAP kann an transbronchialen Biopsien diagnostiziert werden, sofern hier auch repräsentativ betroffenes Lungengewebe in ausreichender Menge enthalten ist. Eine Kryo-TBB oder sogar eine chirurgische Lungenbiopsie können erforderlich sein.

F. Stellmacher (✉)
überörtliche Berufsausübungsgemeinschaft, HPH Institut für Pathologie und Hämatopathologie, Kiel, Deutschland
e-mail: stellmacher@hp-hamburg.de

S. R. Perner
Zentrum für ambulante Onkologie Tübingen, Tübingen, Deutschland

F. Stellmacher et al. (Hrsg.), *Pathologie nicht-neoplastischer Lungenerkrankungen*,
https://doi.org/10.1007/978-3-662-67073-6_10

Die bronchoalveoläre Lavage (BAL) zeigt PAS-positive, rundliche, azelluläre Strukturen.

10.1 Klinik

Betroffen sind meist jüngere Erwachsene, es können aber auch Ältere erkranken. Die Betroffenen zeigen Luftnot und Husten. Häufiger handelt es sich um Raucher. Das alveolär akkumulierte Material lässt sich herauslavagieren, heute wird mit der Substitution von GM-CSF behandelt. Schwere Verläufe bei Kindern können gelegentlich zur Lungentransplantation führen. Allgemein ist die Prognose aber gut.

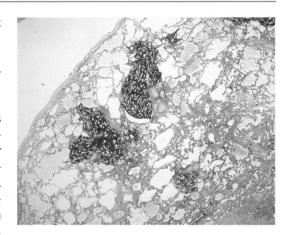

Abb. 10.1 Alveolarproteinose mit typischer inhomogener Verteilung des PAS-positiven Materials, hier mit zahlreichen Cholesterollücken (HE 20×)

10.2 Radiologie

Im Röntgenthoraxbild zeigt sich eine bilaterale Verschattung der Lungen, die einem starken Lungenödem ähnelt. Die hochauflösende Computertomografie (HRCT) lässt Milchglasinfiltrate und Retikulationen erkennen. Der radiologische Befund ist meist eindrucksvoller als die Klinik.

10.3 Histologie

Empfohlene Färbungen: HE, EvG, PAS, ggf. Versilberung (z. B. Grocott), Polarisation

Charakteristisch ist der Nachweis eines granulären eosinophilen Materials in den Alveolen und Bronchiolen, das in der PAS-Reaktion meist schwach positiv ausfällt. Cholesterollücken können vorkommen. Vereinzelt können z. T. sogar kokardenartig geschichtete, runde, eosinophile Körperchen unterschiedlicher Größe gefunden werden. Das Material ist nicht gleichmäßig verteilt, was gerade bei der Beurteilung von transbronchialen Biopsien bedacht werden muss. Fokal finden sich große, schaumig-regressiv veränderte Makrophagen, gelegentlich sogar multinukleäre Riesenzellen. Größere Abschnitte der Lunge können gänzlich unbetroffen sein. Eine nennenswerte Fibrose oder Entzündung des Interstitiums liegt nicht vor. Wenige Fälle zeigen bislang unklare Überlappungen mit einer Hyper-

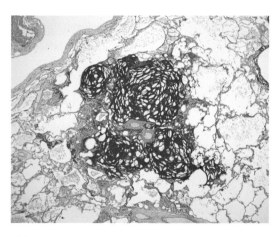

Abb. 10.2 Derselbe Schnitt, stärker vergrößert (HE 40×)

sensitivitätspneumonie (Mukhopadhyay 2016). Bei der Silikoproteinose liegen zusätzlich Quarzstaub-bedingte Gerüstveränderungen mit Fibrose und Knotenbildung sowie polarisationsmikroskopisch nachweisbare Mineralstaubpartikel vor (Abb. 10.1 und 10.2).

10.4 Differenzialdiagnose

Differenzialdiagnostisch muss an ein schweres Ödem gedacht werden, das aber typischerweise histologisch keinen granulären Aspekt und auch keine eosinophilen Körperchen, stattdessen meist zahlreiche Makrophagen mit Zeichen der Pinozytose aufweist. Patienten mit einem starken Ödem leiden typischerweise an einer schweren Herzinsuffizienz.

▶ **Cave** Sollte eine *Pneumocystis jirovecii*-Pneumonie HE-morphologisch nicht ausgeschlossen sein, ist die Versilberung hilfreich, um das Vorhandensein von Sporozoiten auszuschließen.

Literatur

Jouneau S, Ménard C, Lederlin M (2020) Pulmonary alveolar proteinosis. Respirology 25(8):816–826. https://doi.org/10.1111/resp.13831. Epub 2020 May 3

Leslie KO, Wick MR (2018) Practical pulmonary pathology – a diagnostic approach. Elsevier, Philadelphia, S.283f

McCarthy C, Carey B, Trapnell BC (2022) Autoimmune pulmonary alveolar proteinosis. Am J Respir Crit Care Med. https://doi.org/10.1164/rccm.202112-2742SO. Epub ahead of print

Mukhopadhyay S (2016) Non-neoplastic pathology. Cambridge University Press, Cambridge, S 157 ff

Salvaterra E, Campo I (2020) Pulmonary alveolar proteinosis: from classification to therapy. Breathe (Sheff) 16(2):200018. https://doi.org/10.1183/20734735.0018-2020. PMID: 32684997; PMCID: PMC7341616

Suzuki T, Trapnell BC (2016) Pulmonary alveolar proteinosis syndrome. Clin Chest Med 37(3):431–440. https://doi.org/10.1016/j.ccm.2016.04.006. Epub 2016 Jun 17. PMID: 27514590; PMCID: PMC5902187

Zhang D, Tian X, Feng R, Guo X, Wang P, Situ Y, Xiao Y, Xu KF (2018) Secondary pulmonary alveolar proteinosis: a single-center retrospective study (a case series and literature review). BMC Pulm Med 18(1):15. https://doi.org/10.1186/s12890-018-0590-z. PMID: 29368649; PMCID: PMC5784666

Teil II

Prädominierend das alveoläre Interstitium betreffende Erkrankungen

Diffuser Alveolarschaden

11

Sabina Berezowska

Inhaltsverzeichnis

- Klinisches Bild: akutes Atemnotsyndrom (ARDS)
- Tritt bei maschinell beatmeten Patienten auf (häufig in klinischen Autopsien!)
- Kann infektiös sein (Viren, Pneumocystis jiroveci)
- Patienten >60 Jahre → Möglichkeit einer exazerbierten UIP (gewöhnliche interstitielle Pneumonie) oder IPF (idiopathische pulmonale Fibrose) bedenken
- Akute interstitielle Pneumonie (AIP) ist keine histologische Diagnose, es zeigt sich hier histologisch und radiologisch das Bild eines DAD.

Der diffuse Alveolarschaden („diffuse alveolar damage", DAD) ist ein deskriptives histologisches Bild bei akutem Lungenschaden unterschiedlicher Ätiologie (Tab. 11.1). „Diffus" bezieht sich dabei darauf, dass das gesamte Septum geschädigt ist (Epithel, Interstitium, Endothel). Die idiopathische Form wird „akute interstitielle Pneumonie" (AIP) genannt, wobei aktuell davon ausgegangen wird, dass diese eine Manifestation eines vorangegangenen respiratorischen viralen Infektes darstellt.

S. Berezowska (✉)
Institut Universitaire de Pathologie, Centre hospitalier universitaire vaudois (CHUV) et Université de Lausanne, Lausanne, Schweiz
e-mail: Sabina.Berezowska@chuv.ch

Tab. 11.1 Häufige Ursachen eines diffusen Alveolarschadens („diffuse alveolar damage", DAD)

Idiopathisch (AIP)	Medikamente, Radiatio
Infekt (Sepsis, Viren, Pilze, Pneumocystis jiroveci, Bakterien)	Sensitisierendes Agens in hoher Konzentration (akute eosinophile Pneumonie)
Aspiration	Fett und Amnionflüssigkeits-Embolie
Inhalationstrauma (Rauch, O_2, Crack, toxische Gase)	Kollagenose (z. B. Lupus pneumonitis)
Schock	Beinahe-Ertrinken
Trauma (Lunge, Kopf)	i.v.- oder lymphatisches Kontrastmittel
Metabolische Erkrankungen (Pankreatitis, Urämie)	Diffuse Lungenblutung (nur selten klinisches Bild eines ARDS)
Exazerbation einer chronischen ILD, v. a. UIP	Transplantation

11.1 Klinik

Das allerhäufigste assoziierte klinische Bild eines DAD ist ein ARDS, welches rein klinisch definiert ist. Bei Patienten mit DAD besteht fast immer ein ARDS, aber nicht alle Patienten mit klinisch diagnostiziertem ARDS weisen histologisch einen DAD auf. Das Vorliegen eines DAD korreliert mit dem Schweregrad und der Dauer des ARDS. Jedoch können sich z. B. diffuse Hämorrhagien oder schwere Pneumonien ebenfalls als ARDS präsentieren.

Definition des ARDS
(Berlin-Definition von 2011, hat die AECC-Definition von 1994 abgelöst) (ARDS Definition Task Force, JAMA 2012):

(1) Zeitlicher Ablauf: Entwicklung der Beschwerden innerhalb von einer Woche

(2) Radiologie: Beidseitige Lungeninfiltrate (Röntgenbild oder CT) ohne andere sinnvolle Erklärung
(3) Ursache: Respiratorisches Versagen ist nicht erklärt durch Herzversagen oder Hypervolämie
(4) Oxygenierung: bei einem positiven endexspiratorischen Druck von >5 cmH$_2$O: PaO$_2$/FiO$_2$ (Sauerstoffpartialdruck im arteriellen Blut/Sauerstoffanteil der Atemluft) von 201 bis 300 mmHg bei mildem ARDS, <200 mmHg bei moderatem ARDS, <100 mmHg bei schwerem ARDS

11.2 Radiologie

Das radiologische Bild eines DAD ist charakterisiert durch ausgedehnte bilaterale, milchglasartige Verschattungen und progressive, fleckige und konfluierende Konsolidationen, häufig mit scharfer Grenze zwischen den betroffenen Arealen und dem normalen Lungenparenchym, aus der ein geografisches Aussehen resultiert. Vor allem die Lungenunterlappen sind betroffen. Mit der Organisation kommt es zu Distorsionen der bronchovaskulären Bündel und Dilatation der Bronchien. Bei fibrotischem Umbau finden sich Retikulationen, Traktionsbronchiektasen und eine Architekturstörung, teils bis hin zu honigwabigem Umbau.

11.3 Histologie

Empfohlene Färbungen: HE, EvG, Grocott (Pneumocystis!)

Der DAD zeigt Veränderungen im Interstitium und in den Alveolarlumina und kann in mehrere Stadien unterteilt werden, die zeitlich konserviert sind, jedoch überlappen (Abb. 11.1).

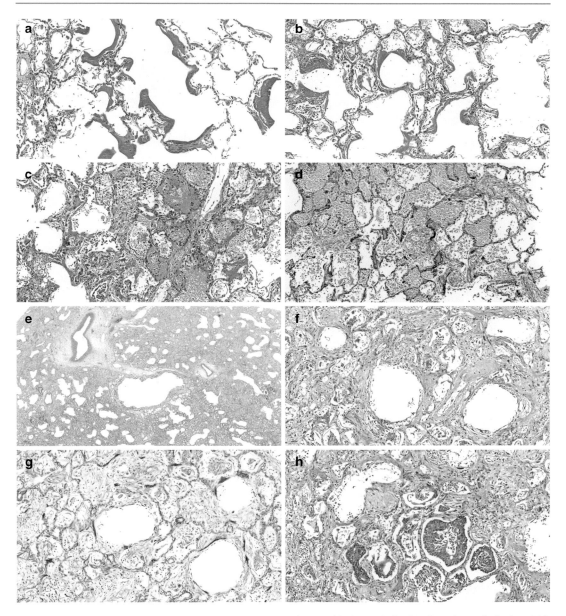

Abb. 11.1 (**a**, **b**) Histologische Charakteristika der **aku-ten Phase** des DAD, (**c**, **d**) der **frühen Organisations-phase** des DAD und (**e–h**) des **organisierten** DAD inkl.

Plattenepithelmetaplasie (**h**) als weiteres indirektes Zei-chen dafür, dass es sich bei der Fibrose um einen organi-sierten DAD handelt

Stadien des DAD

1. Akutes (exsudatives) Stadium (1–6 Tage)
2. Organisierendes (proliferatives) Stadium (ab 2–3 Tage, häufig später). Es kann schwierig sein diesen „Versuch einer Wundheilung" von der organisierenden Pneumonie abzugrenzen.
3. Fibrotisches Stadium (nach mehreren Wochen)

Histologische Charakteristika der **akuten Phase** des DAD sind ein interstitielles Ödem mit möglicher Expansion der Alveolarsepten, Nekrose der Pneumozyten und Endothelien, hyaline Membranen, Pneumozytenhyperplasie (prominente Pneumozyten mit reaktiven Atypien), Fibrinthromben, Kollaps des alveolären Parenchyms und manchmal eine diffuse alveoläre Hämorrhagie. Eine Grocott Versilberung sollte zum Ausschluss von Pneumocystis jiroveci durchgeführt werden (Abb. 11.2).

In der **frühen Organisationsphase** des DAD beginnt die Organisation der hyalinen Membranen, und es kann sich eine organisierende Proliferation von Fibroblasten und Myofibroblasten intraalveolär und/oder interstitiell mit Expansion der Alveolarsepten zeigen (organisierende Fibrose = frische Fibrose, bläuliches Stroma). Im Gegensatz zur organisierenden Pneumonie sind die Fibroblastenproliferate nicht gut von den Septen abgegrenzt und scheinen eher interstitiell zu liegen. Eine Plattenepithelmetaplasie und Fibrinthromben sind weitere indirekte Zeichen für das Vorliegen eines DAD.

Histologische Charakteristika des **organisierten** DAD sind eine zunehmend dichtere Fibrose des Granulationsgewebes mit ringförmiger Fibrose um Ductus alveolares und das Bild einer „interstitiellen Pneumonie" mit interstitiell scheinendem Granulationsgewebe durch Parenchymkollaps. Diese kann in eine kollegenreiche Fibrose übergehen.

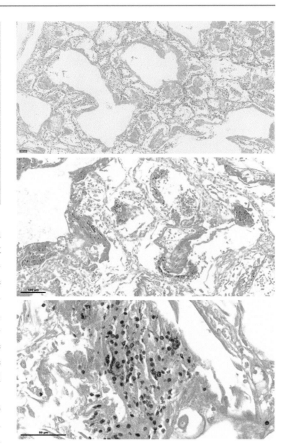

Abb. 11.2 Bild eines DAD mit breiten, hyalinen Membranen, die die ansonsten für eine Pneumocystis-Infektion typischen, schaumförmigen Exsudate maskieren können. In der Grocott-Färbung finden sich innerhalb der hyalinen Membranen die typischen runden, halbmondförmigen und helmförmigen Strukturen des Pilzes Pneumocystis jirovecii

11.4 Differenzialdiagnosen

Akute eosinophile Pneumonie: Eosinophile Granulozyten stellen keine Komponente einer DAD dar. Falls vorhanden, handelt es sich um eine (akute) eosinophile Pneumonie, die im Gegensatz zur DAD therapeutisch auf Steroidgabe anspricht.

Organisierende Pneumonie (OP): Die organisierende Pneumonie zeigt intraalveoläre Granulationsgewebsproliferate, die auch in den respiratorischen Bronchiolen und Ductus alveolares liegen (kommaförmig) und gut von den Alveolarsepten abgrenzbar sind. Es kann zu Überschneidungen im histomorphologischen Bild einer OP und eines organisierten DAD kommen. Falls möglich, sollte aufgrund der unterschiedlichen Therapie eine Unterscheidung versucht werden. Da das radiologische Bild beider Entitäten unterschiedlich ist, kann die Kenntnis dessen bei der finalen Diagnose helfen, darüber hinaus auch die klinische Präsentation.

Nicht-spezifische interstitielle Pneumonie (NSIP): eine alte, fibrosierte DAD kann eine NSIP imitieren. Falls die Fibrose frischer ist, ist dabei eher von einer organisierten DAD als von einer NSIP auszugehen. Auch die klinische Geschichte ist in beiden Fällen unterschiedlich und kann bei der korrekten Einordnung helfen.

Akute Exazerbation einer fibrotischen interstitiellen Pneumonie, am häufigsten einer idiopathischen Lungenfibrose (IPF/UIP): Ein Nebeneinander aus alter Fibrose (gewöhnlich vom Bild einer UIP) und DAD spricht für eine Exazerbation einer UIP. Eine Exazerbation kann sich morphologisch als DAD oder OP äußern. Ob eine DAD per se zu einer Fibrose mit Architekturstörung in Form von honigwabigem Umbau führen kann, wird kontrovers diskutiert und von manchen Experten eher verneint. In diesen Fällen handelt es sich eher um eine zugrunde liegende Lungenfibrose.

Literatur

ARDS Definition Task Force, Marco Ranieri V, Rubenfeld GD, Taylor Thompson B, Ferguson ND, Caldwell E, Fan E, Camporota L, Slutsky AS (2012) Acute respiratory distress syndrome: the Berlin Definition. JAMA 307(23):2526–2533. https://doi.org/10.1001/jama.2012.5669. PMID: 22797452

Beasley MB (2010) The pathologist's approach to acute lung injury. Arch Pathol Lab Med 134(5):719–727. https://doi.org/10.5858/134.5.719. PMID: 20441502

Fan E, Brodie D, Slutsky AS (2018) Acute respiratory distress syndrome: advances in diagnosis and treatment. JAMA 319(7):698–710. https://doi.org/10.1001/jama.2017.21907. PMID: 29466596. Artikel zur Klinik

Mukhopadhyay S, Parambil JG (2012) Acute interstitial pneumonia (AIP): relationship to Hamman-Rich syndrome, diffuse alveolar damage (DAD), and acute respiratory distress syndrome (ARDS). Semin Respir Crit Care Med 33(5):476–485. https://doi.org/10.1055/s-0032-1325158. Epub 2012 Sep 21. PMID: 23001802

Sverzellati N, Lynch DA, Hansell DM, Johkoh T, King Jr TE, Travis WD (2015) American thoracic society-european respiratory society classification of the idiopathic interstitial pneumonias: advances in knowledge since 2002. Radiographics 35(7):1849–1871. https://doi.org/10.1148/rg.2015140334. Epub 2015 Oct 9. PMID: 26452110. Artikel zur Radiologie

Thille AW, Esteban A, Fernández-Segoviano P, Rodriguez J-M, Aramburu J-A, Peñuelas O, Cortés-Puch I, Cardinal-Fernández P, Lorente JA, Frutos-Vivar F (2013) Comparison of the Berlin definition for acute respiratory distress syndrome with autopsy. Am J Respir Crit Care Med 187(7):761–767. https://doi.org/10.1164/rccm.201211-1981OC. PMID: 23370917

Alveoläre Fibroelastose und pleuroparenchymale Fibroelastose

12

Peter Braubach, Florian Länger
und Danny David Jonigk

Inhaltsverzeichnis

Die alveoläre Fibroelastose (AFE) ist ein histologisches Schädigungsmuster des Lungenparenchyms, das durch eine vollständige Obliteration der Alveolarräume und begleitende Hyperelastose gekennzeichnet ist. Die AFE ist das wesentliche morphologische Charakteristikum der pleuroparenchymalen Fibroelastose (PPFE) in ihrer idiopathischen Form (iPPFE), sie kann jedoch auch im Rahmen anderer Erkrankungen wie z. B. sekundären Lungenfibrosen bei Autoimmunerkrankungen oder Alloimmunreaktionen nach Lungen- und Stammzelltransplantation angetroffen werden (Chua et al. 2019). Eine bezüglich der Ausdehnung und Häufigkeit abweichende Läsion, die pulmonale Spitzenschwiele, zeigt ebenfalls ein identisches morphologisches Bild. Dieses Kapitel beschreibt die charakteristischen makroskopischen und histologischen Veränderungen der AFE sowie die damit assoziierten Krankheitsbilder (Abb. 12.1 und 12.2).

P. Braubach (✉)
Medizinische Hochschule Hannover, Institut für Pathologie, Hannover, Deutschland
e-mail: Braubach.Peter@mh-hannover.de

F. Länger · D. D. Jonigk
Institut für Pathologie, Uniklinik RWTH Aachen, Aachen, Deutschland
e-mail: flaenger@ukaachen.de; djonigk@ukaachen.de

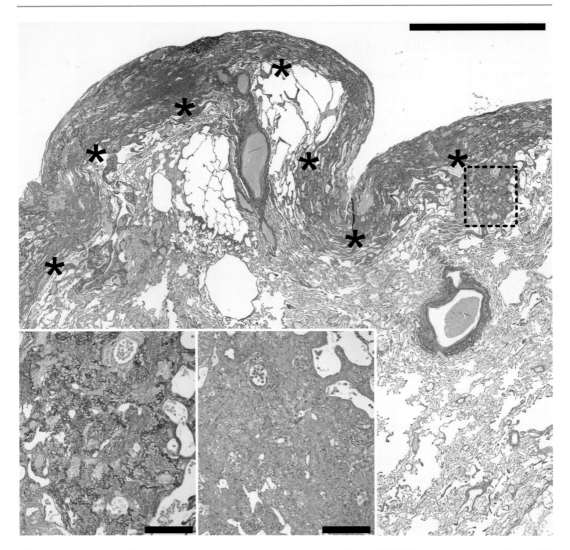

Abb. 12.1 Bei einer apikalen Spitzenschwiele („pulmonary apical cap") zeigt sich eine typische Fibrose mit Vermehrung von elastischen Fasern im subpleuralen Lungenparenchym (*) (EvG). Diese kann paraseptal in das unterliegende Lungenparenchym ausstrahlen. In höherer Vergrößerung zeigt sich eine typische alveoläre Fibroelastose mit in der HE-Färbung strukturlosem Fibrosefeld (Einsatz rechts) und erhaltenem alveolärem Gerüst mit Hyperelastose und kollagener Obliteration der Alveolarräume (EvG, Einsatz links). Balken entsprechen 1 mm und in den Einsätzen je 100 μm

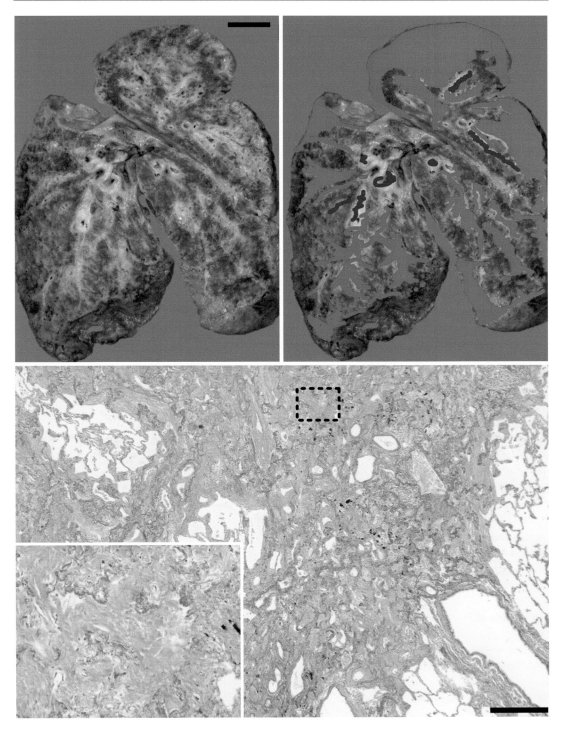

Abb. 12.2 Die pleuroparenchymale Fibroelastose (PPFE) zeigt eine im Oberlappen betonte interstitielle Fibrose mit Ausstrahlung entlang der bronchovaskulären Bündel und Lungensepten bis in tiefe Parenchymabschnitte (rot) sowie begleitenden Traktionsbronchiekta-sen (blau, Balken entspricht 2 cm). Histologisch zeigt sich eine ausgedehnte interstitielle Fibrose unter dem Bild einer alveolären Fibroelastose mit kollagener Obliteration der Alveolarräume und Hyperelastose der ehemaligen Alveolarsepten (EvG, Balken entspricht 200 µm)

12.1 Nomenklatur

In der Literatur werden die Begriffe (intra-)alveoläre Fibroelastose (i)AFE und PPFE zum Teil synonym – und damit ungenau – zur Beschreibung der gleichen histologischen Veränderungen verwendet. Zudem wird mit PPFE sowohl das klinische Krankheitsbild als auch das radiologische Muster beschrieben. Eine Abgrenzung der Begrifflichkeiten – AFE für das histologische Muster und PPFE für eine typische klinische/radiologische Präsentation – ist anzuraten, um Verwirrung zu vermeiden, da das AFE-Muster auch in anderen – von PPFE unabhängigen – Kontexten beobachtet werden kann. Die idiopathische Form der PPFE (iPPFE) sollte dabei von sekundären mit anderen Lungenerkrankungen assoziierten Formen (PPFE) abgegrenzt werden.

12.2 Klinik

Innerhalb der idiopathischen interstitiellen Pneumonien (IIP) stellt die zuerst durch Frankel et al. (2004) beschriebene PPFE eine insgesamt seltene Entität dar, sie macht ca. 6 % der IIP aus und wurde erst 2013 in die offiziellen Klassifikationen der europäischen und amerikanischen Fachgesellschaften (ERS/ATS) aufgenommen (Nakatani et al. 2015; Frankel et al. 2004; Travis et al. 2013). PPFE ist typischerweise durch unproduktiven Husten und (Belastungs-)Dyspnoe gekennzeichnet und zeigt restriktive Veränderungen in der Lungenfunktionsuntersuchung mit Reduktion von FVC und TLC bei jedoch erhöhten FEV_1/FVC-Quotienten. Ferner tritt bei PPFE-Patienten häufiger ein Spontanpneumothorax auf; hierdurch wird, insbesondere bei Rekurrenz, der Verlauf kompliziert (Kono et al. 2021). Zudem findet sich bei der Inspektion und radiologisch eine (anterior-posteriore) Verringerung des Thoraxdurchmessers (Kinoshita et al. 2018).

Die sogenannte apikale Spitzenschwiele (engl. "pulmonary apical cap" (PAC)) zeigt grundsätzlich ein AFE-Muster wie die iPPFE, sie ist aber in der Regel auf die apikalen, unmittelbar subpleuralen Lungenabschnitte beschränkt. Da sie ohne bedeutsame klinische Symptomatik einhergeht, wird sie meist inzidentell in Resektionen oder im Rahmen von Autopsien entdeckt, obwohl sie sehr häufig ist. Jedoch gibt es in der jüngeren Literatur Berichte über den Progress von Narben mit dem Erscheinungsbild einer PAC zu PPFE-artigen Lungenfibrosen (Sekine et al. 2020; Marinescu et al. 2021). In einer aktuellen retrospektiven Studie von Miyamura et al. (2022) konnten bei der Hälfte der PPFE-Patienten PAC-artige Veränderungen in prädiagnostischen CT-Untersuchungen identifiziert werden (Miyamura et al. 2022). Eine generelle Einordnung PAC-artiger Veränderungen als Vorläuferläsion erscheint jedoch aufgrund generellen ihrer Häufigkeit (ein- oder beidseitig bei bis ca. 22 % von Autopsien (Renner et al. 1974)) nicht angebracht.

12.3 Das histologische Muster

Das AFE-Muster ist histologisch durch eine vollständige Obliteration der Alveolarräume durch kollagene Matrix und begleitende Hyperelastose des grundsätzlich erhaltenen alveolären Grundgerüsts charakterisiert. Das AFE-Muster reicht bei iPPFE-Fällen von den subpleuralen Abschnitten des Parenchyms über die paraseptalen Räume teils bis tief in das Lungenparenchym hinein. Die charakteristischen Veränderungen sind jedoch sowohl heterogen verteilt als auch gehäuft in den tiefen Parenchymabschnitten nachweisbar, daher kann in Biopsien ein Sampling-Problem zum fehlenden Nachweis einer AFE beitragen (Watanabe 2014; Reddy et al. 2012). Chirurgische Lungenbiopsien und auch gezielte Kryobiopsien aus radiologisch suspekten Arealen können entsprechende Areale jedoch erfassen und hilfreich bei der Diagnosestellung sein (Hakami et al. 2020).

In der HE-Färbung erscheinen diese Veränderungen typischerweise als homogenes, überwiegend zellarmes Fibrosefeld und werden erst durch spezifische Elastika-Färbungen

(z. B. Elastika van Gieson/EvG oder HE-Elastika) demaskiert. Hierbei sind die elastischen Fasern des erhaltenen Alveolargerüsts auf das etwa Vierfache der ursprünglichen Stärke verbreitert. In einem Teil der Fälle zeigt sich eine sehr schüttere Infiltration der Fibrosefelder durch mit Pigment beladene Makrophagen, Lymphozyten und/oder andere mesenchymale Zellen. Insbesondere im Randbereich der Narbenfelder können Aggregate aus Lymphozyten, teils mit Ausbildung von Keimzentren und hochendothelialen Venolen beobachtet werden.

Es besteht ein abrupter Übergang zwischen der AFE und dem umliegenden, oft morphologisch unauffälligen Lungenparenchym. Im Randbereich können in einigen Fällen fibroblastäre Foci und sogenannte Cholesteringranulome beobachtet werden (Frankel et al. 2004; Reddy et al. 2012; von der Thüsen 2014). Innerhalb der AFE zeigt sich typischerweise ein pathologisches Remodelling der Blutgefäße mit Sklerose und Intimahyperplasie (Khiroya et al. 2017; Braubach et al. 2021) und zumindest in einem Teil auch ein obliterativer Atemwegsumbau (Braubach et al. 2021).

Die fibrotischen Veränderungen sind bei PAC und PPFE im Wesentlichen gleichartig. In einer detaillierten Untersuchung zeigte sich jedoch eine mesenchymale und lymphatische Infiltration in einem geringeren Teil der PAC-Fälle als bei PPFE-Fällen, was möglicherweise Ausdruck einer unterschiedlich aktiven Erkrankung ist (Braubach et al. 2021).

Zur Interpretation des Befundes ist eine Beurteilung der räumlichen Verteilung der Fibrose essenziell. Bei PAC zeigt sich ausnahmslos ein subpleurales Narbenfeld mit (inkomplettem) AFE-Muster, das durch eine fibröse Verbreiterung der Pleura begleitet wird. Gelegentlich zeigen sich Ausläufer der Läsion entlang der Interlobulärsepten oder der bronchovaskulären Bündel. Bei der PPFE hingegen findet sich in der ganz überwiegenden Zahl der Fälle eine Ausdehnung der fibrotischen Veränderungen entlang der bronchovaskulären Bündel und Interlobulärsepten bis in tiefere Lungenabschnitte, wobei zum Teil ganze Läppchen fibrös obliteriert sind.

Hierbei zeigt die PPFE typischerweise eine Betonung in den Obergeschossen der Lunge. Häufig zeigt sich eine begleitende Fibrose mit anderen histologischen Mustern (am häufigsten UIP –in ca. 30–50 % der Fälle –, aber auch NSIP oder andere nicht klassifizierbare Muster (Nakatani et al. 2015; Reddy et al. 2012; Enomoto et al. 2017; Ishii et al. 2018; Kinoshita et al. 2017)). Eine sichere Differenzierung zwischen iPPFE und PPFE im Rahmen einer anderen (System-)Erkrankung allein anhand histologischer Kriterien ist nicht möglich (Braubach et al. 2021).

Immunhistologische Untersuchungen spielen bei der Diagnose eines AFE-Musters zurzeit keine Rolle. In der PPFE wurde im Gegensatz zu UIP eine erhöhte Dichte an lymphatischen Gefäßen beschrieben (Kinoshita et al. 2018). Eine Expression von Podoplanin in Myofibroblasten wurde in PPFE-Fällen dokumentiert (Enomoto et al. 2018), jedoch ist diese nicht spezifisch und lässt sich auch bei der IPF und der PAC nachweisen (Kinoshita et al. 2018).

12.4 Pathogenese

Die Pathogenese der PPFE ist nicht abschließend geklärt. Einen guten Überblick geben Kinoshita und Kollegen (2021). Anhand histologischer und molekularpathologischer Untersuchungen postuliert man ein Stadienmodell mit einem initialen Lungenschaden mit folgender fibrinöser Exsudation in den Alveolarraum, welche durch Alveolarmakrophagen nur unvollständig resorbiert wird und in ein fibrotisches Stadium mit AFE übergeht (von der Thüsen 2014; Jonigk et al. 2017). Eine spezifische Ursache, welche im Verlauf zu einer AFE bzw. PPFE bei typischer Ausbreitung führt, gibt es nicht. Vielmehr kann eine Vielzahl von unterschiedlichen Auslösern wie Chemotherapie (Higo et al. 2019), Autoimmunerkrankungen (Kinoshita et al. 2019), Alloimmunreaktionen (von der Thüsen et al. 2018) oder Infektionen, insbesondere mit Aspergillus-Spezies (Kushima et al. 2019) einen Epithelschaden mit nachfolgendem Gewebsumbau auslösen. Als ursächlich für die fehlerhafte Resorption wird eine Imbalance in der Expression von fibrinolytischen Enzymen angesehen (Jonigk et al. 2017). Zudem wird ein gestörter lymphatischer Abfluss als weitere, die Resorption behindernde Komponente diskutiert (Kinoshita et al. 2018). Darüber hinaus wird bei der AFE eine aberrante Gefäßarchitektur mit überschießender Gefäßproliferation mit Ähnlichkeiten zur NSIP beobachtet (Ackermann et al. 2020).

Es existiert zurzeit keine spezifische Therapie für die PPFE. Antifibrotische Medikamente zeigen in präliminären Studien einen positiven Effekt (Nasser et al. 2021), letztlich bleibt jedoch eine Lungentransplantation oft die einzige definitive Therapieoption, wobei die Prognose nach Lungentransplantation bei PPFE nicht schlechter ist als die nach anderen fibrotischen Lungenerkrankungen (Shiiya et al. 2021).

Literatur

Ackermann M et al (2020) Morphomolecular motifs of pulmonary neoangiogenesis in interstitial lung diseases. Eur Respir J 55:1900933

Braubach P et al (2021) Pulmonary fibroelastotic remodelling revisited. Cells 10:1362

Chua F et al (2019) Pleuroparenchymal Fibroelastosis. A Review of Clinical, Radiological, and Pathological Characteristics. Ann Am Thorac Soc 16:1351–1359

Enomoto Y et al (2017) Radiologic pleuroparenchymal fibroelastosis-like lesion in connective tissue disease-related interstitial lung disease. PLoS ONE 12:e0180283

Enomoto Y et al (2018) Podoplanin-positive myofibroblasts: a pathological hallmark of pleuroparenchymal fibroelastosis. Histopathology 72:1209–1215

Frankel SK, Cool CD, Lynch DA, Brown KK (2004) Idiopathic Pleuroparenchymal Fibroelastosis. Chest 126:2007–2013

Hakami A et al (2020) Transbronchial cryobiopsy for diagnosis of pleuroparenchymal fibroelastosis. Respir Med Case Rep 31:101164

Higo H, Miyahara N, Taniguchi A, Maeda Y, Kiura K (2019) Cause of pleuroparenchymal fibroelastosis following allogeneic hematopoietic stem cell transplantation. Respir Investig 57:321–324

Ishii H et al (2018) Pleuroparenchymal fibroelastosis diagnosed by multidisciplinary discussions in Japan. Respir Med 141:190–197

Jonigk D et al (2017) Comparative analysis of morphological and molecular motifs in bronchiolitis obliterans and alveolar fibroelastosis after lung and stem cell transplantation. J Pathol Clin Res 3:17–28

Khiroya R et al (2017) Pleuroparenchymal Fibroelastosis. Am J Surg Pathol 00:7

Kinoshita Y et al (2017) Proliferation of elastic fibres in idiopathic pulmonary fibrosis: a whole-slide image analysis and comparison with pleuroparenchymal fibroelastosis. Histopathology 71:934–942

Kinoshita Y et al (2018) Significant increases in the density and number of lymphatic vessels in pleuroparenchymal fibroelastosis. Histopathology 73:417–427

Kinoshita Y et al (2019) Pleuroparenchymal fibroelastosis as a histological background of autoimmune diseases. Virchows Arch 474:97–104

Kinoshita Y, Ishii H, Nabeshima K, Watanabe K (2021) The pathogenesis and pathology of idiopathic pleuroparenchymal fibroelastosis. Histol Histopathol 36:291–303

Kono M et al (2021) Pneumothorax in Patients with Idiopathic Pleuroparenchymal Fibroelastosis: Incidence, Clinical Features, and Risk Factors. Respiration 100:19–26

Kushima H, Ishii H, Kinoshita Y, Fujita M, Watanabe K (2019) Chronic Pulmonary Aspergillosis with Pleuroparenchymal Fibroelastosis-like Features. Intern Med 58:1137–1140

Marinescu D-C et al (2021) Pulmonary Apical Cap as a Potential Risk Factor for Pleuroparenchymal Fibroelastosis. Chest 159:e365–e370

Miyamura T, Kinoshita Y, Kushima H, Mukae H, Ishii H (2022) Lung involvement during the prediagnostic phase of idiopathic pleuroparenchymal fibroelastosis. ERJ Open Res. https://doi.org/10.1183/23120541.005 48-2021

Nakatani T et al (2015) Pleuroparenchymal fibroelastosis from a consecutive database: a rare disease entity? Eur Respir J 45:1183–1186

Nasser M et al (2021) Nintedanib in idiopathic and secondary pleuroparenchymal fibroelastosis. Orphanet J Rare Dis 16:419

Reddy TL et al (2012) Pleuroparenchymal fibroelastosis: a spectrum of histopathological and imaging phenotypes. Eur Respir J 40:377–385

Renner RR, Markarian B, Pernice NJ, Robert Heitzman E (1974) The Apical Cap. Radiology 110:569–573

Sekine A et al (2020) Unilateral upper lung-field pulmonary fibrosis radiologically consistent with pleuroparenchymal fibroelastosis after thoracic surgery: Clinical and radiological courses with autopsy findings. Respir Investig 58:448–456

Shiiya H et al (2021) Outcomes of lung transplantation for idiopathic pleuroparenchymal fibroelastosis. Surg Today 51:1276–1284

von der Thüsen J (2014) Pleuroparenchymal Fibroelastosis: Its Pathological Characteristics. Curr Respir Med Rev 9:238–247 von der Thüsen JH et al (2018) The histomorphological spectrum of restrictive chronic lung allograft dysfunction and implications for prognosis. Mod Pathol Off J U S Can Acad Pathol Inc 31:780–790

Travis WD et al (2013) An Official American Thoracic Society/European Respiratory Society Statement: Update of the International Multidisciplinary Classification of the Idiopathic Interstitial Pneumonias. Am J Respir Crit Care Med 188:733–748

Watanabe K (2014) Pleuroparenchymal Fibroelastosis: Its Clinical Characteristics. Curr Respir Med Rev 9:229–237

Gewöhnliche interstitielle Pneumonie

13

Sabina Berezowska

Inhaltsverzeichnis

- Die gewöhnliche interstitielle Pneumonie (UIP) ist eine pathologische Diagnose bzw. ein morphologisches Muster.
- Die idiopathische Lungenfibrose (IPF) muss im multidisziplinären Team diagnostiziert werden.
- Da Patienten mit suggestiver Klinik und eindeutiger Radiologie keine Biopsien erhalten, steigt die Rate untypischer Fälle im Biopsiegut.
- Bei Nebeneinander eines akuten Lungenschadens und einer alten Fibrose sollte man an eine Exazerbation einer UIP denken.

Die gewöhnliche interstitielle Pneumonie (engl. „usual interstitial pneumonia", UIP) stellt eine pathologische Diagnose (= ein morphologisches Muster) einer fibrosierten interstitiellen Lungenerkrankung dar, die histologisch durch zeitliche und räumliche Heterogenität charakterisiert ist. Die UIP ist das histologische (und radiologische) Korrelat einer idiopathischen Lungenfibrose („idiopathic pulmonary fibrosis", IPF), jedoch kann sie auch im Rahmen anderer interstitieller Lungenerkrankungen (ILD) auftreten (siehe Differenzialdiagnosen). Die IPF ist daher ein Paradebeispiel für eine Diagnose, die im Rahmen einer multidisziplinären Diskussion unter Berücksichtigung der klinischen und radiologischen Befunde gestellt werden sollte, sie stellt keine histologische Diagnose dar.

S. Berezowska (✉)
Institut Universitaire de Pathologie, Centre hospitalier universitaire vaudois (CHUV) et Université de Lausanne, Lausanne, Schweiz
e-mail: Sabina.Berezowska@chuv.ch

F. Stellmacher et al. (Hrsg.), *Pathologie nicht-neoplastischer Lungenerkrankungen*,
https://doi.org/10.1007/978-3-662-67073-6_13

13.1 Klinik

Die IPF ist eine chronisch-progrediente, fibrotische interstitielle Lungenerkrankung unklarer Ätiologie, die v. a. ältere Erwachsene betrifft (ab 50.–60. Lebensjahr) und klinisch mit progressiver Dyspnoe und Verschlechterung der Lungenfunktion einhergeht. Der Verlauf ist rapide progredient oder chronisch fortschreitend, häufig kompliziert durch akute Exazerbationen, die entweder durch z. B. Infekte getriggert werden oder ohne erkennbare Ursache auftreten und todesursächlich sein können. Die IPF hat die schlechteste Prognose aller interstitiellen Lungenerkrankungen, mit einem bisherigen medianen Überleben von 3–5 Jahren. Die vor kurzem eingeführten Antifibrotika können den Verlauf verlangsamen, die Patienten versterben jedoch weiterhin frühzeitig an dieser Erkrankung.

Eine korrekte IPF-Diagnose, die im Rahmen einer multidisziplinären Diskussion gestellt werden sollte, ist klinisch-therapeutisch wichtig, da in diesem Fall Immunsuppression (z. B. Kortikosteroide) kontraindiziert ist und Antifibrotika das Fortschreiten der Fibrose verlangsamen können. Immunsuppression ist im Gegensatz dazu Mittel der Wahl bei allen anderen Differenzialdiagnosen (z. B. nicht-spezifische interstitielle Pneumonie [NSIP] oder Kollagenose-assoziierte interstitielle Lungenerkrankung [CTD-ILD]). Bei der Hypersensitivitätspneumonie einschließlich der fibrotischen Formen ist eine weitere Expositionsvermeidung wesentlich.

2011 wurden internationale Leitlinien zu den diagnostischen Kriterien der IPF publiziert (Raghu et al. 2011), 2015 zur Therapie (Raghu et al. 2015). Die diagnostischen Leitlinien wurden 2018 sowie zuletzt 2022 an der internationalen Konferenz der American Thoracic Society (ATS) erneuert. Die aktuelle ATS/ERS/JRS/ALAT-Leitlinie definiert die vier radiologischen Gruppen anhand der Befunde der hochauflösenden Computertomografie (HRCT) als „UIP", „wahrscheinlich UIP", „unbestimmtes Muster" (engl. „indeterminate") und „alternative Diagnose" (Raghu et al. 2022; Behr et al. 2020).

Wichtig für die Pathologie ist es, dass bei passender Klinik und radiologischer „UIP" oder „wahrscheinlicher UIP" die Diagnose einer IPF ohne histologische Sicherung gestellt wird (Johkoh et al. 2018; Raghu et al. 2022).

Von einer histologischen oder zytologischen Diagnosesicherung wird in diesen Fällen sogar abgeraten (Raghu et al. 2018). Nur im Fall unklarer klinischer oder radiologischer Befunde werden Lungenkeilbiopsien/Kryobiopsien angestrebt, was zu einer Erhöhung des Anteils an untypischen Fällen oder alternativen Diagnosen im Biopsiegut führt. Der in einzelnen Studien getestete genomische Klassifikator für die Diagnose UIP/Nicht-UIP an nicht-fixierten Biopsien ist bisher nicht im allgemeinen klinischen Gebrauch (Raghu et al. 2022).

Die multidisziplinäre Diskussion der Befunde, eine Evaluation bzgl. Umweltexpositionen, eine Medikamentenanamnese und serologische Untersuchungen zum Ausschluss einer Kollagenose werden für alle Patienten mit Verdacht auf eine IPF empfohlen (Raghu et al. 2018/2022; Behr et al. 2020).

13.2 Radiologie

Das typische radiologische Bild einer UIP zeigt eine basal und peripher betonte Fibrose mit honigwabigem Umbau des Lungenparenchyms, Traktionsbronchiektasen und -bronchiolektasen. Es finden sich keine Konsolidationen, keine Milchglastrübungen und kein Mosaikmuster, also keine Befunde, die auf eine „Nicht-UIP"-Diagnose hindeuten würden.

13.3 Histologie

Empfohlene Färbungen: HE, EvG

Histologische Kriterien einer UIP/IPF (Abb. 13.1):

- Dichte, narbige Fibrose mit resultierender Architekturstörung mit honigwabenartigem Umbau (engl. „honeycombing")
- Lokalisation der Fibrose in der Läppchenperipherie (subpleural, paraseptal) und in fleckiger Verteilung, mir scharfem Übergang zu

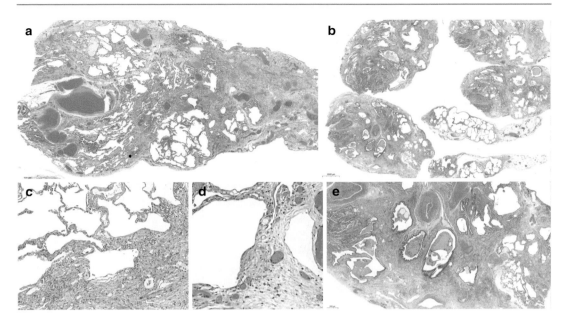

Abb. 13.1 Histologische Charakteristika einer UIP. (**a**) In der Übersichtsvergrößerung zeigt sich eine peripher/subpleural betonte Fibrose, überwiegend alt/narbig/kollagenreich, mit (**c**, **d**) frischen Fibroblastenproliferaten (sog. Fibroblastenfoci) am Übergang zum nicht-ent- zündeten Normalparenchym. (**b**, **e**) Im Unterlappen eine deutlichere Fibrose mit Architekturdestruktion mit mikroskopischem „honeycombing" und ebenfalls noch kleinen Inseln von Normalparenchym. (H&E)

Normalparenchym (diskontinuierlich = räumliche Heterogenität)

- Fibroblastenfoci, d. h. frischere, lockere interstitielle Fibroblastenproliferate, meist angrenzend an die narbige Fibrose (= zeitliche Heterogenität)

Die folgenden Charakteristika weisen auf eine alternative Ätiologie der Lungenfibrose hin und sollten für die Diagnose UIP fehlen: Granulome und Zeichen einer subakuten Hypersensitivitätspneumonie, prominente zentrilobuläre Fibrose und interstitielle Entzündungsinfiltrate außerhalb der Fibrose. Herde einer organisierenden Pneumonie und ein diffuser Alveolarschaden sollten ebenfalls fehlen, können jedoch auch auf eine aktuelle Exazerbation einer UIP hindeuten (Abb. 13.2; vgl. Abschn. 13.1).

Die bronchoalveoläre Lavage (BAL), transbronchiale Biopsien oder transbronchiale Kryobiopsien können in unklaren Fällen dabei helfen, alternative Diagnosen auszuschließen (z. B. durch Granulome, lymphozytäre Alveolitis ohne Fibrose). Eine sichere positive Diagnose einer UIP in den kleinen, zentralen Biopsien ist oft nicht möglich. Jedoch werden seit der ATS/ERS/JRS/ALAT-Leitlinie 2022 Kryobiopsien, falls sie in Zentren mit Erfahrung in der Durchführung der Prozedur und Erfahrung in der Diagnostik durchgeführt werden, als akzeptierte Alternative zur Lungenkeilbiopsie in der Diagnose einer UIP angesehen, obwohl im Vergleich mit Lungenkeilbiopsien aufgrund des eingeschränkten Samplings eher eine „wahrscheinliche UIP" statt einer klaren UIP-Diagnose zu erwarten ist.

Einen sehr interessanten Ansatz zur Untersuchung der Interobserver-Variabilität zwischen Pathologen bezüglich der Diagnose UIP (UIP und wahrscheinliche UIP nach IPF-Leitlinien 2011) versus Nicht-UIP hat das Team um Fukuoka gewählt (Hashisako et al. 2016). Wedge-Biopsate von 20 Patienten mit fibrotischer ILD wurden von 11 für Klinik und Radiologie verblindeten Lungenpathologen ausgewertet. Dabei hat sich eine teils deutliche Interobserver-Variabilität gezeigt. Ein Cluster von 6 Pathologen

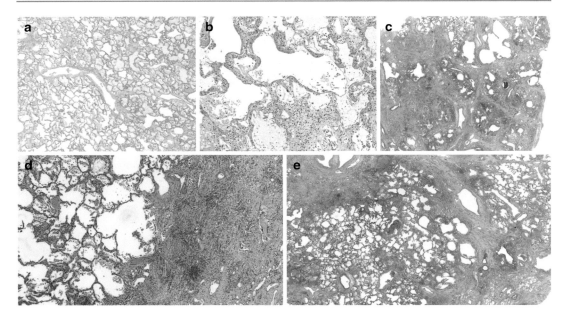

Abb. 13.2 UIP mit akuter Exazerbation im Autopsie-material. (**a**, **b**) Im Oberlappen finden sich homogene Ver-änderungen mit diffusem Alveolarschaden mit beginnen-der Organisation. (**c**) Im Unterlappen peripher betont deutliche Fibrose mit Architekturstörung und (**d**) Fibro-blastenfoci am Übergang von Fibrose zu Normal-parenchym. (**e**) Die Fibrose peripher betont und fleckig, diskontinuierlich ausgeprägt. (H&E)

stellte allerdings sehr konkordante Diagnosen, die deutlich mit dem Überleben korrelierten.

http://nagasaki-pathology.jp/ip-cases-for-agreement-study

13.4   Zytologie

Die Befunde der BAL sollten eine normale Zell-verteilung zeigen. Insbesondere sollte keine Lymphozytose vorliegen, die eher gegen eine IPF spricht.

13.5   Differenzialdiagnosen

Eine **Kollagenose-assoziierte interstitielle Lungenerkrankung** („connective tissue disease associated ILD", CTD-ILD) kann sich histo-logisch mit dem Bild einer UIP präsentieren. Bei Vorliegen von Plasmazellprädominanz und deut-licher lymphofollikulärer Entzündung sollten diese unbedingt erwähnt und im Kommentar auf die Möglichkeit einer CTD-ILD hingewiesen werden, die klinisch abgeklärt werden sollte. Im Einzelfall ist die Abgrenzung zwischen IPF und CTD-ILD anhand der Histologie jedoch nicht möglich. Die CTD-ILD ist eine interdisziplinäre Diagnose.

Eine **fibrosierte Hypersensitvitätspneu-monie** (fHP) kann sich histologisch mit dem Bild einer UIP präsentieren. Die Abgrenzung einer fHP von einer IPF ist daher im Einzelfall sehr schwierig und sollte im multidisziplinären Team unter Berücksichtigung von Klinik, Radiologie und Histologie erfolgen (Marinescu et al. 2022). Histologisch sprechen v. a. Areale mit dem typischen Bild einer (subakuten) nicht-fibrosierten HP (= Granulome und eine lymphozytäre Alveolitis) gegen eine UIP/IPF und für eine fHP, sowie eine perizentrale Loka-lisation der Fibrose und eine peribronchioläre

Hyperplasie. Diese histologischen Hinweise müssen im Befund erwähnt werden, sind jedoch nicht spezifisch.

Eine **medikamentenassoziierte interstitielle Lungenerkrankung** kann sich histologisch mit dem Bild einer UIP präsentieren. Sie ist eine Ausschlussdiagnose unter Berücksichtigung der Art des Medikamentes und dem zeitlichen Zusammenhang zur Einnahme (Pneumotox-App).

Im Gegensatz zur UIP (zeitlich + räumlich heterogen) ist die **nicht-spezifische interstitielle Pneumonie** (NSIP) zeitlich + räumlich homogen.

Literatur

Berezowska S (2021) Fibrosierte Hypersensitivitätspneumonie: Fokus auf pathologierelevante Aspekte der neuen klinischen Leitlinie der ATS/JRS/ALAT zur Diagnostik der Hypersensitivitätspneumonie bei Erwachsenen. Pathologe 42(1):48–54

Hashisako M et al (2016) Interobserver agreement of usual interstitial pneumonia diagnosis correlated with patient outcome. Arch Pathol Lab Med 140(12):1375–138

Johkoh T et al (2018) Diagnostic criteria for idiopathic pulmonary fibrosis: a Fleischner Society White Paper. Lancet Respir Med 6(2):138–153

Larsen BT (2022) Usual interstitial pneumonia: a clinically significant pattern, but not the final word. Mod Pathol 35(5):589–593

Marinescu DC et al (2022) Integration and application of clinical practice guidelines for the diagnosis of idiopathic pulmonary fibrosis and fibrotic hypersensitivity pneumonitis. Chest 162(3):614–629

Mukhopadhyay S (2022) Usual interstitial pneumonia (UIP): a clinically significant pathologic diagnosis. Mod Pathol 35(5):580–588

Raghu G et al (2011) An official ATS/ERS/JRS/ALAT statement: idiopathic pulmonary fibrosis: evidence-based guidelines for diagnosis and management. Am J Respir Crit Care Med 183(6):788–824

Raghu G et al (2015) An official ATS/ERS/JRS/ALAT clinical practice guideline: treatment of idiopathic pulmonary fibrosis. An update of the 2011 clinical practice guideline. Am J Respir Crit Care Med 192(2):e3–e19

Raghu G et al (2018) Diagnosis of idiopathic pulmonary fibrosis. An official ATS/ERS/JRS/ALAT clinical practice guideline. Am J Respir Crit Care Med 198(5):e44–e68

Raghu G et al (2022) Idiopathic Pulmonary Fibrosis (an Update) and Progressive Pulmonary Fibrosis in Adults: An Official ATS/ERS/JRS/ALAT Clinical Practice Guideline. Am J Respir Crit Care Med 205(9):e18–e47

Empfehlungen der Fachgesellschaften Pneumologie in Deutschland und der Schweiz

Behr J et al (2020) S2K-Leitlinie zur Diagnostik der idiopathischen Lungenfibrose. Pneumologie 74(5):263–293

Funke-Chambour M et al (2017) Idiopathic Pulmonary Fibrosis in Switzerland: Diagnosis and Treatment. Respiration 93(5):363–378

Nicht-spezifische interstitielle Pneumonie

Sabina Berezowska

Inhaltsverzeichnis

- In der Übersicht zeigt die nicht-spezifische interstitielle Pneumonie (NSIP) ein homogenes Bild aus interstitieller chronischer Entzündung und/oder Fibrose (kein Patchwork, keine Architekturstörung, kein normales Lungengewebe).
- NSIP ist keine Diagnose, die an transbronchialen Biopsaten gestellt werden kann. Für die sichere Diagnose sind Lungenkeilbiopsien mehrerer Lappen notwendig (Sampling Error!).
- Idiopathische NSIP ist eine Ausschlussdiagnose, da das Muster im Rahmen vieler anderer Erkrankungen vorkommt und einen Sampling Error darstellen kann.
- Die radiologische Diagnose NSIP ist unspezifisch, sie deckt sich nicht mit pathologischen Kriterien.

Die nicht-spezifische interstitielle Pneumonie (NSIP) stellt ein morphologisches Muster einer chronischen interstitiellen Lungenerkrankung dar, das histologisch durch eine zeitliche und räumliche Homogenität charakterisiert ist. Abhängig davon, ob das chronische interstitielle Entzündungsinfiltrat oder die Fibrose dominieren, spricht man von einer zellulären oder fibrotischen NSIP.

Die NSIP ist das histologische (und radiologische) Korrelat einer idiopathischen NSIP, je-

S. Berezowska (✉)
Institut Universitaire de Pathologie, Centre hospitalier universitaire vaudois (CHUV) et Université de Lausanne, Lausanne, Schweiz
e-mail: Sabina.Berezowska@chuv.ch

F. Stellmacher et al. (Hrsg.), *Pathologie nicht-neoplastischer Lungenerkrankungen*, https://doi.org/10.1007/978-3-662-67073-6_14

doch treten die Veränderungsmuster einer NSIP viel häufiger im Rahmen anderer Erkrankungen auf oder als Sampling Error in einer Lungenkeilbiopsielokalisation z. B. bei gewöhnlicher interstitieller Pneumonie (UIP). Vor der histologischen Diagnosestellung sollte der Befund daher mit der Radiologie und der Klinik abgeglichen werden. In jedem Fall empfiehlt sich eine interdisziplinäre Diskussion zur Erarbeitung einer abschließenden, integrativen Diagnose. Eine idiopathische NSIP ist eine Ausschlussdiagnose und sehr selten, wenn es sie denn überhaupt gibt, was kontrovers diskutiert wird.

14.1 Klinik

Klinisch präsentiert sich die NSIP mit Zeichen einer interstitiellen Lungenerkrankung (ILD). Die genauere Symptomatik ist abhängig von der zugrunde liegenden Erkrankung, meist einer Kollagenose. Die Prognose der NSIP (5 Jahresüberleben >75 %) ist deutlich besser als die der UIP, wird jedoch mit zunehmender Fibrosierung schlechter. Die NSIP wird mittels Immunsuppression therapiert. Bei ausgedehnter

Fibrose wird auch der Einsatz von Antifibrotika diskutiert.

14.2 Radiologie

Radiologisch finden sich bilaterale Milchglastrübungen und leichtgradige Retikulationen mit Traktionsbronchiektasen, die mit zunehmender Progression (= Fibrose) zunehmen. Häufig sind die Veränderungen unterlappenbetont und gehen mit Volumenreduktion einher. Es zeigt sich typischerweise kein honigwabenartiger Umbau.

14.3 Histologie

Empfohlene Färbungen: HE, EvG

Manche interstitielle Lungenerkrankungen können auch unter Berücksichtigung der Resultate der Lungenkeilbiopsie-Untersuchung nicht eindeutig klassifiziert werden. Die Diagnose lautet dann „nicht-klassifizierbare ILD" (Travis et al. 2013).

Eine NSIP dagegen hat klare histologische Kriterien (Abb. 14.1):

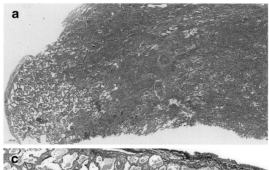
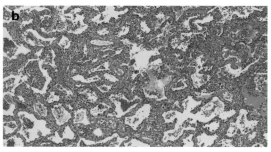
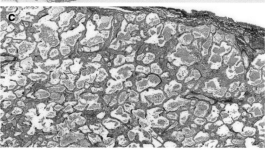

Abb. 14.1 (**a–c**) Im Lungenkeilbiopsat zeigt sich das typische Bild eines zellulären NSIP mit uniformer Verbreiterung der Septen (kein Patchwork) durch ein prädominant zelluläres Entzündungsinfiltrat (**c**) mit nur wenig Fibrose. (A, B: H&E, C: EvG)

- Diffuser Prozess (DD zu lokalisierten Veränderungen, Radiologie wichtig!)
- Räumlich und zeitlich homogene Fibrose und/oder chronische Entzündung:
  - Zelluläre NSIP: Entzündung ist prädominant (Entzündung ≥ Fibrose)
  - Fibrosierende NSIP: Fibrose ist prädominant (Entzündung < Fibrose)
- Kein Patchwork-Muster (DD zu UIP)
- Keine signifikante Architekturstörungen (Narbenareale, honigwabiger Umbau, DD zu UIP), wobei diese inkl. Fibroblastenfoci kleinfokal vorhanden sein können.
- Keine Charakteristika alternativer Diagnosen (v. a. UIP, HP, organisierende DAD, OP, SRIF), wobei kleine Herde organisierender Pneumonie vorkommen können.

Wenn diese Kriterien strikt befolgt werden ist eine NSIP eine seltene Diagnose. Obwohl die initiale Beschreibung eine vollständige Homogenität der Veränderungen vorausgesetzt hat, werden oft auch Fälle zum NSIP-Muster gezählt, die eine gewisse Varianz der Veränderungen aufweisen und nur in der Übersichtsvergrößerung homogen sind. Im Gegensatz zur UIP fehlen jedoch scharfe Übergänge zwischen Fibrose und Normalparenchym (= kein Patchwork-Muster). Die Entzündung und/oder Fibrose verläuft entlang der Alveolarwände (= keine Architekturstörung), wobei diese selten bis zur Lumenobliteration der Alveolen verbreitert sein und dann als solide Areale erscheinen kann. Hier lohnt sich eine genaue Inspektion. Eine Fibrose sollte im Bericht immer erwähnt werden, da sie mit einer schlechten Prognose einhergeht.

Eine NSIP-Diagnose lediglich anhand der histologischen Kriterien kann aufgrund eines Sampling Error falsch sein. Zum einen kann im Rahmen einer UIP in einzelnen Arealen das Bild einer NSIP zu finden sein. In diesem Fall „sticht" das UIP-Muster, da sich gezeigt hat, dass die Prognose in diesen Fällen der einer UIP entspricht. Bei radiologischem Nachweis von „honigwabenartigem Umbau" („honeycombing", Zeichen einer UIP) sollte daher nicht die finale Diagnose einer NSIP gestellt werden. Zum anderen sind NSIP-artige Veränderungen in transbronchialen Biopsien häufig unspezifisch, und eine NSIP kann in diesen Präparaten daher per definitionem nicht diagnostiziert werden.

14.4   Zytologie und bronchoalveoläre Lavage (BAL)

Die NSIP geht häufig mit einer Lymphozytose in der BAL einher, ohne dass ein Fehlen einer solchen die Diagnose ausschließen würde. Eine ausgeprägte Lymphozytose (>50 %) ist suggestiv für eine zelluläre NSIP, allerdings ohne spezifisch zu sein (DD z. B. Hypersensitivitätspneumonie, lymphozytäre interstitielle Pneumonie).

14.5   Differenzialdiagnosen

„Nicht-spezifisch" an der NSIP kann darauf bezogen werden, dass dieses seltene Muster zwar selten idiopathisch sein kann, aber auch als **Lungenbeteiligung im Rahmen verschiedener anderer Erkrankungen** vorkommt, v. a. bei Kollagenosen (rheumatoide Arthritis, Sklerodermie, Polymyositis, Dermatomyositis, Sjögren-Syndrom, systemischer Lupus erythematodes), medikamentenassoziiert und bei Hypersensitivitätspneumonie. Die Entzündung im Rahmen einer **Hypersensitivitätspneumonie** kann relativ homogen im Sinne einer NSIP sein. Granulome, Riesenzellen und Schaumann-Körperchen sprechen gegen eine NSIP und für eine Hypersensitivitätspneumonie. Eine NSIP kann auch das Lungenschädigungsmuster im Rahmen von Infekten oder bei immunsupprimierten Patienten darstellen.

Ein NSIP-Muster kann einen **alten diffusen Alveolarschaden (DAD)** simulieren, der im Gegensatz zur NSIP ödematöser imponiert.

Der **Randbereich einer organisierenden Pneumonie**, die immer mit einem chronischen interstitiellen Entzündungsinfiltrat einhergeht, kann bei nur wenigen erfassten intraalveolären Fibroblastenproliferaten wie NSIP imponieren. In unklaren Fällen hilft die Korrelation mit dem radiologischen Bild.

Der Übergang zwischen zellulärer NSIP und einer **lymphozytären interstitiellen Pneumonie** ist aufgrund der in beiden Formen der interstitiellen Lungenerkrankung vorliegenden Lymphozytose fließend.

In der Abgrenzung zur **UIP** handelt es sich bei der fibrosierten NSIP um einen homogenen Prozess (in der Übersichtsvergrößerung) mit allenfalls graduellen Übergängen zwischen den stärker und den schwächer befallenen Arealen und ohne abrupte Übergänge, Architekturstörung, Honeycombing oder mehr als ganz vereinzelte Fibroblastenproliferate.

Das Bild einer fibrosierten NSIP sollte nicht mit einer **raucherassoziierten interstitiellen Fi-** **brose (SRIF)** oder einer **fibrosierten Langerhans-Zell-Histiozytose** verwechselt werden.

Literatur

American Thoracic Society, European Respiratory Society (2002) American Thoracic Society/European Respiratory Society International Multidisciplinary Consensus Classification of the Idiopathic Interstitial Pneumonias. Am J Respir Crit Care Med 165(2):277–304

Flament T et al (2016) Pulmonary manifestations of Sjögren's syndrome. Eur Respir Rev 25(140):110–123

Travis WD et al (2013) Official American Thoracic Society/European Respiratory Society Statement: update of the international multidisciplinary classification of the idiopathic interstitial pneumonias. Am J Respir Crit Care Med 188(6):733–748

Travis et al (2008) Idiopathic nonspecific interstitial pneumonia: report of an American Thoracic Society project. Am J Respir Crit Care Med 177(12):1338–1347

Kombinierte Lungenfibrose mit Emphysem

15

Sabina Berezowska

Inhaltsverzeichnis

- Klinisch-radiologisch definiert: Kombination aus Lungenfibrose und Emphysem, mit typischen, ungewöhnlichen Lungenfunktionsparametern.
- Die Diagnose einer kombinierten Lungenfibrose mit Emphysem (CPFE) ist keine histologische Diagnose, da auch z. B. in Bullaresektaten Emphysem und Fibrose sehr ausgeprägt sein können.
- Die Diagnose und Stadieneinteilung eines Emphysems obliegen der Radiologie und sind kein Schwerpunkt bei der Bewertung von Lungenkeilresektaten (häufige Überdiagnosen! Besser zurückhaltend bewerten oder nicht angeben – Emphysem ist nicht die Fragestellung an die Pathologie).

S. Berezowska (✉)
Institut Universitaire de Pathologie, Centre hospitalier universitaire vaudois (CHUV) et Université de Lausanne, Lausanne, Schweiz
e-mail: Sabina.Berezowska@chuv.ch

Die Kombination aus Lungenfibrose und Emphysem („combined pulmonary fibrosis and emphysema", CPFE) ist ein klinisches Syndrom mit spezifischen, ungewöhnlichen Lungenfunktionswerten (siehe Abschn. 15.1), welches klinisch-radiologisch diagnostiziert wird, wobei die genauen diagnostischen Kriterien noch im Fluss sind (Cottin et al. 2005; Wong et al. 2020). Die Histomorphologie per se ist nicht diagnostisch.

15.1 Klinik

Die Patienten und Patientinnen geben häufig eine starke Belastungsdyspnoe an und sind meist starke Raucher, die gleichzeitig an einer chronisch-obstruktiven Lungenerkrankung („chronic obstructive pulmonary disease", COPD) und einer interstitiellen Lungenfibrose leiden. Die interstitielle Lungenfibrose zeigt meist das Muster einer gewöhnlichen interstitiellen Pneumonie („usual interstitial pneumonia", UIP) vom Typ einer idiopathischen Lungenfibrose (IPF) oder einer interstitiellen Lungenfibrose im Rahmen einer Kollagenose („connective tissue disease-associated interstitial lung disease", CTD-ILD). Wichtig für die klinische Diagnostik ist es, dass sich bei Patienten mit CPFE spezifische schwer zuordenbare und daher verwirrende Lungenfunktionswerte mit scheinbar erhaltenem Lungenvolumen und einer stark verminderten Diffusionskapazität bei gleichzeitig vorliegenden Zeichen und Symptomen einer interstitiellen Lungenerkrankung finden. Häufig liegt auch eine pulmonale Hypertonie vor.

15.2 Radiologie

Radiologisch findet sich in der hochauflösenden Computertomografie ein Emphysem, betont im Oberlappen, und eine interstitielle Fibrose, die meist den Unterlappen betrifft. Die Diagnose des Emphysems wird radiologisch gestellt, wobei der für eine CPFE notwendige Schweregrad des Emphysems kontrovers diskutiert wird, mit Angabe unterschiedlicher Schwellenwerte, die sich letztlich auf die Spezifität und Sensitivität der Diagnostik auswirken und einer zukünftigen Festlegung bedürfen. In den meisten bisherigen Studien war jegliche Emphysemausprägung diagnostisch. In ca. 25 % der Studien wurde ein Schwellenwert von 5 % bis hin zu 25 % voraus-

gesetzt (Wong et al. 2020). Die Lungenfibrose zeigt meist die radiologischen Charakteristika einer UIP (siehe Abschn. 2.2), selten die einer nicht-spezifischen Pneumonie (NSIP) oder einer desquamativen interstitiellen Pneumonie (DIP).

15.3 Histologie

Empfohlene Färbungen: HE (evtl. EvG)

Die Histomorphologie ist nicht diagnostisch und zeigt meist das Bild einer UIP, wobei nur relativ wenige Fälle histologisch aufgearbeitet worden sind. In der größten Fallserie bisher wurden Autopsielungen von 22 Verstorbenen mit CPFE evaluiert. Sie zeigten in allen Fällen ein Fibrosebild vom Typ einer UIP, jedoch mit Nachweis von zentrilobulär gelegenen, dickwandigen, zystischen Läsionen („thick-walled cystic lesions", TWCL) (Inomata et al. 2014). Die dickwandigen, zystischen Läsionen lassen sich durch die Überlagerung von interstitieller Fibrose (z. B. UIP) und Emphysem erklären, was die Fibroseareale deformiert. Im Gegensatz zu honigwabigem Umbau bei reiner UIP sind diese großen Zysten nicht von metaplastischem Bronchialepithel ausgekleidet und meist nicht von Mukus ausgefüllt. Obwohl das Nebeneinander einer Lungenfibrose und eines Emphysems typisch für die CPFE ist, ist es per se nicht diagnoseweisend, da auch z. B. in Bullaresektaten eine ausgeprägte narbige Fibrose vorhanden sein kann, die sich über das bullöse Emphysem legt. Fibroblastenfoci treten zwar in reinen Emphysemen nicht auf, können jedoch in dieser narbigen, Bullaruptur-assoziierten Fibrose durchaus vorhanden sein und sind nicht spezifisch. Somit ist die Diagnose einer CPFE, wie auch generell der interstitiellen Lungenfibrosen, eine interdisziplinäre Diagnose. In der Diagnose einer CPFE hat die Histologie aktuell nur einen geringen Stellenwert (Abb. 15.1).

Abb. 15.1 Patient mit CPFE ohne Lungenkarzinom, der an einem Rechtsherzversagen aufgrund eines zunehmenden pulmonalen Hypertonus verstorben ist. (**a**) Ein CT-Scan 6 Monate vor dem Tod zeigt den rechten Unterlappen mit dickwandigen, zystischen Läsionen (TWCL) und Traktionsbronchiektasen mit Retikulationen. (**b**) Ein CT-Scan 1 Monat vor dem Tod zeigt die Vergrößerung der dickwandigen, zystischen Läsionen mit simultaner Zunahme der Retikulationen, trotz Rauchstopp. (**c**) Makroskopisches Präparat des rechten Unterlappens; das Quadrat markiert eine TWCL. (**d**) In der Übersichtsvergrößerung findet sich hier das Nebeneinander von TWCL und honigwabigem Umbau. (**e**) Die Vergrößerung des mit einem Quadrat markierten Bereiches aus Abbildung **c** zeigt einen Fibroblastenfokus (Pfeil) in der Wand einer TWCL. (Abgedruckt mit Genehmigung aus Inomata et al. 2014)

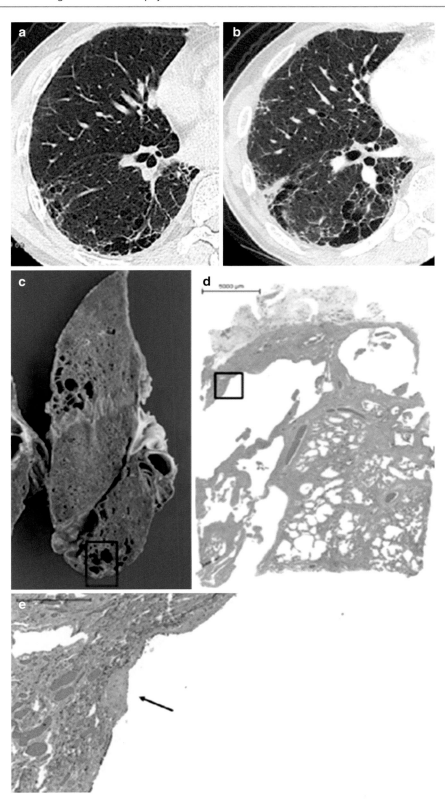

Die Diagnose und Stadieneinteilung eines Emphysems obliegen der Radiologie und sind kein Schwerpunkt bei der Beurteilung von Lungenkeilresektaten. Da Lungengewebe nie ausschließlich zur Diagnose eines Emphysems entnommen wird und das Aufspritzen mit Formalin, das zur besseren Fixierung durchgeführt wird, die Architektur beeinträchtigen und zu einer Überdiagnose eines Emphysems führen kann, wird empfohlen, die Diagnose „Emphysem" in Lungenkeilresektaten sehr zurückhaltend zu stellen oder – außer in sehr ausgeprägten Fällen – ganz darauf zu verzichten.

15.4 Differenzialdiagnosen

Eine **Fibrose im Rahmen eines zentrilobulären Emphysems** ohne klinisch-radiologisch nachweisbare interstitielle Lungenerkrankung kommt häufig vor und hat keinen diagnostischen oder therapeutischen Stellenwert, außer dass sie von einer Langerhans-Zell-Histiozytose abgegrenzt werden muss.

Eine **raucherassoziierte Septenfibrose** („smoking-related interstitial fibrosis", SRIF) geht ebenfalls mit Emphysem einher, stellt aber einen anderen Fibrosetyp dar. Mit Fehlen der Architekturstörung und aufgrund der zeitlichen Homogenität der Fibrose gleicht sie sich eher der NSIP an, ist jedoch im Gegensatz zu dieser hyalin-homogen zellarm und fleckig, subpleural

verteilt. Es liegt schlicht keine diffuse Lungenfibrose vor. Im Zweifelsfall hilft das Wissen um den radiologischen Befund.

Literatur

Andrew Churg MD, Muller NL (2019) Chapter 9, Combined pulmonary fibrosis with emphysema. In: Atlas of interstitial lung disease pathology, 2. Aufl. LWW, S 92–97, Wolters Kluwer, Philadelphia, Baltimore, New York, London, Buenos Aires, Hong Kong, Sydney, Tokyo

Cottin V, Nunes H, Brillet PY, Delaval P, Devouassoux G, Tillie-Leblond I, Israel-Biet D, Court-Fortune I, Valeyre D, Cordier JF (2005) Groupe d'Etude et de Recherche sur les Maladies Orphelines Pulmonaires (GERM O P). Combined pulmonary fibrosis and emphysema: a distinct underrecognised entity. Eur Respir J. 26(4):586–593. https://doi.org/10.1183/09031936.0 5.00021005. PMID: 16204587

Inomata M, Ikushima S, Awano N, Kondoh K, Satake K, Masuo M, Kusunoki Y, Moriya A, Kamiya H, Ando T, Yanagawa N, Kumasaka T, Ogura T, Sakai F, Azuma A, Gemma A, Takemura T (2014) An autopsy study of combined pulmonary fibrosis and emphysema: correlations among clinical, radiological, and pathological features. BMC Pulm Med 14:104. https://doi.org/10.1186/1471-2466-14-104. PMID: 24972672

Jankowich MD, Rounds SIS (2012) Combined pulmonary fibrosis and emphysema syndrome: a review. Chest 141(1):222–231. https://doi.org/10.1378/chest.11-1062. PMID: 22215830

Wong AW, Liang J, Cottin V, Ryerson CJ (2020) Diagnostic features in combined pulmonary fibrosis and emphysema: a systematic review. Ann Am Thorac Soc 17(10):1333–1336. https://doi.org/10.1513/AnnalsATS.202002-122RL. PMID: 32610025

Lymphozytäre interstitielle Pneumonie

16

Sabina Berezowska und Laurence de Leval

Inhaltsverzeichnis

- Seltenes Muster einer diffusen interstitiellen Pneumonie
- Diffuses, kontinuierliches, lymphoplasmozytäres Infiltrat mit Expansion der Alveolarsepten, kleinen, nichtnekrotisierenden Granulomen und einelznen Zysten (Radiologie)
- Gleiches Bild nur lokalisiert: noduläre lymphoide Hyperplasie

Das Muster einer lymphozytären interstitiellen Pneumonie (LIP) ist nach aktueller Definition ein diffuses, kontinuierliches, lymphoplasmozytäres Infiltrat, das sich über weite Regionen der Lunge erstreckt und mit einer Expansion der Septen einhergeht (ATS/ERS 2002). Die LIP ist selten. Am häufigsten ist sie mit einer Kollagenose, insbesondere einem Sjögren-Syndrom, assoziiert. Weitere Assoziationen sind Autoimmunerkrankungen, variables Immundefektsyndrom („common variable immunodeficiency"; CVID) und eine selektive IgA-Defizienz, Infektionen mit HIV (fast immer bei Kindern), andere Virusinfekte (EBV, HHV-8, chronische virale Hepatitis), Morbus Crohn, Knochenmarkstransplantation, und sie kommt als Medikamentenreaktion vor. Ob die LIP auch als idiopathische Pneumonie auftritt, wird aktuell in Frage gestellt (Fraune et al. 2023) (Abb. 16.1).

S. Berezowska (✉) · L. de Leval
Institut Universitaire de Pathologie, Centre hospitalier universitaire vaudois (CHUV) et Université de Lausanne, Lausanne, Schweiz
e-mail: Sabina.Berezowska@chuv.ch;
Laurence.DeLeval@chuv.ch

F. Stellmacher et al. (Hrsg.), *Pathologie nicht-neoplastischer Lungenerkrankungen*,
https://doi.org/10.1007/978-3-662-67073-6_16

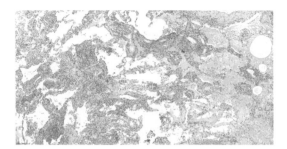

Abb. 16.1 Lymphozytäre interstitielle Pneumonie (LIP). Es handelt sich um einen diffusen Prozess mit Expansion der Alveolarsepten durch ein lymphozytäres Infiltrat

16.1 Klinik

Eine LIP manifestiert sich mit Befunden, die für diffuse interstitielle Pneumonien typisch sind: mit Dyspnoe und Husten, teils mit systemischen Symptomen wie Gewichtsverlust und Fieber, sowie einer Restriktion und einer verminderten Diffusionskapazität im Lungenfunktionstest.

16.2 Radiologie

Das radiologische Bild einer LIP ist charakterisiert durch bilaterale milchglasartige Verschattungen, zentrilobuläre und subpleurale Knoten, leichtgradige septale Verdickungen und häufig auch einzelne dünnwandige, peribronchovaskuläre Zysten. Die Veränderungen sind zwar diffus, jedoch unterlappenbetont (Sirajuddin et al. 2016). Die LIP als radiologisches Muster zeigt per se eine klinische Assoziation mit Autoimmunerkrankungen, scheint jedoch nicht mit dem pathologischen LIP-Muster zu korrelieren (Fraune et al. 2023).

16.3 Histologie

Empfohlene Färbungen: HE, EvG, immunhistochemische Färbungen zum Ausschluss eines Lymphoms; Ziehl-Neelsen und Grocott zum Ausschluss eines Infektes bei Nachweis von Granulomen

Histologisch ist die LIP strikt definiert durch eine Expansion der Alveolarsepten durch ein dichtes, lymphoplasmozytäres, T-Zell-prädominantes interstitielles Infiltrat, welches sich kontinuierlich und diffus über weite Lungenareale ausbreitet. Keimzentren und kleine, nicht-nekrotisierende Granulome oder einzeln gelagerte Riesenzellen können vorhanden sein. Die Expansion der Alveolarsepten kann bis hin zu einer Obliteration der Lufträume führen. Es handelt sich per definitionem um einen polyklonalen Prozess. In fortgeschrittenen Prozessen wurden Fibrosen und eine Architekturstörung in Form von honigwabigem Umbau beschrieben. Amyloidablagerungen sind möglich. Es ist zu bedenken, dass aktuelle Arbeiten empfehlen, den Begriff der LIP durch eine rein beschreibende Diagnose eines „diffusen, expansiven, lymphoiden Infiltrates mit/ohne nicht-nekrotisierende Granulome" und evtl. zusätzlich vorliegender Wachstumsmuster zu ersetzen, da es sich um ein seltenes Infiltrationsmuster handelt, das mit anderen Erkrankungen assoziiert ist und ein idiopathisches Auftreten (suggeriert durch den Namen LIP) zunehmend in Frage gestellt wird (Fraune et al. 2023). Auch schließt der fehlende Nachweis einer histologischen LIP eine radiologische LIP nicht aus, die eigenständig betrachtet auf eine Lungenbeteiligung einer Autoimmunerkrankung hinweist.

16.4 Differenzialdiagnosen

Extranodales Marginalzonen-Lymphom des mukosaassoziierten lymphatischen Gewebes („mucosa-associated lymphatic tissue", MALT-Lymphom): Eine wichtige Differenzialdiagnose ist das MALT-Lymphom und andere, selten in der Lunge vorkommende, niedriggradige Lymphome. Diese sind zwar häufig lokalisiert oder zeigen eine lymphangitische Ausbreitung entlang der bronchovaskulären Bündel und Septen, können jedoch selten auch diffus das Parenchym infiltrieren und damit eine LIP imitieren. Kleine Granulome, wie sie für die LIP typisch sind, können auch in Lymphomen auftreten. Das Vorliegen von Zysten spricht eher für eine LIP. Monomorphe, leicht atypische B-Zellen mit hellem Zytoplasma, eine monoklonale Gammopathie, Klonalität (mittels Durchflusszytometrie oder immunhistochemisch nachgewiesene Leichtkettenrestriktion für Kappa oder Lambda), Infiltration des Epithels in Form von lymphoepithelialen Läsionen und plaqueartige Infiltration der Pleura sprechen für ein MALT-Lymphom.

Neben immunhistochemischen Färbungen helfen molekulare Untersuchungen (Gen-Rearrangement, Klonalität) bei der Diagnosefindung (Abb. 16.2 und 16.3).

Eine **nicht-spezifische interstitielle Pneumonie (NSIP),** eine **Hypersensitivitätspneumonie** und **infektiöse Pneumonien** zeigen ebenfalls ein lymphoplasmozytäres, T-Zell-prädominantes interstitielles Infiltrat, welches

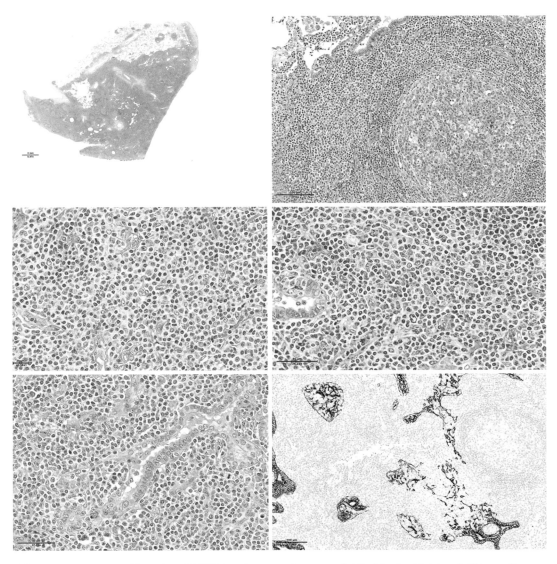

Abb. 16.2 Noduläres Infiltrat eines MALT-Lymphoms. In der Vergrößerung findet sich neben einer follikulären Hyperplasie ein monomorphes B-Zell-Infiltrat mit hellem Zytoplasma. Zur Darstellung von lymphoepithelialen Lä-sionen empfiehlt sich eine Zytokeratinfärbung (immunhistochemische Färbung in der Abb.), da diese in der Lunge HE-morphologisch schwer nachweisbar sind

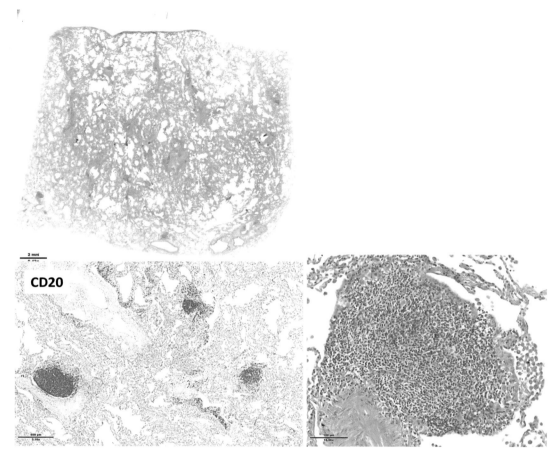

Abb. 16.3 Das Infiltrat eines MALT-Lymphoms kann auch sehr diskret sein und wie eine lymphoide Hyperplasie imponieren, wie im periläsionalen Gewebe dieser Patientin mit bekanntem MALT-Lymphom des Magens und Resektion eines Adenokarzinoms der Lunge. Die Lymphominfiltrate, akzentuiert in der CD20-Färbung, wurden mittels molekularer Klonalitätsanalysen bestätigt

jedoch geringer ausgeprägt ist als bei LIP und nicht zu einer Expansion der Alveolarsepten führt. Der morphologische Übergang ist jedoch fließend. Das NSIP-Muster wurde historisch erst nach dem LIP-Muster beschrieben, daher ist davon auszugehen, dass einige initial als LIP eingestufte Fälle heute als NSIP diagnostiziert werden würden.

Die **noduläre lymphoide Hyperplasie** ist eine umschriebene noduläre Läsion eines kontinuierlichen, lymphoplasmozytären interstitiellen Infiltrates mit Keimzentren und häufig auch interstitieller Fibrose. Auch kleine Granulome können auftreten. Der Unterschied zur LIP ist der umschriebene Charakter der Läsion, weshalb zur Abgrenzung chirurgische Biopsien notwendig sind. Diese Läsionen können eine Manifestation einer IgG4-assoziierten Erkrankung sein, und eine immunhistochemische Abklärung ist indiziert (Abb. 16.4).

Die **follikuläre Bronchitis/Bronchiolitis** ist eine Hyperplasie des normalen Bronchusassoziierten lymphatischen Gewebes (BALT). Sie ist somit in der Wand der Bronchien oder Bronchiolen lokalisiert und zeigt keine diffuse Ausbreitung.

Auch eine **lymphoide Hyperplasie** ist im Gegensatz zur LIP kein kontinuierlicher, diffuser

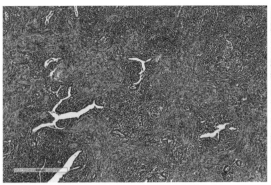 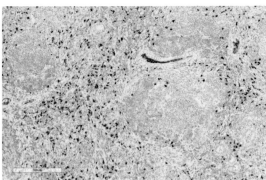

Abb. 16.4 IgG4-assoziierte Erkrankung mit nodulärer lymphoider Hyperplasie im Lungenparenchym. In der HE-Färbung (oben) ein ausgedehntes lymphoplasmozytäres Infiltrat mit assoziierter interstitieller Fibrose und > 50 IgG4-positiven Plasmazellen/1 HPF (unten). Er handelte sich um einen Herdbefund, der bei Verdacht auf Karzinom reseziert worden ist

Prozess, sondern stellt multiple, diskrete, lymphoide Aggregate dar, deren Verteilung im Gegensatz zur follikulären Bronchiolitis und Bronchitis nicht an die Luftwege assoziiert ist.

Literatur

American Thoracic Society, European Respiratory Society (2002) American Thoracic Society/European Respiratory Society international multidisciplinary consensus classification of the idiopathic interstitial pneumonias. Am J Respir Crit Care Med. 165(2):277–304. PMID: 11790668

Churg A, Muller NL (2019) Chapter 19: Lymphoid and hematopoietic processes producing a pattern of interstitial lung disease. In: Atlas of interstitial lung disease pathology: pathology with high resolution CT correlations, 2. Aufl. Lippincott Williams & Wilkins (LWW), ISBN: 978-1-97-512467-0

Fraune C, Churg A, Yi ES, Khoor A, Kelemen K, Larsen BT, Butt YM, Smith ML, Gotway MB, Ryu JH, Tazelaar HD (2023) Lymphoid interstitial pneumonia (LIP) revisited: a critical reappraisal of the histologic spectrum of „radiologic" and „pathologic" lip in the context of diffuse benign lymphoid proliferations of the lung. Am J Surg Pathol. 47(3):281–295. https://doi.org/10.1097/PAS.0000000000002014.   PMID: 36597787

Guinee DG Jr (2010) Update on nonneoplastic pulmonary lymphoproliferative disorders and related entities. Arch Pathol Lab Med 134(5):691–701. https://doi.org/10.5858/134.5.691. PMID: 20441500

Sirajuddin A, Raparia K, Lewis VA, Franks TJ, Dhand S, Galvin JR, White CS (2016) Primary pulmonary lymphoid lesions: radiologic and pathologic findings. Radiographics   36(1):53–70.   https://doi.org/10.1148/rg.2016140339. PMID: 26761531

IgG4-assoziierte Lungenerkrankung

Christiane Kümpers und Sven Roger Perner

Inhaltsverzeichnis

- Die IgG4-assoziierte Erkrankung der Lunge ist eine wesentliche Differenzialdiagnose von fibroinflammatorischen Lungenveränderungen.
- Histologische Charakteristika sind eine Fibrose, obliterative Endothelialitis und signifikante Vermehrung IgG4-positiver Plasmazellen mit erhöhter IgG4/IgG-Ratio.
- Eine EvG-Färbung ist bei der Beurteilung essenziell und kann durch Darstellung der obliterativen Endothelialitis den entscheidenden Hinweis auf die Erkrankung geben.

17.1 Einführung

Die Immunglobulin-(Ig-)G4-assoziierte Erkrankung entspricht einer systemischen Entzündungskrankheit mit einer Tendenz zur Fibrosierung und Bildung tumorartiger Läsionen. Die thorakale Beteiligung umfasst die Atemwege, das Lungenparenchym, die Pleura und das Mediastinum. Für die Untersuchung des Lungenparenchyms eignen sich transbronchiale Biopsate, transbronchiale Kryobiopsate, trans-

C. Kümpers (✉)
UK S-H, Campus Lübeck, Institut für Pathologie, Lübeck, Deutschland
e-mail: Christiane.Kuempers@uksh.de

S. R. Perner
Zentrum für ambulante Onkologie Tübingen, Tübingen, Deutschland

© Der/die Autor(en), exklusiv lizenziert an Springer-Verlag GmbH, DE, ein Teil von Springer Nature 2024
F. Stellmacher et al. (Hrsg.), *Pathologie nicht-neoplastischer Lungenerkrankungen*,
https://doi.org/10.1007/978-3-662-67073-6_17

thorakale Stanzbiopsate, offen-chirurgische Lungenbiopsate und Operationspräparate.

17.2 Klinik

Da es sich um eine Systemerkrankung handelt, ist das klinische Erscheinungsbild sehr variabel. Bei Lungen- bzw. Thoraxbeteiligung können sich unspezifische Symptome wie Dyspnoe oder Husten zeigen, tumorartige parenchymale Läsionen, tracheobronchiale Stenosen, Pleuraergüsse, Pleuritiden, eine hiläre/mediastinale Lymphadenopathie oder eine fibrosierende Mediastinitis. In vielen Fällen sind die Patienten aber auch asymptomatisch. Häufig zeigen sich erhöhte IgG4-Serumkonzentrationen (Norm bis 130 mg/dl), die für die Diagnosestellung jedoch nicht essenziell sind (Obiorah et al. 2018).

17.3 Radiologie

Je nach Form finden sich radiologisch Merkmale einer interstitiellen Lungenerkrankung wie eine Fibrose und Milchglasinfiltrate, peribronchovaskuläre Verdickungen, pulmonale kleine Knoten bis hin zu Rundherden, vergrößerte thorakale Lymphknoten, Pleuraverdickungen oder eine retromediastinale Fibrose.

17.4 Histologie

Empfohlene Färbungen: EvG

Weitere Zusatzuntersuchungen: Immunhistochemie mit IgG4 und IgG

Es werden drei Typen (Tab. 17.1) unterschieden. Für alle gelten als histologische Merkmale eine Fibrose, obliterative Endothelialitis, Vermehrung IgG4-positiver Plasmazellen (>50/HPF in Resektaten bzw. >20/HPF in Biopsien) und erhöhte IgG4/IgG-Ratio >40 % (Deshpande et al. 2012).

Die *bronchovaskuläre Form* zeigt eine bronchovaskulär betonte Fibrose mit lymphoplasmazellulärer Infiltration und Ausdehnung entlang der Alveolarsepten und der Pleura (Abb. 17.1). Die *interstitielle fibroseartige Form* zeigt eine diffus verteilte, alveolarseptale Fibrose mit lymphoplasmazellulärer Infiltration ohne Akzentuierung der bronchovaskulären Bündel. Die *inflammatorisch-pseudotumorartige Form* zeigt eine solide, noduläre, recht scharf begrenzte Sklerosezone mit reichlich Lymphozyten und Plasmazellen, die sich im Gegensatz zu den beiden anderen Formen tumorös darstellt (Abb. 17.2). Die Lymphozyten und Plasmazellen sind jeweils klein und reifzellig und können von Eosinophilen begleitet werden. Häufig werden Lymphfollikel ausgebildet. Für das Erkennen der obliterativen Endothelialitis ist eine EvG-

Tab. 17.1 Formen der IgG4-assoziierten Lungenerkrankungen

	Diagnosekriterien für alle Formen	Ausbreitungsmuster	Vorrangig zu bedenkende DD
Bronchovaskuläre Form	Fibrose Obliterative Endothelialitis Vermehrung IgG4-positiver Plasmazellen (>50/HPF in Resektaten bzw. >20/HPF in Biopsien) Erhöhte IgG4/IgG-Ratio >40 %	Bronchovaskulär ausgebildete Fibrose, Ausdehnung entlang Alveolarsepten und Pleura	Sarkoidose
Interstitielle fibroseartige Form	Fibrose Obliterative Endothelialitis Vermehrung IgG4-positiver Plasmazellen (>50/HPF in Resektaten bzw. >20/HPF in Biopsien) Erhöhte IgG4/IgG-Ratio >40 %	Diffus verteilte Fibrose entlang der Alveolarsepten	Lymphozytäre interstitielle Pneumonie (LIP), nicht-spezifische interstitielle Pneumonie (NSIP), lymphomatoide Granulomatose
Inflammatorisch-pseudotumorartige Form	Fibrose Obliterative Endothelialitis Vermehrung IgG4-positiver Plasmazellen (>50/HPF in Resektaten bzw. >20/HPF in Biopsien) Erhöhte IgG4/IgG-Ratio >40 %	Solide, nodulär etablierte, scharf begrenzte Sklerosezone mit tumorösem Aspekt	Inflammatorischer myofibroblastärer Tumor (IMFT)

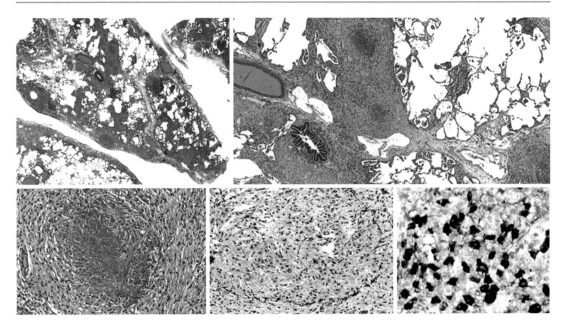

Abb. 17.1 Die Übersichtbilder (oben) zeigen architektonisch stark alteriertes Lungenparenchym mit einer interstitiellen Fibrose bevorzugt entlang der bronchovaskulären Bündel sowie subpleural. Die Detailaufnahmen (unten) zeigen eine obliterative Endothelialitis (links HE, rechts EvG). Die IgG4-Immunhistochemie zeigt eine Erhöhung IgG4-positiver Plasmazellen (rechts unten)

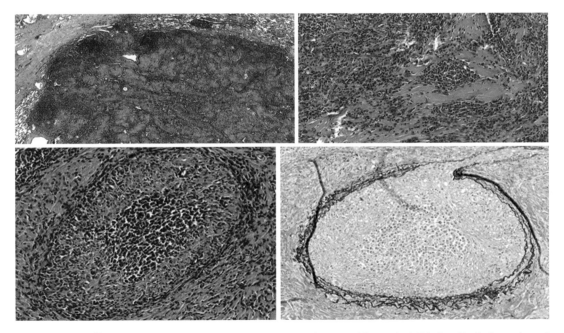

Abb. 17.2 Das Übersichtsbild (oben links) zeigt einen recht scharf begrenzten, tumorartigen Herd mit ausgeprägtem lymphoplasmazellulärem Entzündungszellinfiltrat mit dazwischen liegenden kollagenreichen Bindegewebssepten (oben rechts). Die Detailaufnahmen (unten) zeigen die charakteristische obliterative Endothelialitis (links HE, rechts EvG)

Färbung wesentlich, für die Fibrose hilfreich. Immunhistochemisch bedient man sich der Darstellung IgG4-positiver Plasmazellen, wobei empfohlen wird, drei HPF mit der höchsten Anzahl auszuzählen und den Mittelwert zu berichten. Bei einer Vermehrung wird die IgG4/IgG-Ratio bestimmt und angegeben. Etwas einschränkend sollte hier der Fibrosegrad mitberücksichtigt werden, da bei extensiver Fibrose der Plasmazellgehalt reduziert sein kann. Diese Charakteristika sollten für die Diagnosestellung in Kombination und nicht isoliert gewertet werden, da sie einzeln betrachtet auch bei anderen differenzialdiagnostisch mit zu bedenkenden Erkrankungen vorkommen. Bei der Befundung sollten die histologischen Merkmale entsprechend gebündelt berichtet und mit Verweis auf die Korrelation mit der Klinik als passend zu einer IgG4-assoziierten Lungenerkrankung gewertet werden.

Die möglichen Differenzialdiagnosen sind vielfältig (Tab. 17.1 und 17.2). Sie leiten sich aus der Fibrose, der Gefäßbeteiligung und dem chronischen Entzündungszellinfiltrat ab und sind abhängig von der Form der IgG4-assoziierten Lungenerkrankung. Bei der bronchovaskulären und interstitiellen fibroseartigen Form kommen fibroinflammatorische Lungenveränderungen, die die gesamte Lunge betreffen, infrage. Im Gegensatz dazu stellen die Differenzialdiagnosen der inflammatorisch-pseudotumorartigen Form umschriebene Läsionen dar, wie der inflammatorische myofibroblastäre Tumor oder die Rosai-Dorfman-Erkrankung. Die von Histiozyten okkludierten Gefäße können als Granulome fehlinterpretiert werden, sodass auch Erkrankungen mit granulomatöser Entzündungskomponente bedacht werden müssen. Speziell kann bei der bronchovaskulären Form aufgrund der bronchovaskulären Betonung an eine Sarkoidose gedacht werden. Aufgrund der Gefäßbeteiligung gehören auch Vaskulitiden und die lymphomatoide Granulomatose in das Spektrum der Differenzialdiagnosen (Campbell et al. 2014).

Tab. 17.2 Differenzialdiagnosen mit Darstellung der überlappenden histologischen Merkmale

Entität	Charakteristisches Merkmal/ Ausbreitungsmuster	Fibrose	Gefäßbeteiligung	IgG4-pos. Plasmazellen	Granulome	Weitere Organmanifestationen
Sarkoidose	Entlang Lymphabflusswegen in Lunge Pleura und Bronchialschleimhaut	Ein-scheidung der Granulome durch zellarmes Kollagengewebe	Möglich, keine Destruktion	Nicht typisch, jedoch Fallberichte mit Koexistenz einer Sarkoidose mit IgG4-ass. Erkrankung	Scharf begrenzte, kompakte, Epitheliom-zellige Granulome meist ohne Nekrosen, Langhans-Riesenzellen Hyalinisierung möglich	Lymphknoten, v. a. mediastinal, diverse extrathorakale Organe
Lymphozytäre interstitielle Pneumonie (LIP)	Ubiquitär verbreiterte Alveolarsepten mit dichter Infiltration durch eng beieinander liegende, kleine, reife Lymphozyten und Plasmazellen	Nein bzw. kaum	Nein	Nein	Keine klassischen Granulome Ggf. Epitheliod-zellartig imponierende Histiozytenansammlungen	Nein, aber Vergesellschaftung mit anderen Erkrankungen (z. B. Sjögren-Syndrom, Vaskulitiden, Kollagenosen)
Nicht-spezifische interstitielle Pneumonie (NSIP)	Räumlich und zeitlich homogen etablierte interstitielle Lungenerkrankung ohne relevante Störung der prinzipiellen Lungenstruktur. Unterteilung in zelluläre und fibrosierende Variante	Diffuse, gleichmäßige Fibrosierung des Lungengewebes bei der fibrosierenden Variante Keine bzw. allenfalls geringe Fibrose bei der zellulären Variante	Nein	Nicht typisch, in Einzelfällen beschrieben	Nein	Nein
Lymphomatoide Granulomatose	Angiozentrische lymphoproliferative Erkrankung durch EBV-infizierte B-Lymphozyten mit reaktivem T-lymphozytärem Begleitinfiltrat Manifestation als noduläre, diffus verteilte Läsionen, häufig Ausbildung von Nekrosen	Nein	Prominente vaskuläre Beteiligung als diagnostisches Merkmal (Arterien und Venen)	Nein	Nein	Möglich, z. B. Haut, ZNS, Niere Meist i. R. einer Immunsuppression

(Fortsetzung)

Tab. 17.2 (Fortsetzung)

Entität	Charakteristisches Merkmal/Ausbreitungsmuster	Fibrose	Gefäßbeteiligung	IgG4-pos. Plasmazellen	Granulome	Weitere Organmanifestationen
Inflammatorischer myofibroblastärer Tumor (IMFT)	Noduläre Läsion mit prominenter myofibroblastärer und plasmazellulärer Komponente ALK1-Expression typisch	Prominent im Zentrum der Läsionen	Obstruktive Phlebitis beschrieben	Erhöhte Rate an IgG4-positiven Plasmazellen beschrieben	Nein	Divers, z. B. Orbita, Peritoneum
Granulomatose mit Polyangiitis (GPA)	Klassisch: Gefäß-destruierende Vaskulitis mit landkarten artigen Parenchymnekrosen mit Epitheloid-zelliger Granulomatose und organisierenden entzündlichen Veränderungen im Randbereich	Narbige Fibrosierung in Assoziation zur Nekrose	Nekrotisierende Vaskulitis im Randbereich der Nekrose	Erhöhte Rate an IgG4-positiven Plasmazellen möglich	Kleine, locker geformte Granulome mit Nekrosen	Systemische Erkrankung, alleiniger Befall der Lunge möglich
Rosai-Dorfman-Erkrankung	Diffuse Proliferation von S100+ Histiozyten mit Emperipolese und reichlich Plasmazellen Meist Befall von Trachea und größeren Bronchien Ausdehnung entlang bronchovaskulärer Bündel	Ja	Nein	Erhöhte Rate an IgG4-positiven Plasmazellen in Lymphknoten beschrieben	Nein	Lymphknoten (meist zervikal), extranodal in ca. 20 % Manifestation in der Lunge eher ungewöhnlich

Literatur

Campbell SN, Rubio E, Loschner AL (2014) Clinical review of pulmonary manifestations of IgG4-related disease. Ann Am Thorac Soc 11(9):1466–1475

Chougule A, Taylor M, Kurzawa P, Chebib I, Le L, Deshpande V (2019) Morphologic overlap between inflammatory myofibroblastic tumor and IgG4-related disease: lessons from next-generation sequencing. Am J Surg Pathol 43(3):314–324

Deshpande V, Zen Y, Chan JK, Yi EE, Sato Y, Yoshino T et al (2012) Consensus statement on the pathology of IgG4-related disease. Mod Pathol 25(9):1181–1192

Muller R, Habert P, Ebbo M, Graveleau J, Groh M, Launay D et al (2021) Thoracic involvement and imaging patterns in IgG4-related disease. Eur Respir Rev [Internet] 30(162). https://err.ersjournals.com/content/30/162/210078. Zugegriffen am 27.03.2022

Obiorah IE, Velasquez AH, Özdemirli M (2018) The clinicopathologic spectrum of IgG4-related disease. Balk Med J 35(4):292–300

Yi ES, Sekiguchi H, Peikert T, Ryu JH, Colby TV (2012) Pathologic manifestations of immunoglobulin(Ig)G4-related lung disease. Semin Diagn Pathol 29(4):219–225

Raucherassoziierte interstitielle Fibrose

18

Florian Stellmacher und Sven Roger Perner

Inhaltsverzeichnis

- Betroffen sind Raucher.
- Die raucherassoziierte interstitielle Fibrose (SRIF) ist eine Fibrosierung des Lungengewebes ohne interstitielle Pneumonie und im Spektrum mit weiteren, insbesondere durch Makrophagen getragenen raucherassoziierten Veränderungen (RB/RB-ILD/DIP).
- Die Fibrose geht über das Ausmaß eines üblichen Emphysems hinaus.

Die raucherassoziierte interstitielle Fibrose (SRIF) tritt meist kombiniert mit weiteren, durch das inhalative Zigarettenrauchen bedingten Schädigungen des Lungengewebes auf. Hierbei kommt es zu einem fibrosierenden Umbau des Lungengewebes, der sich hinsichtlich seiner Ausprägung und seines Musters nicht allein durch ein „Raucheremphysem" erklären lässt (Abb. 18.1 und 18.2).

F. Stellmacher (✉)
überörtliche Berufsausübungsgemeinschaft, HPH
Institut für Pathologie und Hämatopathologie,
Kiel, Deutschland
e-mail: stellmacher@hp-hamburg.de

S. R. Perner
Zentrum für ambulante Onkologie Tübingen,
Tübingen, Deutschland

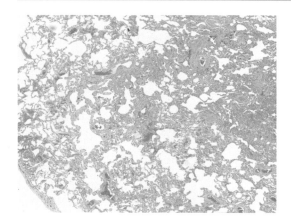

Abb. 18.1 Chirurgisches Lungenbiopsat mit unterschiedlich starker septaler Fibrose ohne signifikante interstitielle Entzündung (HE 20×)

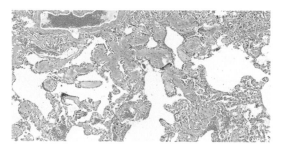

Abb. 18.2 Ausschnitt aus 1 mit deutlicher Fibrose unter Einschluss glattmuskulärer interstitieller Proliferate sowie mit Reizungen der Pneumozyten (HE 100×)

18.1 Klinik

Obwohl eigentlich weit verbreitet, wird die SRIF histologisch selten diagnostiziert. Die Patienten leiden unter „Raucherhusten" und Dyspnoe.

18.2 Radiologie

In der HRCT fallen oberlappenbetonte retikuläre und Milchglasmuster auf. Abhängig von zusätzlichen emphysematischen Veränderungen können Honigwabenmuster vorgetäuscht werden.

18.3 Histologie

Empfohlene Färbungen: HE, EvG, PAS, Fe

Eine isolierte SRIF ohne weitere Zeichen einer durch das inhalative Rauchen bedingten Lungenschädigung kommt praktisch nicht vor. Insbesondere Befunde einer durch pigmentspeichernde Makrophagen charakterisierte respiratorische Bronchiolitis (RB), eine respiratorische Bronchiolitis-artige Lungenerkrankung (RB-ILD) oder eine desquamative interstitielle Pneumonie (DIP) sind regelmäßig synchron nachweisbar. Die SRIF ist charakterisiert durch eine insbesondere subpleurale oder zentrilobuläre, deutliche alveolar-septale Fibrose, die oft auch glattmuskuläre Proliferate innerhalb der Septen einschließt. Breite, zellarme oder zellfreie und leicht hyalinisierte, z. T. „glasartige" Septen innerhalb von emphysematisch verändertem Lungenparenchym neben weitgehend unbetroffenen Abschnitten sind typisch für die SRIF. Das angrenzende Lungengewebe zeigt teils kollabierte, teils stark aufgeweitete Alveolen, die von aktivierten Pneumozyten ausgekleidet sind. Gelegentlich werden Fibroblastennester gefunden. Ein Honigwabenmuster im klassischen Bild wie bei einer gewöhnlichen interstitiellen Pneumonie (UIP) liegt nicht vor. Das Gewebe kann ferner eine erhebliche Anthrakose aufweisen. Da ebenfalls mit dem Rauchen assoziiert, treten bei Patienten mit einer SRIF auch vermehrt Herde einer Langerhans-Zell-Histiozytose auf (Abb. 18.3).

Auch wenn gelegentlich Biopsien zur Abklärung einer interstitiellen Lungenerkrankung entnommen werden, so ist das Bild einer SRIF am häufigsten an OP-Präparaten, vor allem an therapeutischen Keilen, Lobektomien oder Pneumonektomien bei gleichzeitig bestehendem Bronchialkarzinom zu belegen und findet hier wohl meist keine Würdigung im Befund.

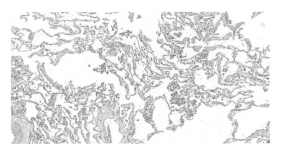

Abb. 18.3 Typischerweise sind – wie hier auch an kaum fibrosierter Stelle – weitere raucherassoziierte Veränderungen wie eine als respiratorische Bronchiolitis (RB) bezeichnete Vermehrung pigmentspeichernder Makrophagen nachweisbar (HE 100×)

18.4 Differenzialdiagnosen

Radiologisch und mitunter auch histologisch kann eine Abgrenzung gegen eine UIP erforderlich werden. Die SRIF zeigt gegenüber der UIP nur wenige Fibroblastennester, und ein Honigwabenmuster ist nur angedeutet und nicht voll ausgebildet. Pathognomonisch sind zudem die regelmäßig koinzident auftretenden Befunde einer RB, einer RB-ILD oder einer DIP. Zu bedenken ist, dass viele Patienten mit einer UIP auch Raucher sind. Gegenüber der fibrosierenden Variante der NSIP liegt bei der SRIF keine relevante interstitielle Entzündung vor, stattdessen besteht aber ein für die NSIP unübliches Emphysem.

Literatur

Butt YM, Tazelaar HD (2022) Atlas of pulmonary pathology. Wolters Kluwer, Philadelphia, S 277 ff

Dawod YT, Cook NE, Graham WB, Madhani-Lovely F, Thao C (2020) Smoking-associated interstitial lung disease: update and review. Expert Rev Respir Med 14(8):825–834. https://doi.org/10.1080/17476348.2020.1766971. Epub 2020 May 22

Hagmeyer L, Randerath W (2015) Smoking-related interstitial lung disease. Dtsch Arztebl Int 112(4):43–50. https://doi.org/10.3238/arztebl.2015.0043. PMID: 25797422; PMCID: PMC4335489

Hidalgo A, Franquet T, Giménez A, Bordes R, Pineda R, Madrid M (2006) Smoking-related interstitial lung diseases: radiologic-pathologic correlation. Eur Radiol 16(11):2463–2470. https://doi.org/10.1007/s00330-006-0340-0. Epub 2006 Jul 25

Katzenstein AL (2012) Smoking-related interstitial fibrosis (SRIF), pathogenesis and treatment of usual interstitial pneumonia (UIP), and transbronchial biopsy in UIP. Mod Pathol 25(Suppl 1):S68–S78. https://doi.org/10.1038/modpathol.2011.154

Katzenstein AL (2013) Smoking-related interstitial fibrosis (SRIF): pathologic findings and distinction from other chronic fibrosing lung diseases. J Clin Pathol 66(10):882–887. https://doi.org/10.1136/jclinpath-2012-201338. Epub 2013 Apr 27

Leslie KO, Wick MR (2018) Practical pulmonary pathology – a diagnostic approach. Elsevier, Philadelphia, S 240

Mukhopadhyay S (2016) Non-neoplastic pathology. Cambridge University Press, Cambridge, S 304 ff

Wick MR (2018) Pathologic features of smoking-related lung diseases, with emphasis on smoking-related interstitial fibrosis and a consideration of differential diagnoses. Semin Diagn Pathol 35(5):315–323. https://doi.org/10.1053/j.semdp.2018.08.002. Epub 2018 Aug 10

Amyloidose

19

Florian Stellmacher und Sven Roger Perner

Inhaltsverzeichnis

- Meist ältere Patienten betroffen
- In der Lunge entweder als isoliert die Lunge befallende noduläre Form („Amyloidom") oder als diffuse alveolar-septale Amyloidose
- Davon zu unterscheiden ist die tracheobronchiale Amyloidose.
- Obligatorisch Amyloidnachweis in der Kongorotfärbung (Schnittdicke > 10 µm!)
- Nach Grundleiden des Patienten fragen (Amyloidose z. B. bei monoklonaler Gammopathie, Myelom, Entzündungen?)

Die Lunge kann sowohl im Rahmen einer systemischen Amyloidose als auch isoliert befallen sein. Die noduläre Form ist eine Differenzialdiagnose des pulmonalen Rundherdes und wird häufig per Keilexzision in toto entnommen. Die Diagnose kann an kleineren Biopsaten, insbesondere wenn diese bereits weitgehend in üblich dünnen Stufen aufgearbeitet wurden, durchaus herausfordernd sein. Entscheidend ist daher, im Zuge der Diagnostik rechtzeitig auch an eine Amyloidose zu denken. Die Objektivierung des Befundes durch die Immunhistochemie ist keineswegs trivial und liefert mitunter kein befriedigendes Ergebnis. Molekularbiologische

F. Stellmacher (✉)
überörtliche Berufsausübungsgemeinschaft, HPH
Institut für Pathologie und Hämatopathologie,
Kiel, Deutschland
e-mail: stellmacher@hp-hamburg.de

S. R. Perner
Zentrum für ambulante Onkologie Tübingen,
Tübingen, Deutschland

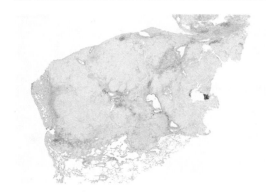

Abb. 19.1 Lungenkeil mit einer nodulären Amyloidose. Relativ scharf begrenzt sieht man Ablagerungen von schwach eosinophilem, amorphem Material. Am rechten Rand eine kleine Verkalkung (HE 10×)

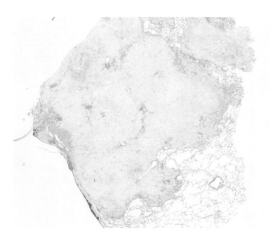

Abb. 19.2 Derselbe Lungenkeil in der Kongorotfärbung. Das Amyloid färbt sich an diesem älteren und z. T. regressiv veränderten Herd teilweise nur schwach an (10×)

Untersuchungen sind möglich, sind aber bei weitem noch nicht in der Fläche etabliert (Abb. 19.1 und 19.2).

19.1 Klinik

Man unterscheidet eine primäre Amyloidose mit der Deposition von unlöslichem fibrillärem Protein von Leichtketten (AL) von einer sekundären Form mit Ablagerung von Proteinen im Rahmen einer Entzündung (AA). Beide sind für die Lunge relevant. Das im Alter gebildete Amyloid (AS) spielt in der Lunge keine Rolle. In ca. 20 % der Fälle liegt ein isolierter pulmonaler Befall vor, weitaus häufiger (80 %) ist eine systemische Amyloidose mit Manifestationen in verschiedenen Organen oder der Haut.

Die noduläre Form ist klinisch meist asymptomatisch und wird ggf. als Zufallsbefund eines Lungenrundherdes entdeckt. Sie stellt meist eine isolierte Amyloidose der Lungen dar, die ihren Ursprung eben von der Lunge selbst genommen hat, auch wenn dieser oft nicht näher eingegrenzt werden kann. Am vergleichsweise häufigsten wird noch ein gleichzeitiger Befall der Haut gefunden.

Demgegenüber liegen bei der alveolarseptalen Form auch verschiedene extrapulmonale Manifestationen vor. Daher wird diese Form nur selten primär durch eine Lungenbiopsie, sondern eher durch eine Probe von einer leichter zugänglichen Stelle diagnostiziert. Die Symptomatik sowie die Prognose ergeben sich hier dann auch aus der zumeist hämatologischen oder entzündlichen Grunderkrankung. Die Lungenbeteiligung zeigt sich durch eine progrediente chronische Dyspnoe.

Bei der tracheobronchialen Amyloidose entstehen zuerst kleine knotige Herde der Tracheal- und Bronchusschleimhaut, die im Verlauf konfluieren und die oberen und mittleren Luftwege immer weiter durchsetzen, wodurch auch Stenosen und Bronchiektasen ausgebildet werden können. Ein systemischer Befall liegt wie bei der nodulären Form nicht vor. Abhängig von Lokalisation und Ausdehnung insbesondere der Stenosen zeigen die Patienten eine Dyspnoe ggf. mit Stridor, aber auch pneumonische Herde und gefährliche Blutungen, die möglichst vorbeugend behandelt werden müssen.

19.2 Radiologie

Die noduläre Form zeigt radiologisch zumindest einen (in 60 % solitären) Knoten von 0,5 bis 5 cm Größe, teilweise mit Verkalkungen, wobei bis zu 10 Herde gefunden werden können. Diese wachsen sehr langsam und zeigen keine Kavitationen und auch keine assoziierte Fibrose des Lungengewebes. Die alveolar-septale Form geht mit Verdickungen insbesondere der interlobulären Septen und der bronchovaskulären Bündel einher, oft kombiniert mit einem unspezifischen Milchglasmuster und ggf. multiplen keinen Noduli. Die mediastinalen Lymphknoten sind vergrößert. Die tracheobronchiale Amyloidose zeigt eine Verdickung der Trachea und der Bronchien.

19.3 Histologie

Empfohlene Färbungen: HE, EvG, PAS, Kongorot (10 μm dicke Schnitte!), Polarisation

19.3.1 Noduläre Amyloidose

Bei Resektaten sieht man einen Knoten mit amorph-eosinophilem Zentrum. In Biopsaten kann ggf. diese Struktur nachvollziehbar sein, möglicherweise liegt aber kein zielführend diagnostisches Material zur Begutachtung vor. Im Randbereich finden sich lympho-plasmazelluläre Infiltrate und häufig einige Riesenzellen vom Fremdkörpertyp, außerdem sind Verkalkungen und auch Ossifikationen möglich. Der insgesamt scharf begrenzte Herd weist meist aber keine echte Kapsel auf. Benachbarte Gefäße sind wandverdickt. Mitunter kann Amyloid in diesen und auch in den unmittelbar angrenzenden Septen erkennbar sein. Zum Amyloidnachweis ist die Kongorotfärbung unerlässlich. Diese muss an einem ausreichend dicken Schnitt (10 μm) ausgeführt werden, um eine suffiziente Aussage treffen zu können. Die amorphen Ablagerungen färben sich bei positivem Nachweis kräftig rötlichorange an, wobei das Färbeprotokoll so eizurichten ist, dass eine unspezifische Überfärbung z. B. des Bindegewebes vermieden wird. Bei 90° gekreuzten Polfiltern ist idealerweise eine apfelgrüne Doppelbrechung sichtbar. Hierbei ergibt sich immer wieder ein Interpretationsspielraum. Amyloid zeigt keine faserige Struktur wie Kollagen, sondern imponiert amorphschollig. Die Grünfärbung kann abhängig von der Qualität der eingesetzten Polarisationseinrichtung auch ins Gelbliche, teilweise sogar Bläuliche changieren. Daher ist eine insbesondere

immunhistochemische Bestätigung wünschenswert, für die ggf. auch ein Referenzzentrum hinzugezogen werden kann. Dies ist umso sinnvoller, als dass bei sauberer Charakterisierung des Amyloids auch wertvolle Informationen über die Grunderkrankung zu erhalten sein können. Ist dies nicht möglich, ist die Diagnose eines „amyloid like nodule" statthaft. Differenzialdiagnostisch zu bedenken ist auch die Entität einer Leichtkettendepositionserkrankung, die HE-morphologisch zunächst nicht von der Amyloidose zu unterscheiden ist und bei der weder in Spezialfärbungen noch immunhistochemisch Amyloid nachgewiesen werden kann. Diese ist aber selten (Abb. 19.3a, b).

19.3.2 Alveolar-septale Amyloidose

Wie der Name sagt, liegen hier Amyloidablagerungen innerhalb der Alveolarsepten vor. Hinzu kommt eine Beteiligung der pulmonalen Blutgefäße. Eine relevante Entzündung liegt nicht vor. Ausmaß und Verteilung des Befalls schwanken, Teile der Lungen können auch nur sehr diskret involviert sein, sodass hier zunächst eher der Eindruck eine Fibrosierung entsteht.

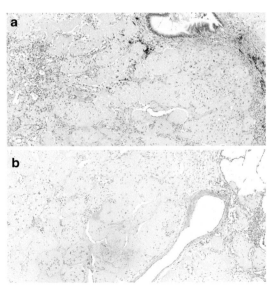

Abb. 19.3 (**a**) Noduläre Amyloidose (He 100×). (**b**) Noduläre Amyloidose. Hier sieht man außerdem eine verstärkte Kongophilie einer Vene. (Kongo 100×)

Richtungsweisend ist dann aber die Gefäßbeteiligung im Sinne einer „kongophilen Angio-
pathie". Auch hier ist die Kongorotfärbung obligatorisch und die Immunhistochemie ggf. hilfreich.

19.3.3 Tracheobronchiale Amyloidose

Hier liegen knotige und plaqueartige Amyloidablagerungen der Trachea und der Bronchien vor.
Das ortsständige Gewebe, insbesondere Drüsen,
sind je nach Befall atroph oder verdrängt worden.
Verkalkungen oder Verknöcherungen, entzündliche Infiltrate und auch Riesenzellen können
hinzutreten. Wiederum muss die Diagnose in der
Kongorotfärbung und ggf. immunhistochemisch
bestätigt werden.

Literatur

Baqir M, Roden AC, Moua T (2020) Amyloid in the lung.
  Semin Respir Crit Care Med 41(2):299–310. https://
  doi.org/10.1055/s-0040-1708059. Epub 2020 Apr 12
Clayden RC, Macdonald D, Oikonomou A, Cheung MC
  (2020) Cystic lung disease with kappa light chain de-
  position in newly diagnosed multiple myeloma. Br J
  Haematol 188(2):201. https://doi.org/10.1111/
  bjh.16236. Epub 2019 Oct 17
Gurney JW et al (2009) Specialty imaging – HRCT of the
  lung. Salt Lake City 2:6/7, 2: 22–25, 3:270–75
Katzenstein A-L (2016) Diagnostic atlas of non-neoplastic
  lung disease. DEMOS Medical, New York, S 277 ff
Khoor A, Colby TV (2017) Amyloidosis of the lung. Arch
  Pathol Lab Med 141(2):247–254. https://doi.
  org/10.5858/arpa.2016-0102-RA
Konietzko N (2001) Pulmonale amyloidose. Dtsch Med
  Wochenschr 126(48):1369–1372. https://doi.
  org/10.1055/s-2001-18647
Konietzko N (2004) Die Amyloidose der Lunge (Serie:
  Seltene Lungenerkrankungen) (8). Pneumologie
  58(5):339–43. https://doi.org/10.1055/s-2004-818429
Leslie KO, Wick MR (2018) Practical pulmonary patho-
  logy – a diagnostic approach. Elsevier, Philadelphia,
  S 264 f, 300 f
Milani P, Basset M, Russo F, Foli A, Palladini G, Merlini
  G (2017) The lung in amyloidosis. Eur Respir Rev
  26(145):170046. https://doi.org/10.1183/16000617.00
  46-2017
Mukhopadhyay S (2016) Non-neoplastic pathology. Cambridge University Press, Cambridge, S 251 ff
Picken MM (2020) The pathology of amyloidosis in classification: a review. Acta Haematol 143(4):322–334.
  https://doi.org/10.1159/000506696. Epub 2020 May
  11
Sugai S (2002) Mucosa-associated lymphoid tissue
  (MALT) lymphoma and primary amyloidosis in the
  lung in Sjögren's syndrome. Intern Med
  41(4):251–252. https://doi.org/10.2169/internalmedi-
  cine.41.251
Wisniowski B, Wechalekar A (2020) Confirming the diagnosis of amyloidosis. Acta Haematol 143(4):312–321.
  https://doi.org/10.1159/000508022. Epub 2020 Jun 16
Yakupova EI, Bobyleva LG, Vikhlyantsev IM, Bobylev
  AG (2019) Congo Red and amyloids: history and
  relationship. Biosci Rep 39(1):BSR20181415. https://
  doi.org/10.1042/BSR20181415. PMID: 30567726;
  PMCID: PMC6331669

Pulmonale Lymphangioleiomyomatose

20

Dirk Theegarten

Inhaltsverzeichnis

- Sehr seltene Lungenerkrankung mit progredientem Verlauf, fast ausschließlich bei Frauen
- 2 Formen: 1. sporadisch, 2. assoziiert mit dem Tuberöse-Sklerose-Komplex (TSC)
- Klinik: verminderte Belastbarkeit, Dyspnoe, Pneumothorax; später auch chylöser Erguss, Hämoptysen, thorakale Schmerzen; Verläufe sehr variabel
- HRCT: diffus angeordnete, multiple, dünnwandige bilaterale Zysten (0,5–2 cm)
- Assoziationen: häufig Angiomyolipome
- Labor: Serum-VEGF-D über 800 pg/ml
- Histologie: mikronodal angeordnete LAM-Zellen mit Zystenbildungen und Positivität für HMB45

Die LAM wurde erstmals durch E. von Stössel 1937 beschrieben (Theegarten und Hager 2021). In Deutschland kann nach Wirtz (2013) von ca. 200 bis 400 Betroffenen ausgegangen werden. Hierbei werden eine sporadische Form (S-LAM) und eine mit dem Tuberösen-Sklerose-Komplex assoziierte Form (TSC-LAM) unterschieden (Wirtz et al. 2016). Für die erste Form, die nur bei Frauen auftritt, wird eine Prävalenz von 1–5 je 1 Mio. Menschen angegeben. Die zweite Form wird autosomal-dominant vererbt, eine tuberöse Sklerose findet sich bei jedem 6000. Neugeborenen. Die pulmonale Manifesta-

D. Theegarten (✉)
Institut für Pathologie, Universitätsklinikum Essen, Essen, Deutschland
e-mail: dirk.theegarten@uk-essen.de

© Der/die Autor(en), exklusiv lizenziert an Springer-Verlag GmbH, DE, ein Teil von Springer Nature 2024
F. Stellmacher et al. (Hrsg.), *Pathologie nicht-neoplastischer Lungenerkrankungen*,
https://doi.org/10.1007/978-3-662-67073-6_20

Tab. 20.1 Diagnosekriterien der LAM. (Johnson et al. 2010)

Diagnose	Kriterien
Gesicherte LAM	Typische oder vereinbare (HR)CT plus Lungenbiopsie passend zu LAM Typische oder vereinbare (HR)CT plus eines der folgenden Kriterien: Angioleiomyom der Niere (CT/MRT), chylöser Erguss (Pleura/Abdomen), Lymphangioleiomyome (Lymphknoten), gesicherte oder wahrscheinliche TSC
Wahrscheinliche LAM	Typische (HR)CT und typische Anamnese Vereinbare (HR)CT plus Angioleiomyom der Niere oder chylöser Erguss (Pleura/Abdomen)
Mögliche LAM	Typische oder vereinbare (HR)CT

tion findet sich überwiegend bei Frauen, insgesamt wird in ca. 30–40 % der Fälle eine Lungenbeteiligung gefunden. Letztere ist in der Regel aber bei der sporadischen Form stärker ausgeprägt. Weiterhin finden sich in ca. 50 % renale Angiomyolipome und Lymphknotenbeteiligungen. Bei der TCS-LAM sind Hauterscheinungen, wie faziale Angiofibrome und ungale Fibrome, eine mentale Retardierung, eine Epilepsie und ZNS-Tumoren häufig. Im Kindesalter kommen kardiale Rhabdomyome vor (Tab. 20.1).

Genetisch sind bei der sporadischen Form eine somatische Mutation des TSC-2-Gens und bei der TSC-LAM eine Keimbahnmutation des TSC-1- oder TSC-2-Gens nachweisbar (Wirtz 2013; Wirtz et al. 2016). Hierbei handelt es sich um die Tumorsuppressorgene Hamartin bzw. Tuberin, womit das gehäufte Auftreten von Tumoren erklärt werden kann.

Die LAM wird als eine proliferative Erkrankung eingestuft und mit dem ICD-O-M-Code 9174/1 kodiert.

20.1   Klinik

Die häufigsten Symptome sind in einer Häufigkeit von jeweils 35–55 % eine verminderte Belastbarkeit, Dyspnoe und ein Pneumothorax. Als weitere Symptome kommen abdominelle Beschwerden bei Angiolipomen bzw. vergrößerten Lymphknoten, ein Pneumothorax, ein chylöser Erguss, Hämoptysen (insbesondere in späten Stadien) und thorakale Schmerzen vor. Der Chylothorax wird mit der Obstruktion des Ductus thoracicus oder der Ruptur von Lymphgefäßen durch die Proliferation der LAM-Zellen erklärt. Aufgrund des Fortschreitens der Erkrankung kommt es zu einer Reduktion des FEV1-Wertes und der Diffusionskapazität, die klinischen Verläufe sind jedoch sehr variabel.

20.2   Radiologie

Ein wegen einer Belastungsdyspnoe oder eines Pneumothorax durchgeführtes Computertomogramm (CT) ist in der Regel der Ausgangspunkt für eine weiterführende Diagnostik. In der HRCT findet man typischerweise diffus angeordnete, multiple, dünnwandige, bilaterale Zysten. Die Größe liegt meist zwischen 0,5 und 2 cm. Eine solche (HR)CT in Verbindung mit einem Tuberöse-Sklerose-Komplex, einem Angiomyolipom der Niere oder einem Lymphangioleiomyom, einem Chylothorax und einer Erhöhung des Serum-VEGF-D auf über 800 pg/ml gelten als hinreichend für die Diagnose. Anhand der erfüllten Kriterien werden nach der ERS-Leitlinie (Johnson et al. 2010). eine gesicherte, eine wahrscheinliche und eine mögliche LAM unterschieden (Tab. 20.1).

Differenzialdiagnostisch müssen andere Formen einer multizystischen Lungenerkrankung, wie das Sjögren-Syndrom, die lymphozytäre interstitielle Pneumonie (LIP), die pulmonale Langerhans-Zell-Histiozytose, das Birt-Hogg-Dubé-Syndrom, die bronchopulmonale Dysplasie oder zystisch imponierende Tumormetastasen beim endometroiden Stromasarkom oder Leiomyosarkom erwogen werden.

20.3   Histologie

Empfohlene Färbungen: EvG, Immunhistochemie: HMB45

Die Diagnose einer sicheren LAM erfordert die Histologie (Johnson et al. 2010, Tab. 20.1). Diese kann mit einer transbronchialen Biopsie gelingen, ggf. muss jedoch eine offene Lungenbiopsie erfolgen. Manchmal ist die Diagnose auch über eine Keilexzision im Rahmen einer Pneumothorax-OP möglich.

Makroskopisch sieht man in fortgeschrittenen Fällen typischerweise eine zystisch-wabig umgebaute Lunge mit papierdünnen, kleinen Hohlraumbildungen, die jedoch auch einen Durchmesser von über 10 cm erreichen können. Mikroskopisch finden sich einerseits Zysten und andererseits multifokale, nodale Proliferationen (Abb. 20.1). Hierbei ist die LAM-Zelle charakteristisch, die auch als Myoperizyt oder perivaskuläre epitheloide Zelle beschrieben wird. Diese wurde als Ursprungszelle für die Erkrankung identifiziert (Guo et al. 2020).

Histologisch können 2 Hauptzelltypen unterschieden werden. Der große, epitheloidzellige Typ zeigt ultrastrukturell ein ausgeprägtes endoplasmatisches Retikulum und ist meist peripher in den Läsionen zu sehen. Demgegenüber hat der mittelgroße, spindelzellige Typ viele Myofibrillen und ist mehr zentral lokalisiert. In der Elastica-van-Gieson-Färbung findet sich eine den glatten Muskelfasern ähnliche bräunliche Anfärbung (Abb. 20.1). Die LAM-Zellen sind zumeist polsterartig im Bereich der Alveolen, der Blut- und Lymphgefäße sowie der Atemwege angeordnet und im Rand von kleinen Zysten lokalisiert. Durch diese Lage können die Proliferationen gut von anderen glattmuskulären Herden (z. B. bei einem UIP-Muster) abgegrenzt werden. Hierbei können die Nester aus wenigen Zellen oder über 20 Zellen bestehen (Johnson et al. 2010). Weiterhin findet sich eine Vermehrung und Ektasie der Lymphgefäße im Bereich der Alveolen, auch Hämorrhagien kommen vor. Die einzelnen Veränderungen sind hierbei insgesamt unterschiedlich stark diagnostisch relevant (Tab. 20.2). Die Ausprägung der Veränderungen (zystische und noduläre Komponente) in Prozenten kann nach Matsui et al. (2001) mit dem LAM Histologic Score (LHS) graduiert werden (LHS-1: <25 %, LHS-2: 25–50 %, LHS-3>50 %). Hierbei sind jedoch offene Lungenbiopsien vorausgesetzt, die zunehmend weniger gewonnen werden.

Bei der tuberösen Sklerose wird neben der LAM als pulmonale Manifestation auch eine multifokale mikronoduläre Pneumozytenhyperplasie (MMNPH) beobachtet (Gupta und Henske 2018). Differenzialdiagnostisch sind eine mikronoduläre Pneumozytenhyerplasie und eine diffuse pulmonale Menigotheliomatose bzw. ein kleines Meningotheliom-artiges Knötchen abzugrenzen, insbesondere da Letztere auch Progesteronrezeptor-positiv sind.

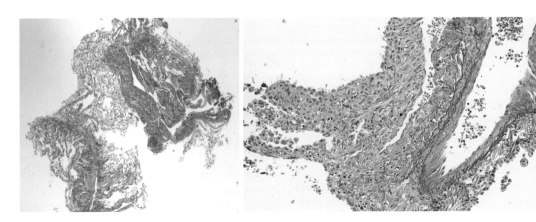

Abb. 20.1 Histologie. Die transbronchiale Biopsie zeigt in der Übersicht (links) eine hinreichend große Probe mit einer nodulären Proliferation (Hämatoxylin-Eosin-Färbung). Im Explantat (rechts) erkennt man zentral einen größeren Proliferationsherd im Randbereich einer Zyste mit ektatischem Lymphgefäß (rechts) und fokaler Siderophagenreaktion (links) in der Elastica-van-Gieson-Färbung

Tab. 20.2 Histologische und immunhistochemische Parameter für die Diagnose einer LAM. (Johnson et al. 2010, Appendix 3: Additional pathology details)

	Zellen	Struktur	Evidenzlevel
Diagnosekriterien	Unreife glatte Muskelzellen (A), perivaskuläre epitheloide Zellen (B), Zunahme und Dilatation der Lymphgefäße (C)	Zysten in Beziehung zu LAM-Zellproliferationen (D), emphysematöse Veränderungen (E)	A = hohe Wahrscheinlichkeit[*] B = hohe Wahrscheinlichkeit[*] C = geringe Wahrscheinlichkeit[*] D = hohe Wahrscheinlichkeit[*] E = geringe Wahrscheinlichkeit[*]
Immunhistochemie	HMB45: perivaskuläre epitheloide Zellen und teilweise glattmuskuläre Zellen (F) SM-Aktin: glattmuskuläre Zellen (G) Desmin: glattmuskuläre Zellen (H) Östrogen- und Progesteronrezeptor		F = hohe Wahrscheinlichkeit[*] G = geringe Wahrscheinlichkeit[*] H = mittlere Wahrscheinlichkeit[*]

[*]Bei A + B + D: Diagnose ohne Immunhistochemie möglich; bei einem Kriterium aus A, B, D (= Hauptkriterien) und F: Diagnose möglich (jeweils sichere LAM). Alle anderen Kombinationen: nur mögliche LAM

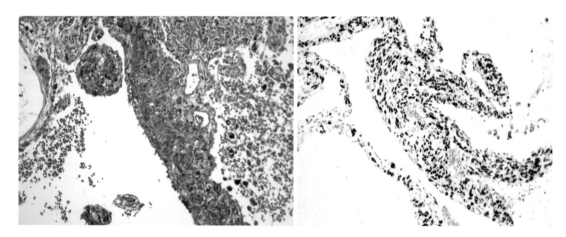

Abb. 20.2 Immunhistochemie. Innerhalb der nodulären Proliferation sind mäßig stark HMB45-positive Zellen (links) erkennbar; die Östrogenrezeptor-Expression (rechts) ist deutlich stärker ausgeprägt (jeweils ABC-Methode, Explantat)

Immunhistochemisch ist die Positivität für HMB45 diagnostisch wegweisend (Abb. 20.2, Tab. 20.2), wobei meist die großen epitheloiden Zellen stärker angefärbt sind. Die Reaktion kann mitunter nur fokal positiv sein, auch negative Fälle sind beschrieben. Zusätzlich finden sich auch positive Reaktionen für glattmuskuläres Aktin, Desmin, Microphthalmia-Transkriptionsfaktor (MiTF) sowie den Östrogen- und Progesteronrezeptor (Abb. 20.2), Vimentin und bcl-2 (Guo et al. 2020; Theegarten und Hager 2021).

20.4 Therapie und Prognose

In den LAM-Zellen wird eine Aktivierung von mTORC1 beobachtet, die durch den m-TOR-Inhibitor Sirolimus gehemmt werden kann. Dies stellt heute die Standardtherapie dar, die jedoch lebenslang fortgeführt werden muss (Wirtz et al. 2016). Als Reservemedikament kann Medroxyprogesteron eingesetzt werden. Nach der LAM-Foundation in den USA bestehen eine mittlere transplantatfreie 10-Jahres-Überlebensrate von 86 % und eine mediane

Überlebenszeit von 29 Jahren ab Symptombeginn (Wirtz et al. 2016). Bei ungünstigen Verläufen kommt eine Lungentransplantation in Betracht, die Ergebnisse sind nicht schlechter als beim Emphysem oder der Fibrose. Ein Rezidiv im Transplantat wurde in wenigen Fällen beobachtet.

Literatur

Ferrans VJ, Yu ZX, Nelson WK et al (2000) Lymphangioleiomyomatosis (LAM): a review of clinical and morphological features. J Nippon Med Sch 67(5):311–329

Guo M, Yu JJ, Perl AK et al (2020) Single cell transcriptomic analysis identifies a unique pulmonary lymphangioleiomyomatosis cell. Am J Respir Crit Care Med. https://doi.org/10.1164/rccm.201912-2445OC

Gupta N, Henske EP (2018) Pulmonary manifestations in tuberous sclerosis complex. Am J Med Genet C: Semin Med Genet 178(3):326–337

Johnson SR, Cordier JF, Lazor R et al (2010) Review Panel of the ERS LAM Task Force. European Respiratory Society guidelines for the diagnosis and management of lymphangioleiomyomatosis. Eur Respir J 35(1):14–26. https://doi.org/10.1183/09031936.00076209. Appendix 3 – Additional pathology details. https://erj.ersjournals.com/content/suppl/2010/06/01/35.1.14.DC1. Zugegriffen am 27.10.2020

Kuhnen C, Preisler K, Müller KM (2001) Pulmonale Lymphangioleiomyomatose. Morphologische und immunhistochemische Befunde. Pathologe 22(3):197–204

Matsui K, Beasley MB, Nelson WK et al (2001) Prognostic significance of pulmonary lymphangioleiomyomatosis histologic score. Am J Surg Pathol 25(4):479–484

Theegarten D, Hager T (2021) Pulmonale Lymphangioleiomyomatose (LAM). Pathologe 42(1):35–39. https://doi.org/10.1007/s00292-020-00901

Wirtz H (2013) Lymphangioleiomyomatose. Zentralbl Chir 138(Suppl 1):S59–S74. https://doi.org/10.1055/s-0033-1346686

Wirtz H, Kirsten D, Watz H (2016) Lymphangioleiomyomatose. In: Kreuter M et al (Hrsg) Seltene Lungenerkrankungen. Springer, Berlin/Heidelberg, S 211–219

Interstitielle Lungenerkrankungen des Kindesalters

21

Florian Länger, Nikolaus Schwerk
und Danny David Jonigk

Inhaltsverzeichnis

F. Länger (✉) · D. D. Jonigk
Institut für Pathologie, Uniklinik RWTH Aachen,
Aachen, Deutschland
e-mail: flaenger@ukaachen.de;
djonigk@ukaachen.de

N. Schwerk
Klinik für Pädiatrische Pneumologie, Allergologie
und Neonatologie, Medizinische Hochschule
Hannover, Hannover, Deutschland
e-mail: schwerk.nicolaus@mh-hannover.de

► **Tipps für die Praxis**
- Diffuse, interstitielle Lungenerkrankungen des Säuglings- und Kindesalters zeigen ein vom Erwachsenalter deutlich abweichendes Erkrankungsspektrum.
- Wesentlich für die Klassifikation ist die interdisziplinäre Bewertung der Befunde durch ein Team erfahrener Pädiater, Pneumologen, Radiologen, ggf. Humangenetiker und Pathologen.
- Eine Lungenbiopsie wird in der Regel eingesetzt, um eine spezifische chILD-Diagnose bei bislang unklarem Befund zu erheben oder um eine rasch progrediente Lungensymptomatik bzw. einen prolongierten Symptomverlauf abzuklären.
- Die häufigsten morphologischen Muster dieser Altersgruppe sind die alveoläre Simplifikation und die chronische Pneumonitis des Kindesalters, welche jeweils nur im klinischen Kontext spezifisch zugeordnet werden können.
- Die molekulare Analyse genetischer Alterationen ist inzwischen wichtiger Bestandteil der Diagnose kindlicher interstitieller Lungenerkrankungen.

21.1 Einführung

Interstitielle Lungenerkrankungen des Kindesalters (chILD) beinhalten ein breites Spektrum von angeborenen, genetischen und entzündlichen sowie infektiösen Erkrankungen, das teils deutlich vom Spektrum des Erwachsenalters abweicht. Die Einteilung erfolgte dabei zunächst rein Histologie-getrieben; später – in Analogie zum Erwachsenenalter – auf dem Boden eines multidisziplinären Vorgehens unter Berücksichtigung der Klinik, Radiologie, Pathologie und Genetik (Griese et al. 2015; Länger et al. 2021). Dabei wird zwischen einer für das frühe Kindesalter typischen ILD und einer ILD ohne spezifischen Bezug zum Kindesalter unterschieden. In Tab. 21.1 wird die Klassifikation der chILD in der Modifikation durch das EU-chILD-Netzwerk dargestellt.

Tab. 21.1 Klassifikation pädiatrischer ILD (chILD). (Modifiziert nach Griese et al. 2015)

ILD, primär des Kindesalters		ILD, alle Altersgruppen	
A1, Diffuse Entwicklungsstörungen	Azinäre Dysplasie (AD)	B1, ILD assoziiert mit Systemerkrankung	Speichererkrankungen
	Alveolokapilläre Dysplasie mit Misalignement (ACD/MPV)		Langerhans-Zell-Histiozytose (LHX)
	Kongenitale alveoläre Dysplasie (CAD)		Endogene Lipidpneumonie
			Immunassoziierte Erkrankungen
A2, Wachstumsstörungen	Alveoläre Simplifikation	B2, ILD bei Exposition des Immungesunden	Hypersensitivitätspneumonie (HPE)
	Chronic neonatal Lung Diesease (CNLD)		Infektion
	Bronchopulmonale Dysplasie (BPD)		Aspirationspneumonie
	Chromosomale Alterationen		Eosinophile Bronchitis
A3, Spezifische Entitäten unklarer Ätiologie	Pulmonale interstitielle Glykogenose (PIG)	B3, ILD beim Immunkompromittierten oder Transplantierten	Infektion
	Neuroendokrine Hyperplasie der Kindheit (NEHI)		Bronchiolitis obliterans (BO)
			Restriktives Allograftsyndrom (RAS)
A4, Surfactant-assoziierte ILD	Pulmonale Alveolarproteinose (PAP)	B4, ILD bei strukturellen Gefäßveränderungen	Pulmonale Hypertonie (PHT)
	Chronische Pneumonitis des Kindesalters (CPI)		Venookklusive Erkrankung (VOD)
	Desquamative interstitielle Pneumonie (DIP)		Kapilläre Hämangiomatose (CAH)
	Nicht-spezifische interstitielle Pneumonie (NSIP)		Vaskulitis
Ax, unklares Atemnotsyndrom des reifen Neugeborenen		B5, ILD bei reaktiven lymphatischen Läsionen	Follikuläre Bronchitis
			Lymphozytäre interstitielle Pneumonie (LIP)
Ay, unklares Atemnotsyndrom des fast reifen Neugeborenen		Bx, ILD bei unklarem Atemnotsyndrom des älteren Kindes	

21.2   Klinische Merkmale

Zwei klinische Szenarien der chILD können unterschieden werden:

- eine oft dramatische und rasch progrediente Atemnot in der Perinatalperiode,
- eine langsame und stetige Zunahme von Dyspnoe in den späteren Lebensmonaten und -jahren.

Klinisch wird das sog. chILD-Syndrom durch das Auftreten von 3 der folgenden 4 Merkmale definiert:

- respiratorische Symptome (Husten, erschwerte Atmung),
- respiratorische Stigmata (Tachypnoe, Retraktionen, Gedeihstörung),
- Hypoxämie,
- diffuse Auffälligkeiten im Röntgenbild des Thorax oder dem Computertomogramm (CT) (Kurland et al. 2013).

Die Tachypnoe ist dabei am häufigsten zu beobachten (75–93 %), gefolgt von Gedeihstörung, Husten, Atemgeräuschen und Hypoxämie. Dabei müssen klinisch zunächst eine Reihe von Erkrankungen ausgeschlossen werden, die ähnliche Symptome aufweisen können, jedoch nicht zum Spektrum von chILD gehören. Hierzu zählen die zystische Fibrose, die erworbene oder angeborene Immundefizienz, angeborene Herzerkrankungen, Infektionen, die primäre Ziliendyskinesie und die rekurrente Aspiration (Kurland et al. 2013).

21.3   Diagnostisches Vorgehen

Zur initialen Evaluation gehören neben einer Anamneseerhebung die Sauerstoffsättigung in Ruhe und unter Belastung, Röntgen und CT des Thorax, ein Echokardiogramm, Blutanalysen und ggf. eine Lungenfunktionstestung (Bush et al. 2015). Das Röntgenthoraxbild ermöglicht zwar keine spezifische chILD-Diagnose, ist jedoch geeignet, andere Erkrankungen wie z. B. Pneumonien von chILD abzugrenzen.

Wesentlicher Bestandteil der Diagnostik ist schließlich die hochauflösende Dünnschicht-CT. In diagnostisch weiter unklaren Fällen können eine Bronchoskopie mit bronchoalveolärer Lavage (BAL) und die Lungenbiopsie sowie eine genetische Untersuchung notwendig werden.

21.4   Genetische Diagnostik

Die molekulare Diagnostik trägt inzwischen wesentlich zur Klassifikation und Diagnostik der chILD bei. Eine Assoziation von chILD mit genetischen Alterationen wird in bis 20 % der Fälle berichtet, insbesondere bei unklaren Krankheitsbildern der Perinatalperiode sollte eine genetische Untersuchung rasch angestrebt werden (Cunningham et al. 2019; Nathan et al. 2018). Surfactant-Störungen, die azinäre Dysplasie (AD) und die alveolokapilläre Dysplasie mit Misalignement (ACD/MPV) sind so rasch und zuverlässig zu diagnostizieren (Cunningham et al. 2019). Technisch ist der Einsatz von Multigen-Panels auf dem Boden einer massiven Parallelsequenzierung heutzutage die Methode der Wahl.

21.5   Bronchoalveoläre Lavage

Der diagnostische Wert einer BAL besteht zunächst insbesondere in der Diagnose oder dem Ausschluss von Infektionen, eine spezifische chILD-Diagnose ist in der Regel nicht möglich (Kurland et al. 2013). Dennoch kann die BAL Hinweise geben auf pulmonale Hämorrhagien (Godfrey 2004), eine Alveolarproteinose (McCarthy et al. 2019), eine Sarkoidose (Tessier et al. 1996) oder eine Langerhans-Zell-Histiozytose (Phulware et al. 2019). Routinemäßig sollten HE-, PAS-, Eisen- und Sudan-Färbung durchgeführt werden.

21.6   Lungenbiopsie

Einsatz und Zeitpunkt der Lungenbiopsie in der Diagnostik der chILD werden kontrovers diskutiert, sie wird insbesondere eingesetzt, um eine spezifische chILD-Diagnose bei bislang unklarem Befund zu erheben, oder um eine rasch progrediente Lungensymptomatik bzw. einen prolongierten Symptomverlauf abzuklären. Im Gegensatz zum Erwachsenenalter werden Schleimhautbiopsien oder transbronchiale Biopsien in der Regel nicht durchgeführt. Als Standardverfahren hat sich die VATS-Biopsie (Video assisted Thoracoscopic Surgery) etabliert (Fortmann et al. 2018). Dabei sollten 2 Biopsien aus verschiedenen Lungenlappen gewonnen werden. Angestrebt werden sollte die getrennte Asservierung von Gewebe in konventioneller Formalinfixation, Glutaraldehydfixation für Elektronenmikroskopie und ggf. Gefrierfixation

für die Immunfluoreszenz. Die histopathologische Aufarbeitung sollte immer Spezialfärbungen zur Darstellung von Bindegewebe und elastischen Fasern (Elastika-van-Gieson-Färbung) sowie eine PAS-Reaktion umfassen (Lipsett und Dishop 2020). Bei zellreichem und expandiertem Interstitium kann durch eine Färberaktion für CK7 oder TTF1 die Architektur besser dargestellt werden. Weitere Zusatzuntersuchungen, wie beispielsweise Erregerfärbungen, sollten materialsparend je nach zugrunde liegender Fragestellung eingesetzt werden. Grundsätzliche Schadensmuster der Lunge im Rahmen von chILD und ihre differenzialdiagnostischen Erörterungen sind in Tab. 21.2 dargestellt.

Tab. 21.2 Morphologische Muster bei chILD und differenzialdiagnostische Erwägungen

Muster	Merkmale	Mögliche Diagnosen
Normalbefund	Unauffällige Architektur, Septen und Gefäße	Neuroendokrine Hyperplasie der Kindheit (NEHI), Normalbefund
Alveolärer Reifungsarrest	Muster der kanalikulären oder sakkulären Entwicklungsphase	Azinäre Dysplasie (AD), kongenitale alveoläre Dysplasie (CAD)
Alveoläre Simplifikation	Reduzierte Alveolarzahl ohne Inflammation	„chronic neonatal lung disease", chromosomale Abnormalitäten, pulmonale Hypoplasie
Interstitielle Verbreiterung mit erhöhter Zellularität ohne Entzündungsreaktion	Ovoide PAS-positive Zellen (PIG) im Interstitium	CNLD, PIG, pulmonale Hypertonie, Wachstumsstörungen
	Kapillaren zentral im Septum gelegen, ektatische peribronchiale Venen	alveolokapilläre Dysplasie mit Misalignment (ACD/MPV)
Interstitielle Verbreiterung mit Entzündungsreaktion	Typ-2 Zell-Hyperplasie, interstitielles Ödem, fokale lymphoide Infiltrate (CPI)	Surfactant-Störung, Virusinfektion, Immunodefizienz
	Interstitielle Verbreiterung mit dichten lymphatischen Infiltraten (LIP)	Autoimmunerkrankung, Immundefizienz
	Interstitielle Verbreiterung mit diskreten lymphatischen Infiltraten und Fibrose (NSIP)	Surfactant-Störung bei älteren Kindern, Autoimmunerkrankung, Hypersensitivitäts-Pneumonitis
Intraalveoläre Deposition	Unauffällige Septen mit D-PAS-positivem intraalveolärem Exsudat	Surfactant-Störung, Immundefizienz
	Dichte Verbände intraalveolärer Makrophagen (DIP)	Surfactant-Störung, Medikamentennebenwirkung, toxische Inhalation
Luftwegsobliteration	Fibröser Luftwegsumbau, obliterierende Bronchiolitis (OB)	Infektion, Allograft-Dysfunktion, GvHD
Noduläre lymphozytäre Aggregate	Follikuläre Bronchitis and Bronchiolitis	Autoimmunerkrankung, CVID
Granulome	Wechselnd verteilte Granulome mit/ohne Nekrose	Infektion, Sarkoidose, Hypersensitivitäts-Pneumonitis, Vaskulitis, Immundefizienz

21.7 Diffuse Entwicklungsstörungen des Lungenparenchyms (A1)

Betroffene Säuglinge sind in der Regel bereits unmittelbar post-/peripartal symptomatisch und zeigen morphologisch Architekturstörungen des Lungenparenchyms, die an frühere intra-embryonale Entwicklungsstufen erinnern.

Die *azinäre Dysplasie (AD)* ist eine sehr seltene Form des frühen Reifungsarrestes des Lungenparenchyms (Armes et al. 2015; Länger et al. 2021; Nathan et al. 2018). Beide Lungenflügel sind klein und zeigen ausschließlich Bronchien und gelegentlich noch Bronchiolen bei vollständigem Fehlen von Acini und Alveolen. Die in der Regel weiblichen, termingerecht zur Welt gekommenen Neugeborenen sind auch mit Beatmung nicht oxygenierbar und sterben zumeist innerhalb weniger Stunden nach der Geburt. Die definitive Diagnose erfolgt daher in der Regel erst im Rahmen einer Obduktion (Griese et al. 2015). Genetische Alterationen unter Beteiligung von TBX4, FGF10 oder FGFR2 wurden hier dokumentiert (Nathan et al. 2018).

Die *kongenitale alveoläre Dysplasie (CAD)* ist eine Entwicklungsstörung, die das Bild einer späteren kanalikulären oder sakkulären Phase aufweist. Die Lungen sind meist vergrößert und schwer, histologisch ist eine diffuse Vergrößerung der Architektur mit verbreiterten Septen, reduzierter Kapillarausstattung mit lockerem Mesenchym und Vorherrschen einer alveolären Auskleidung durch kubische Epithelien typisch (Armes et al. 2015; Länger et al. 2021). Morphologisch kann die CAD nicht von einer unspezifischen Unreife beim Frühgeborenen abgegrenzt

werden, weshalb die Diagnose in der Regel nur bei Termingeborenen gestellt werden kann.

Die *alveolokapilläre Dysplasie mit Misalignement der Gefäße (ACD/MPV)* ist eine seltene Form einer schweren Diffusionsstörung, die meist unmittelbar postpartal auftritt und regelhaft infaust verläuft. Sie zeigt vier wesentliche morphologische Merkmale:

- distendierte Venen in der Nachbarschaft von Pulmonalarterien peribronchial,
- Mediahyperplasie auch kleiner Pulmonalarterienäste,
- Verbreiterung der Septen mit reduzierter Zahl und überwiegend zentraler intraseptaler Lage der Kapillaren,
- Ektasie der peribronchialen und septalen Lymphgefäße (Abb. 21.1) (Armes et al. 2015; Länger et al. 2021; Nathan et al. 2018).

Ursprünglich wurden die peribronchialen ektatischen Venen als fehlangelegte Pulmonalvenen betrachtet. Neuere Untersuchungen zeigen jedoch, dass bedingt durch eine Störung der Kapillarentwicklung sich bronchopulmonale Anastomosen mit massiver Ektasie von Bronchialvenen entfalten, sodass der Begriff des Misalignements eigentlich ein Misnomer darstellt (Norvik et al. 2020). Eine ursächliche FOXF1-Mutation kann bei 40–72 % der Kinder mit ACD/MPV nachgewiesen werden (Jourdan-Voyen et al. 2020). Die einzige mögliche Therapieoption stellt hier die Lungentransplantation dar. Eine möglichst frühzeitige Diagnosesicherung durch Biopsie und/oder genetische Untersuchung ist notwendig, um frustrane Therapieversuche vermeiden zu können.

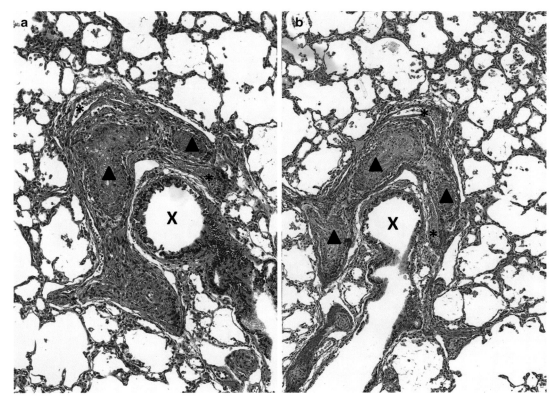

Abb. 21.1 Lungenbiopsie eines Termingeborenen mit ACD bei FOXF1-Mutation (mit Erlaubnis aus Länger et al. 2021). (**a**) In der Übersicht zeigt sich ein membranöser Bronchiolus, eingerahmt von wechselnd prominenten Gefäßstrukturen innerhalb der begleitenden Bindegewebsmatrix. Zusätzlich besteht eine geringe alveoläre Simplifikation (HE, 20×). (**b**) In der Bindegewebsfärbung sind die Anschnitte der Pulmonalarterie mit Elastica interna und externa gut von dem ektatischen Venensegment mit einfacher Elasticaschichtung abzugrenzen (EvG, 20×)

21.8 Diffuse Wachstumsstörungen des Lungenparenchyms (A2)

Erkrankungen dieser Gruppe manifestieren sich meist innerhalb des 1. Lebensjahres und zeichnen sich durch eine Störung der Alveolarisation, meist in Form einer *alveolären Simplifikation,* aus (Kurland et al. 2013). Die häufigste Ursache ist eine Frühgeburtlichkeit, in diesem Zusammenhang wird dann von einer CNLD („chronic neonatal lung disease") gesprochen (Abb. 21.2). Weitere mögliche Ursachen sind pulmonale Entwicklungsstörungen (bei Oligohydramnion, kongenitaler Hernie oder neuromuskulären Störungen), genetische Anomalien (NKX2.1 Defizienz, Filamin-A-Mutation, Trisomie 21), kongenitale Herzerkrankungen oder eine diabetische Fetopathie (Abb. 21.3) (Armes et al. 2015; Cunningham et al. 2019; Länger et al. 2021). Die Simpli-

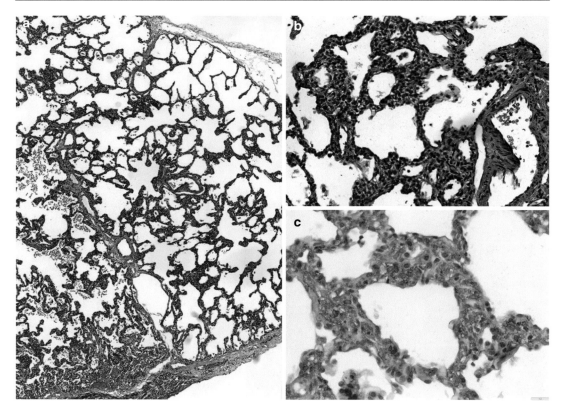

Abb. 21.2 Lungenbiopsie eines Frühgeborenen mit CNLD und PIG (mit Erlaubnis aus Länger et al. 2021). (**a**) Hier stellt sich zunächst der uncharakteristische Befund einer diskreten alveolären Simplifikation mit erhöhter interstitieller Zelldicht unter dem Bild einer „chronic neonatal lung disease" dar (HE, 20×). (**b**) Die Alveolarsepten ohne Nachweis einer wesentlichen entzündlichen Infiltration mit histiozytoiden und angedeutet spindeligen interstitiellen Stromazellen (HE, 200×). (**c**) In der PAS-Reaktion die Stromazellen mit feinkörniger Positivität (PAS, 200×)

fikation ist bereits in der Übersichtsvergrößerung offensichtlich und zeichnet sich durch eine Vergrößerung und Abrundung der Alveolen mit reduzierter Septierung aus. Begleitend können ein vermehrt zellreiches, unreifes Interstitium nach Art einer pulmonalen interstitiellen Glykogenose (PIG) und hypertensive Gefäßveränderungen auftreten. Morphologisch ähnelt der Befund einer milderen Variante der *bronchopulmonalen Dysplasie* (BPD), die bei den früher üblichen Beat-

mungs- und Behandlungsregimen nach Frühgeburten zu beobachten war (Armes et al. 2015; Semple et al. 2017). Die klassische BPD zeigt neben einer alveolären Simplifikation zusätzlich Plattenepithelmetaplasie, myogene Hyperplasie und periduktale Fibrose des Bronchus, Mediahyperplasie der Pulmonalarterien und eine fokale Bronchiolitis obliterans (Armes et al. 2015; Semple et al. 2017).

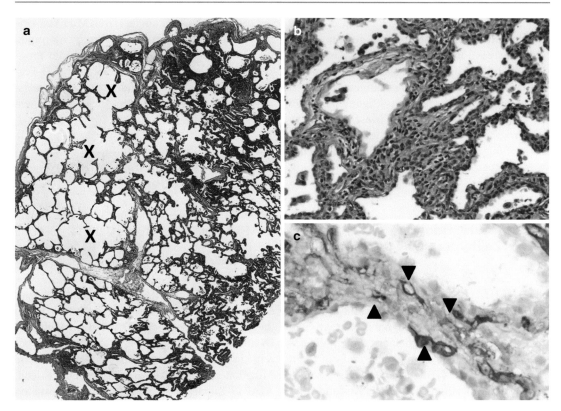

Abb. 21.3 Lungenbiopsie eines 2-Jährigen mit alveolärer Simplifikation bei Trisomie 21 (mit Erlaubnis aus Länger et al. 2021) (**a**) Charakteristisch ist das Bild einer alveolären Simplifikation mit betont subpleural angedeutet zystisch aufgeweiteten Alveolen (HE, 20×). (**b**) Die Alveolarsepten teils verbreitert und mit schütteren lymphoidzelligen Infiltraten nach Art einer chronischen Pneumonitis des Kindesalters (HE, 200×). (**c**) Typisch für das Parenchym bei Trisomie 21 der Nachweis einer gedoppelten Kapillarausstattung der Septen (CD31, 200×)

21.9 Spezifische Entitäten unklarer Ätiologie (A3)

Die *pulmonale interstitielle Glykogenose* (PIG) ist die häufigste Ursache einer nichtinflammatorischen, zellreichen interstitiellen Veränderung. Sie tritt teils als eigenständige Veränderung, meist jedoch in Assoziation mit einer alveolären Simplifikation, ACD/MPV, pulmonaler Hypertonie oder kongenitalem lobären Emphysem auf (Länger et al. 2021; Seidl et al. 2018; Semple et al. 2017). Morphologisch sind meist diffus oder – seltener – herdförmig verbreitete Septen mit Vorherrschen ovoider bis spindeliger Zellen mit intrazytoplasmatischem Nachweis von Glykogen charakteristisch (Abb. 21.2) (Armes et al. 2015; Länger et al. 2021; Seidl et al. 2018; Semple et al. 2017). Ultrastrukturell handelt es sich dabei um organellenarme Zellen mit Expression von CD10, CD44, CD105, welche wohl lungenresidenten mesenchymalen Stammzellen entsprechen (Galambos et al. 2020). In der Vergangenheit wurden die für die PIG typischen Befunde auch als histiozytoide

Pneumonie oder (infantile) zelluläre interstitielle Pneumonitis bezeichnet, eine genuine Entzündungsreaktion ist jedoch nicht Bestandteil einer PIG. Die PIG als eigenständige Erkrankung tritt nach einer zunächst unauffälligen klinischen Phase mit Tachypnoe und Entsättigung innerhalb des ersten Lebensmonats auf (Griese et al. 2015). Die Prognose ist abhängig von ggf. assoziierten Erkrankungsbildern, diese beeinflussen auch das in der Regel gute Ansprechen auf Kortikosteroide.

21.10 Neuroendokrine Zellhyperplasie der Kindheit

Die *neuroendokrine Zellhyperplasie der Kindheit* (NEHI) ist ein seltenes, aber vermutlich unterdiagnostiziertes Krankheitsbild mit im Vordergrund stehender Tachypnoe, Retraktionen und Hypoxämie, das sich meist innerhalb des ersten Lebensjahres manifestiert und ein recht charakteristisches CT-Muster aufweist (Armes et al. 2015; Deterding et al. 2005; Kurland et al. 2013). Morphologisch besteht in der HE-Übersicht meist ein unauffälliger Eindruck der Lungenarchitektur. Erst in der immunhistochemischen Darstellung sind vermehrt teils vereinzelt, teils in Gruppen gelagerte neuroendokrine Zellen in den respiratorischen Bronchiolen nachweisbar. Physiologischerweise treten diese Zellen entweder einzeln im Bronchusepithel oder als kleine Cluster im Bereich der terminalen Bronchiolen auf (Cutz 2015). Als quantitatives Kriterium für die Diagnose der NEHI werden neuroendokrine Zellen in > 70 % aller Bronchiolen und > 10 % neuroendokrine Zellen bezogen auf die Zahl respiratorischer Epithelien in zumindest einer Bronchiole gefordert; Bombesin ist dabei diagnostisch sensitiver als Chromogranin und Synaptophysin (Cutz 2015). Bei Vorliegen charakteristischer Befunde in Klinik und Bildgebung ist eine spezifische Diagnose meist ohne Durchführen einer Biopsie möglich. Typischerweise sprechen die Betroffenen nicht

auf die bei chILD oft eingesetzten Medikamente wie Glukokortikosteroide, Hydroxychloroquin oder Azithromycin an. Trotzdem ist die Prognose im Vergleich zu vielen anderen chILD-Formen exzellent, und die Kinder sind in den meisten Fällen mit Erreichen des Schulalters symptomfrei.

21.11 Mutationen mit Surfactant-Dysfunktion (A4)

Abnormalitäten der Gene für Surfactant-Protein B (SFTB), Surfactant-Protein C (SFTC) und dem Adenosintriphosphat-bindenden Kassettentransporter A3 (ABCA3) sind für die klinisch und morphologisch variablen Krankheitsbilder verantwortlich, die unter dem Begriff der Surfactant-Störung zusammengefasst werden und für bis zu 25 % aller schweren chILD verantwortlich sind (Nathan et al. 2018). SFTB-Mutationen und bereits in den frühen Lebensmonaten manifeste Mutationen von ABCA3 sind regelhaft letal, ABCA3-Mutationen mit späterer Manifestation sowie SFTC-Mutationen zeigen in der Regel einen milderen Verlauf. Die morphologischen Befunde sind bunt mit einer variablen Kombination folgender Muster:

- diffuse Hyperplasie von Typ-2-Pneumozyten,
- proteinreiches intraalveoläres Exsudat, entsprechend einer pulmonalen Alveolarproteinose (PAP),
- intraalveoläre xanthomatöse Makrophagen mit Cholesterolablagerungen, entsprechend dem Bild einer desquamativen interstitiellen Pneumonie (DIP),
- interstitielle Verbreiterung und Fibrose, entsprechend dem Muster einer nicht-spezifischen interstitiellen Pneumonie (NSIP),
- interstitielle lymphoidzellige Infiltration, entsprechend einer chronischen Pneumonitis des Kindesalters (CPI) (Abb. 21.4 und 21.5) (Armes et al. 2015; Länger et al. 2021; Nathan et al. 2018).

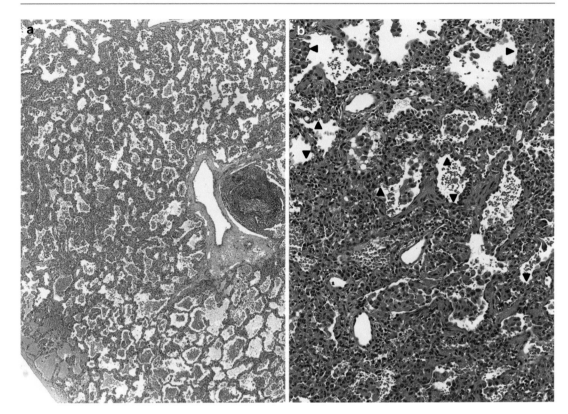

Abb. 21.4 Lungenbiopsie eines Neugeborenen mit CPI und DIP bei ABCA3-Mutation (mit Erlaubnis aus Länger et al. 2021) (**a**) In der niedrigen Vergrößerung das Bild eines verbreiterten und vermehrt zellhaltigen Interstitiums mit Nachweis einer DIP-artigen intraalveolären Desquamation von Makrophagen (HE, 20×). (**b**) In der höheren Vergrößerung zeigen die Makrophagen ein vakuolisiertes Zytoplasma. Im Interstitium kommen überwiegend unreif imponierende Stromazellen (PAS-negativ, nicht dargestellt) mit spärlich begleitender lymphoidzelliger Infiltration zur Darstellung. Vorgelagert zeigt sich eine geringe Typ2-Hyperplasie der Pneumozyten (HE, 200×)

Dabei besteht eine – wenngleich lockere – Assoziation spezifischer Genveränderungen mit bestimmten morphologischen Mustern:

- die PAP tritt bevorzugt bei ABCA3- und SFTB-Mutationen auf,
- die CPI, definiert durch ein verbreitertes Interstitium mit lymphozytärer Pneumonitis und Typ-2-Hyperplasie, ist gehäuft bei SFTC- und ABCA3-Mutationen nachweisbar,

- ein DIP-Muster wird bei ABCA3- und SFTC-Mutationen beobachtet (Kröner et al. 2017; Nogee 2017).

SFTB-Mutationen zeigen ultrastrukturell multivesikuläre Lamellarkörperchen, wogegen bei ABCA3-Mutationen reife Lamellarkörperchen fehlen und sog. Electron-dense Bodies nachweisbar sind.

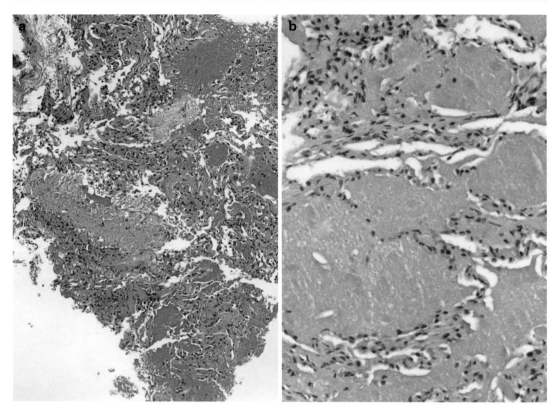

Abb. 21.5 Lungenbiopsie eines Neugeborenen bei CSF2RA-Mutation (mit Erlaubnis aus Länger et al. 2021) (**a**) Bei intakter Alveolararchitektur ohne wesentliche Verbreiterung oder zelluläre Infiltration steht hier eine proteinreiche, intraalveoläre Exsudation im Vordergrund (HE, 20×). (**b**) In höherer Vergrößerung kommt der wegweißende Nachweis einer eosinophil feingranulären Deposition in den Alveolen zur Darstellung (HE, 200×)

21.12 Pulmonale Alveolarproteinose im Kindesalter

Die PAP ist definiert durch eine intraalveoläre Akkumulation von Surfactant-Proteinen bei Störung der Surfactant-Homöostase mit erhöhter Produktion, reduziertem Abbau oder beidem (Armes et al. 2015; Kurland et al. 2013; Cunningham et al. 2019). Morphologisch ist der Nachweis eines eosinophilen, zellarmen, feingranulären Materials mit Cholesterollücken typisch. Begleitend können desquamierte Typ-2-Pneumozyten, xanthomatöse Makrophagen und neutrophile Granulozyten auftreten (Abb. 21.5). Das Interstitium kann unauffällig oder leicht verbreitert mit begleitender chronischer Entzündungsreaktion imponieren. Die Diagnose ergibt sich in der Regel bereits aus dem typischen milchigen Ergebnis der BAL, die Biopsie ist nur bestätigend. Bei unmittelbar peripartalem Auftreten im Säuglingsalter überwiegen genetische Ursachen mit Mutationen von SFTB, SFTC, ABCA3, TTF1, SLC7A7 (lysinurische Proteinintoleranz) und dem GM-CSF-Rezeptor (de Blic 2004; Griese 2017). Bei Auftreten im höheren Kindesalter sind GM-CSF-Autoantikörper (wie bei den meisten Erwachsenenformen), hämatologische Neoplasien, Stoffwechselerkrankungen oder Infektionen (CMV, RSV) und Inhalation von anorganischen Stäuben mögliche Ursachen (de Blic 2004; Griese 2017). Die totale Lungenlavage wird zur stabilisierenden Therapie eingesetzt.

21.13 Interstitielle Lungenerkrankungen, assoziiert mit Systemerkrankungen (B1): Autoimmunerkrankungen

Das Spektrum von Erkrankungen aus dem Formenkreis der Autoimmunerkrankungen mit möglicher Lungenbeteiligung ist groß. chILD können im Kontext einer rheumatologischen Erkrankung auftreten, die Assoziation ist dabei jedoch seltener als im Erwachsenalter (Dell et al. 2012). Die stärkste Assoziation besteht mit einer Bindegewebserkrankung (CTD), gefolgt von Immunreaktionen im Rahmen von angeborenen Immundefekten (IEI), Vaskulitis and Sarkoidose (Dell et al. 2012). Die diagnostische Herausforderung besteht für Kliniker und Pathologen darin, diese seltenen Differenzialdiagnosen zu bedenken. Zusätzlich erschweren oft überlappende Auswirkungen der Therapie und von Infektionen eine adäquate Diagnose.

21.14 Interstitielle Lungenerkrankung bei Exposition des Immungesunden (B2)

Die *Hypersensitivitätspneumonie* (HP) ist die häufigste Erkrankung dieser Gruppe, sie betrifft überwiegend Kinder über 2 Jahren und Heranwachsende (Venkatesh und Wild 2005). Die Symptome beinhalten trockenen Husten, Dyspnoe und Wachstumsretardierung (Raghu et al. 2020), eine korrekte Diagnose wird häufig erst nach langer Expositionsdauer gestellt. Die diagnostischen Kriterien der HP wurden kürzlich aktualisiert (Raghu et al. 2020). Die häufigsten Manifestationsformen bei Kindern sind die Vogelzüchter- und Luftbefeuchterkrankheit, anorganische Noxen spielen eine weniger wichtige Rolle als im Erwachsenenalter (Raghu et al. 2020). Relevant für die Diagnose sind neben der Anamnese und dem Nachweis Serumpräzipitierender IgG-Antikörper insbesondere die Verbesserung des klinischen Bildes bei Antigenkarenz. Die BAL und transbronchiale Biopsie können hilfreich sein, vor allem wenn die charakteristische Trias aus lymphozytärer Bronchiolitis und Pneumonitis, Muster einer organisierenden Pneumonie und kleinen Granulomen mit Riesenzellen nachgewiesen werden kann. Bei bereits eingeleiteter Kortikosteroidtherapie ist das morphologische Vollbild jedoch in der Regel nicht mehr nachweisbar.

Eine *obliterative Bronchiolitis* (OB) wird bei Kindern meist durch eine Heilungsstörung nach viraler (z. B. Adenovirus) oder bakterieller Infektion (z. B. Mycoplasma pneumoniae) beobachtet. Aber auch Autoimmunprozesse, eine chronische Aspiration und die Folgen einer Lungen- oder Knochenmarkstransplantation sind mögliche Auslöser (Jonigk et al. 2016). Morphologisch ist ein Umbau bevorzugt der peripheren Luftwege nachweisbar, der als bandförmige Matrixablagerung beginnt und in einer vollständigen Obliteration mündet. Die Verteilung der obliterierten Luftwege ist inhomogen und peripher betont, daher ist die OB meist nur in chirurgischen und nicht in transbronchialen Biopsien darzustellen.

21.15 Interstitielle Lungenerkrankung beim Immunkompromittierten (B3)

Störungen des Immunsystem (EI) können erworben (AEI) oder angeboren (IEI) sein, die häufigsten Formen der AEI des Kindesalters sind Folge einer Chemotherapie, einer Stammzell- oder einer Organtransplantation. Im Gegensatz dazu sind mehr als 400 verschiedene Formen einer IEI dokumentiert, die häufig Folge einer monogenetischen Keimbahnalteration sind (Bousfiha et al. 2020; Tangye et al. 2020). Am häufigsten liegen bei EI reduzierte Antikörperspiegel vor, neben einer Immundefizienz tritt aber oft auch eine allgemeine Immundysregulation auf (Bousfiha et al. 2020; Tangye et al. 2020).

Allen Formen der EI ist eine mögliche strukturelle Alteration der Luftwege gemein. Diese kann sich in Form von Bronchiektasen der mehr proximalen Abschnitte oder als obliterative Bronchiolitis der mehr distalen Abschnitte der Luftwege manifestieren (Baumann et al. 2018; Jonigk et al. 2016). Die Diagnose beruht in der Regel auf der bildgebenden Diagnostik, Biopsien werden dazu in der Regel nicht herangezogen.

EI können mit verschiedenen Formen der chILD assoziiert sein, sowohl als Folge der Immundysregulation als auch postinfektiös (Maglione 2020). In der am besten untersuchten Gruppe von Kindern mit „common variable immunodeficiency" (CVID) wird chILD bei 10–60 % der Patienten beschrieben (Ho und Cunningham-Rundles 2020). Insbesondere das Muster einer „granulomatous-lymphocytic interstitial lung disease" (GLILD), das eine Kombination von nicht-nekrotischen Granulomen und

lymphatischer Hyperplasie aufzeigt, wurde als charakteristisch für diese Patienten eingeführt (Abb. 21.6). Es konnte jedoch gezeigt werden, dass dieses Muster als unspezifisches Schadensmuster bei einer Vielzahl von EI auftreten kann (Ho und Cunningham-Rundles 2020). Folgende Schadensmuster können in der Lunge bei EI beobachtet werden:

- nicht-nekrotisierende kompakte Granulome,
- lymphoide Hyperplasie mit und ohne Keimzentrumsausbildung,
- LIP-Muster,
- NSIP-Muster,
- Muster einer organisierenden Pneumonie,
- Bronchiektasen, meist mit Granulomen assoziiert,

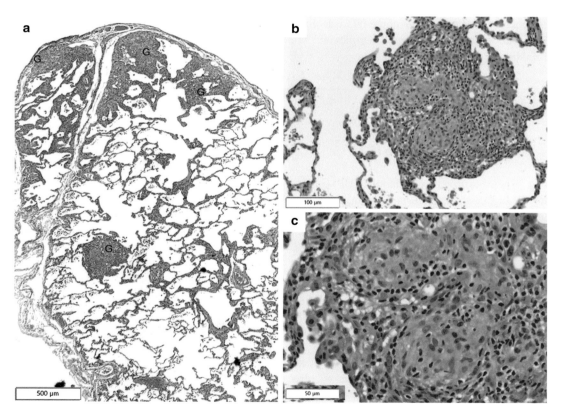

Abb. 21.6 Lungenbiopsie einer 4-jährigen Patientin mit granulomatös-lymphozytärer interstitieller Lungenerkrankung bei angeborener Hypogammaglobulinämie. (**a**) Multifokale Aggregate von Makrophagen ohne wesentliche septale Extension oder Distorsion stehen im Vordergrund (HE). (**b**) Die nodulären Aggregate sind frei von Nekrosen und zeigen einen peripheren Randsaum reifer Lymphozyten (HE). (**c**) Innerhalb der Granulome fehlen Riesenzellen, Erreger können auch in Spezialfärbungen (nicht dargestellt) nicht nachgewiesen werden (HE)

- selten interstitielle Fibrose (Baumann et al. 2018; Ho und Cunningham-Rundles 2020; Larsen et al. 2020; Maglione et al. 2020).

Zusammenfassend gibt es kein für EI spezifisches Schadensmuster der Lunge. Bei Nachweis eines der aufgeführten Muster, insbesondere bei Auftreten mehrerer Muster in Kombination, sollte eine gründliche klinische Anamnese und Bestimmung von Ig-Spiegeln vorgenommen werden.

21.16 Interstitielle Lungenerkrankung bei strukturellen Gefäßveränderungen (B4)

Vaskuläre Erkrankungen der Lunge können chILD sowohl klinisch als auch bildgebend phänokopieren. Ein vaskuläres Remodelling ist dabei Bestandteil von CNLD, Lungenhypoplasie und mögliche Folge einer Herzerkrankung. Primäre und familiäre Formen der pulmonalen arteriellen Hypertonie (PAH) sind im Säuglingsalter selten und manifestieren sich zumeist erst bei Heranwachsenden. Die Morphologie, z. B. das Ausmaß der Intimasklerose und Mediahyperplasie, korrelieren dabei nicht gut mit dem Ausmaß der Hypertonie. Daher spielt die bioptische Diagnostik im Gegensatz zu kardialem Ultraschall, Katheteruntersuchungen und HRCT keine relevante Rolle (Olschewski et al. 2018).

Dennoch können Biopsien in der Abgrenzung der PAH von der „pulmonary veno-occlusive disease" (PVOD) bedeutsam sein, die hämodynamisch oft nicht eindeutig zu trennen sind (Neubert et al. 2020). Die PAH zeigt eine Spannweite von Veränderungen von konzentrischer und exzentrischer Intimafibrose über plexiformen Läsionen, glomeruloide vaskuläre Strukturen – bis zu nekrotisierender Arteriitis. Im Gegensatz dazu ist die PVOD durch eine variable Obliteration der postkapillären Venolen gekennzeichnet und wird oft von einer kapillären Hämangiomatose (PCH) begleitet. Die PCH kann einer schweren Stauung ähneln, entspricht jedoch einer echten Gefäßvermehrung, die sich in die Wand von Arteriolen und

Venolen ausdehnen kann. Begleitend sind häufig Blutungsresiduen nachweisbar. Die PCH kann nach neueren Erkenntnissen nicht nur in Kombination mit einer PVOD, sondern auch als eigenständige Erkrankung auftreten. Eine Reihe genetischer Alterationen konnte im Zusammenhang mit einer PAH nachgewiesen werden: Mutationen von ALK1, BMPR2, Caveolin, TBX4, KCNK3 und SMAD9 wurden insbesondere bei der familiären PAH dokumentiert (Welch et al. 2020). Dagegen wurden Mutationen von EIF2AK4 sowohl in sporadischen als auch angeborenen Fällen der PVOD nachgewiesen (Neubert et al. 2020).

Literatur

Armes JE, Mifsud W, Ashworth M (2015) Diffuse lung disease of infancy: a pattern-based, algorithmic approach to histological diagnosis. J Clin Pathol 68:100–110. https://doi.org/10.1136/jclinpath-2014-202685
Baumann U, Routes JM, Soler-Palacín P, Jolles S (2018) The lung in primary immunodeficiencies: new concepts in infection and inflammation. Front Immunol 9:1837. https://doi.org/10.3389/fimmu.2018.01837
de Blic J (2004) Pulmonary alveolar proteinosis in children. Paediatr Respir Rev 5:316–322. https://doi.org/10.1016/j.prrv.2004.07.001
Bousfiha A, Jeddane L, Picard C, Al-Herz W, Ailal F, Chatila T, Cunningham-Rundles C, Etzioni A, Franco JL, Holland SM, Klein C, Morio T, Ochs HD, Oksenhendler E, Puck J, Torgerson TR, Casanova JL, Sullivan KE, Tangye SG (2020) Human inborn errors of immunity: 2019 update of the IUIS phenotypical classification. J Clin Immunol 40:66–81. https://doi.org/10.1007/s10875-020-00758-x
Bush A, Cunningham S, de Blic J, Barbato A, Clement A, Epaud R, Hengst M, Kiper N, Nicholson AG, Wetzke M, Snijders D, Schwerk N, Griese M, chILD-EU Collaboration (2015) European protocols for the diagnosis and initial treatment of interstitial lung disease in children. Thorax 70:1078–1084. https://doi.org/10.1136/thoraxjnl-2015-207349
Cunningham S, Jaffe A, Young LR (2019) Children's interstitial and diffuse lung disease. Lancet Child Adolesc Health 3:568–577. https://doi.org/10.1016/S2352-4642(19)30117-8
Cutz E (2015) Hyperplasia of pulmonary neuroendocrine cells in infancy and childhood. Semin Diagn Pathol 32:420–437. https://doi.org/10.1053/j.semdp.2015.08.001
Dell S, Cernelc-Kohan M, Hagood JS (2012) Diffuse and interstitial lung disease and childhood rheumatologic

disorders. Curr Opin Rheumatol 24:530–540. https://doi.org/10.1097/BOR.0b013e328356813e

Deterding RR, Pye C, Fan LL, Langston C (2005) Persistent tachypnea of infancy is associated with neuroendocrine cell hyperplasia. Pediatr Pulmonol 40:157–165. https://doi.org/10.1002/ppul.20243

Fortmann C, Schwerk N, Wetzke M, Schukfeh N, Ure BM, Dingemann J (2018) Diagnostic accuracy and therapeutic relevance of thoracoscopic lung biopsies in children. Pediatr Pulmonol 53:948–953. https://doi.org/10.1002/ppul.23999

Galambos C, Wartchow E, Weinman JP, Abman SH (2020) Pulmonary interstitial glycogenosis cells express mesenchymal stem cell markers. Eur Respir J 56:2000853. https://doi.org/10.1183/13993003.00853-2020

Godfrey S (2004) Pulmonary hemorrhage/hemoptysis in children. Pediatr Pulmonol 37:476–484. https://doi.org/10.1002/ppul.20020

Griese M (2017) Pulmonary alveolar proteinosis: a comprehensive clinical perspective. Pediatrics 140:e20170610. https://doi.org/10.1542/peds.2017-0610

Griese M, Irnstetter A, Hengst M, Burmester H, Nagel F, Ripper J, Feilcke M, Pawlita I, Gothe F, Kappler M, Schams A, Wesselak T, Rauch D, Wittmann T, Lohse P, Brasch F, Kröner C (2015) Categorizing diffuse parenchymal lung disease in children. Orphanet J Rare Dis 10:122. https://doi.org/10.1186/s13023-015-0339-1

Ho HE, Cunningham-Rundles C (2020) Non-infectious complications of common variable immunodeficiency: updated clinical spectrum, Sequelae, and Insights to Pathogene. Front Immunol 11:149. https://doi.org/10.3389/fimmu.2020.00149

Jonigk D, Rath B, Borchert P, Braubach P, Maegel L, Izykowski N, Warnecke G, Sommer W, Kreipe H, Blach R, Anklamm A, Haverich A, Eder M, Stadler M, Welte T, Gottlieb J, Kuehnel M, Laenger F (2016) Comparative analysis of morphological and molecular motifs in bronchiolitis obliterans and alveolar fibroelastosis after lung and stem cell transplantation. J Pathol Clin Res 3:17–28. https://doi.org/10.1002/cjp2.60

Jourdan-Voyen L, Touraine R, Masutti JP, Busa T, Vincent-Delorme C, Dreyfus L, Molin A, Savey B, Mounzer A, Assaf Z, Atallah V, da Cruz V, Gaillard D, Leroy-Terquem E, Mouton JB, Ghoumid J, Picaud JC, Dijoud F, Bouquillon S, Baumann C, Lambert L (2020) Phenotypic and genetic spectrum of alveolar capillary dysplasia: a retrospective cohort study. Arch Dis Child Fetal Neonatal Ed 105:387–392. https://doi.org/10.1136/archdischild-2019-317121

Kröner C, Wittmann T, Reu S, Teusch V, Klemme M, Rauch D, Hengst M, Kappler M, Cobanoglu N, Sismanlar T, Aslan AT, Campo I, Proesmans M, Schaible T, Terheggen-Lagro S, Regamey N, Eber E, Seidenberg J, Schwerk N, Aslanidis C, Lohse P, Brasch F, Zarbock R, Griese M (2017) Lung disease caused by ABCA3 mutations. Thorax 72:213–220. https://doi.org/10.1136/thoraxjnl-2016-208649

Kurland G, Deterding RR, Hagood JS, Young LR, Brody AS, Castile RG, Dell S, Fan LL, Hamvas A, Hilman BC, Langston C, Nogee LM, Redding GJ, American Thoracic Society Committee on Childhood Interstitial Lung Disease (chILD) and the chILD Research Network (2013) An official American Thoracic Society clinical practice guideline: classification, evaluation, and management of childhood interstitial lung disease in infancy. AJRCCM 188:376–394. https://doi.org/10.1164/rccm.201305-0923ST

Länger F, Werlein C, Soudah B, Schwerk N, Jonigk D (2021) Nichtneoplastische Lungenerkrankungen des Säuglings und Kindesalters. Pathologe 42:25–34. https://doi.org/10.1007/s00292-020-00884-8

Larsen BT, Smith ML, Tazelaar HD, Yi ES, Ryu JH, Churg A (2020) GLILD revisited: pulmonary pathology of common variable and selective IgA immunodeficiency. Am J Surg Pathol 44:1073–1081. https://doi.org/10.1097/PAS.0000000000001479

Lipsett J, Dishop MK (2020) Strategies for the neonatal lung biopsy: histology to genetics. Surg Pathol Clin 13:657–682. https://doi.org/10.1016/j.path.2020.08.011

Maglione PJ (2020) Chronic lung disease in primary antibody deficiency: diagnosis and management. Immunol Allergy Clin North Am 40:437–459

McCarthy C, Kokosi M, Bonella F (2019) Shaping the future of an ultra-rare disease: unmet needs in the diagnosis and treatment of pulmonary alveolar proteinosis. Curr Opin Pulm Med 25:450–458. https://doi.org/10.1097/MCP.0000000000000601

Nathan N, Borensztajn K, Clement A (2018) Genetic causes and clinical management of pediatric interstitial lung diseases. Cur Op Pulm Med 24:253–259. https://doi.org/10.1097/MCP.0000000000000471

Neubert L, Borchert P, Stark H, Hoefer A, Vogel-Claussen J, Warnecke G, Eubel H, Kuenzler P, Kreipe HH, Hoeper MM, Kuehnel M, Jonigk D (2020) Molecular profiling of vascular remodeling in chronic pulmonary disease. Am J Pathol 190:1382–1396. https://doi.org/10.1016/j.ajpath.2020.03.008

Nogee LM (2017) Interstitial lung disease in newborns. Semin Fetal Neonatal Med 22:227–233. https://doi.org/10.1016/j.siny.2017.03.003

Norvik C, Westöö CK, Peruzzi N, Lovric G, van der Have O, Mokso R, Jeremiasen I, Brunnström H, Galambos C, Bech M, Tran-Lundmark K (2020) Synchrotron-based phase-contrast micro-CT as a tool for understanding pulmonary vascular pathobiology and the 3-D microanatomy of alveolar capillary dysplasia. Am J Phys Lung Cell Mol Phys 318:L65–L75. https://doi.org/10.1152/ajplung.00103.2019

Olschewski A, Berghausen EM, Eichstaedt CA, Fleischmann BK, Grünig E, Grünig G, Hansmann G, Harbaum L, Hennigs JK, Jonigk D, Kuebler WM, Kwapiszewska G, Pullamsetti SS, Stacher E, Weissmann N, Wenzel D, Schermuly RT (2018) Pathobiology, pathology and genetics of pulmonary hypertension: update from the cologne consensus conference 2018. Int

J Cardiol 272:4–10. https://doi.org/10.1016/j.ij-card.2018.09.070

Phulware RH, Guleria P, Iyer VK, Bakhshi S, Seth R, Mridha AR, Jain D, Mallick S, Arava SK, Agarwal S, Kaushal S, Yadav R, Mathur SR (2019) Cytological diagnosis of langerhans cell histiocytosis: a series of 47 cases. Cytopathology 30:413–418. https://doi.org/10.1111/cyt.12709

Raghu G, Remy-Jardin M, Ryerson CJ, Myers JL, Kreuter M, Vasakova M, Bargagli E, Chung JH, Collins BF, Bendstrup E, Chami HA, Chua AT, Corte TJ, Dalphin JC, Danoff SK, Diaz-Mendoza J, Duggal A, Egashira R, Ewing T, Gulati M, Inoue Y, Jenkins AR, Johannson KA, Johkoh T, Tamae-Kakazu M, Kitaichi M, Knight SL, Koschel D, Lederer DJ, Mageto Y, Maier LA, Matiz C, Morell F, Nicholson AG, Patolia S, Pereira CA, Renzoni EA, Salisbury ML, Selman M, Walsh SLF, Wuyts WA, Wilson KC (2020) Diagnosis of hypersensitivity pneumonitis in adults. An official ATS/JRS/ALAT clinical practice guideline. Am J Respir Crit Care Med 202:e36–e69. https://doi.org/10.1164/rccm.202005-2032ST

Seidl E, Carlens J, Reu S, Wetzke M, Ley-Zaporozhan J, Brasch F, Wesselak T, Schams A, Rauch D, Schuch L, Kappler M, Schelstraete P, Wolf M, Stehling F, Haarmann E, Borensztajn D, van de Loo M, Rubak S, Lex C, Hinrichs B, Reiter K, Schwerk N, Griese M (2018) Pulmonary interstitial glycogenosis – a systematic analysis of new cases. Respir Med 140:11–20. https://doi.org/10.1016/j.rmed.2018.05.009

Semple TR, Ashworth MT, Owens CM (2017) Interstitial lung disease in children made easier well, almost. Radiographics 37:1679–1703. https://doi.org/10.1148/rg.2017170006

Tangye SG, Al-Herz W, Bousfiha A, Chatila T, Cunningham-Rundles C, Etzioni A, Franco JL, Holland SM, Klein C, Morio T, Ochs HD, Oksenhendler E, Picard C, Puck J, Torgerson TR, Casanova JL, Sullivan KE (2020) Human inborn errors of immunity: 2019 update on the classification from the international union of immunological societies expert committee. J Clin Immunol 40:24–64. https://doi.org/10.1007/s10875-019-00737-x

Tessier V, Chadelat K, Baculard A, Housset B, Clement A (1996) BAL in children: a controlled study of differential cytology and cytokine expression profiles by alveolar cells in pediatric sarcoidosis. Chest 109:1430–1438. https://doi.org/10.1378/chest.109.6.1430

Venkatesh P, Wild L (2005) Hypersensitivity pneumonitis in children: clinical features, diagnosis, and treatment. Paediatr Drugs 7:235–244. https://doi.org/10.2165/00148581-200507040-00003

Welch CL, Austin ED, Chung WK (2020) Genes that drive the pathobiology of pediatric pulmonary arterial hypertension. Pediatr Pulmonol 9. https://doi.org/10.1002/ppul.24637

Sarkoidose

22

Florian Stellmacher und Sven Roger Perner

Inhaltsverzeichnis

- Junge Patient*innen mit symmetrischer bilateraler Lymphadenopathie und bilateralen Noduli der Lungen
- Granulome vom Sarkoidosetyp mit Epitheloidzellen, mehrkernigen Riesenzellen und meist ohne Nekrosen
- Gefäßbezug der Granulome möglich
- Ausschluss einer Infektion, insbesondere einer Mykobakteriose, ist wichtig!

Die Sarkoidose ist eine granulomatöse Erkrankung bislang unklarer Ätiologie und stellt – obwohl insgesamt selten – eine eher häufiger an Biopsaten der Lungen und der mediastinalen Lymphknoten gestellte Diagnose dar. Sie lässt sich an Schleimhautbiopsaten, transbronchialen Biopsaten (inzwischen weitgehend bei dieser Fragestellung obsolet) sowie OP-Präparaten diagnostizieren. Ebenso ist i. d. R. eine Diagnose gut an Feinnadelaspiraten (EUS- und EBUS-TBNA, CT-gesteuert) zu stellen (Abb. 22.1).

F. Stellmacher (✉)
überörtliche Berufsausübungsgemeinschaft, HPH
Institut für Pathologie und Hämatopathologie,
Kiel, Deutschland
e-mail: stellmacher@hp-hamburg.de

S. R. Perner
Zentrum für ambulante Onkologie Tübingen,
Tübingen, Deutschland

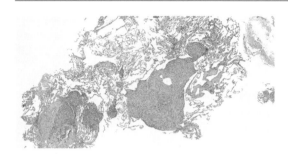

Abb. 22.1 Lungenbefall einer Sarkoidose mit entlang der Lymphabflusswege gelegenen, scharf begrenzten Epitheloidzellgranulomen (HE 40×)

22.1 Klinik

Die Sarkoidose kann sich als systemische Erkrankung an unterschiedlichen Organen manifestieren. Die Lungen und die mediastinalen Lymphknoten sind jedoch häufig betroffen. Die Patienten sind meist jung oder im mittleren Lebensalter, wobei Frauen bevorzugt betroffen sind. Die Symptome sind meist milde, der überwiegende Teil der Fälle verläuft asymptomatisch. Führend sind Husten und Dyspnoe.

22.2 Radiologie

Als besonders typisch werden hiläre und mediastinale Lymphknotenvergrößerungen sowie ggf. knotige Verdickungen der unteren Lungenfelder in der (HR)CT angesehen. Ferner sind entlang der Lymphbahnen gelegene Knötchen bis 5 mm Größe charakteristisch, die auch peribronchovaskulär, zentrilobulär-septal oder pleural liegen können. Die Gefäße oder die Bronchien und Bronchiolen können nodulär verdickte Wände aufweisen. Ebenso können noduläre, subpleurale Verdickungen vorliegen. Auch ein Milchglasmuster ist möglich.

Radiologische Differenzialdiagnosen sind die (Anthrako)Silikose, eine Lymphangiosis carcinomatosa oder die lymphozytäre interstitielle Pneumonie (LIP).

22.3 Histologie

Empfohlene Färbungen: HE, EvG, ggf. ZN, Biopsien als Serienschnitt, Polarisation

Typisch für die klassische Sarkoidose sind kleine, gut geformte Granulome, die in den allermeisten Fällen keine Nekrosen aufweisen. Diese liegen sowohl innerhalb der Schleimhaut als auch im Interstitium und verfolgen hier die Lymphabflusswege bis zu den Lymphknoten bzw. zur Pleura. Durchaus können die Granulome auch Blutgefäße betreffen, dann aber ohne Gefäßdestruktion. Eine über die Granulome hinausgehende Entzündung der Schleimhaut oder des Interstitiums ist nicht typisch. Diese kann aber z. B. in Form einer chronischen Bronchitis bei Rauchern additiv vorliegen (Abb. 22.2, 22.3 und 22.4).

Die Granulome zeigen eine namensgebende Morphologie (Granulome vom Sarkoidosetyp),

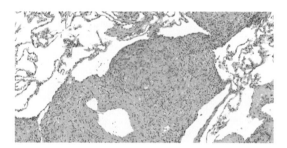

Abb. 22.2. Perivaskulär liegende Granulome ohne Nekrosen bei Sarkoidose (HE 100×)

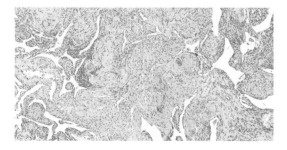

Abb. 22.3 Zahlreiche Sarkoidosegranulome mit konzentrischer, bindegewebiger Einscheidung, hier schon mit Ansätzen einer sog. nodulären Sarkoidose (HE 100×)

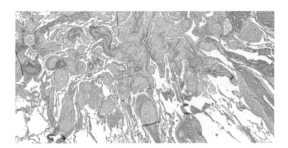

Abb. 22.4 In der Bindegewebsdarstellung ist die konzentrische Umhüllung der Granulome gut zu sehen (EvG 40×)

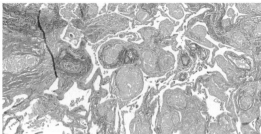

Abb. 22.5 Der Gefäßbezug einzelner Granulome ist in der EvG-Färbung ebenfalls leichter zu erkennen und ist hier kein Zeichen einer originären granulomatösen Vaskulitis (EvG 100×)

die zwar für die Sarkoidose typisch ist, in identischer Form aber auch z. B. bei einer Tuberkulose auftreten kann. Sie sind aufgebaut aus dicht beieinanderliegenden Epitheloidzellen mit schuhsohlenartigen, länglichen, mäßig chromatindichten, nicht atypischen Kernen und schwach eosinophilem Zytoplasma sowie meist unterschiedlich zahlreichen, multinukleären Riesenzellen mit teils geordneten, kettenförmig angeordneten, teils ungeordneten, haufenförmig gelagerten Zellkernen. Diese können basophile Partikel als Schaumann- oder – seltener – Asteriod-Körperchen bzw. Kalziumoxalat- oder Kalziumkarbonat-Einschlüsse enthalten. Nekrosen sind in diesen kleinen Granulomen fast nie zu finden. Die Granulome sind scharf begrenzt, können aber z. T. konfluieren. Ältere Granulome weisen oft eine zunehmende Einscheidung durch Kollagenfasern auf, deren Fibroblastenreichtum mit der Zeit zurückgeht. Ein schmaler, lymphozytärer Randsaum ist möglich. Alte Sarkoidose-Granulome zeigen eine zunehmende Fibrosierung und einen Verlust an Epitheloidzellen. Eine ausgebrannte Sarkoidose lässt mitunter nur noch basophile Partikel, passend zu alten Schaumann-Körperchen (früher als sog. „Grabsteine der Sarkoidose" bezeichnet) und wenige histiozytäre Zellen erkennen. Das an die Granulome angrenzende Gewebe ist typischerweise entzündungsfrei. Insbesondere zeigt sich keine organisierende Pneumonie. Hinsichtlich einer sarkoidalen Reaktion empfiehlt sich zusätzlich eine polarisationsmikroskopische Untersuchung zum Nachweis oder Ausschluss von doppelbrechendem Staub (Abb. 22.5, 22.6 und 22.7).

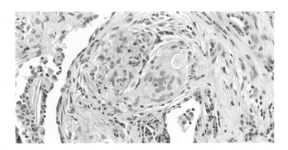

Abb. 22.6 Eine multinukleäre Riesenzelle mit einem Schaumann-Körperchen in einem Sarkoidosegranulom (HE 400×)

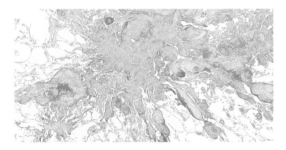

Abb. 22.7 Noduläre Sarkoidose mit zahlreichen, konglomeratartig zusammengelagerten Granulomen mit stärkerer Vermehrung von Kollagenfasern (HE 20×)

Die noduläre Sarkoidose, die mitunter als malignitätssuspekter Herd chirurgisch reseziert wird, weist demgegenüber z. T. große Granulome mit meist breiterer bindegewebiger Umhüllung auf. Hier sind meist areaktive Nekrosen häufiger zu finden (Abb. 22.8, 22.9 und 22.10).

Feinnadelaspirate, die als Paraffinschnitt aufgearbeitet werden, zeigen innerhalb von Blut und typischen Zellen des Lymphknotens epitheloid-

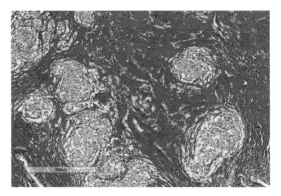

Abb. 22.8 Fortgeschritten fibrosierte noduläre Sarkoidose (EvG 70×)

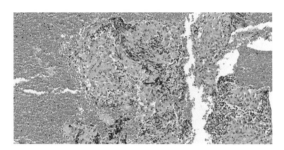

Abb. 22.9 Histologisch aufgearbeitetes Lymphknotenpunktat (EBUS-FNA) mit – methodisch bedingt – in typischer Weise fragmentierten Granulomen vom Sarkoidosetyp (HE 200×)

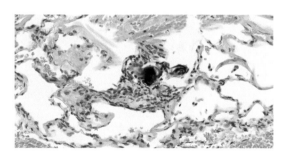

Abb. 22.10 Alte, ausgebrannte Sarkoidose, von der nunmehr nur noch alte Schaumann-Körperchen mit leichter Fibrose zu erkennen sind (sog. „Grabsteine der Sarkoidose", HE 400×)

zellige Granulome oder deren Bruchstücke sowie mehrkernige Riesenzellen. Oft ist auch hier eine bindegewebige Umhüllung sichtbar.

22.4 Zytologie

Sofern repräsentativ ein Lymphknoten getroffen wurde, sind i. d. R. entsprechend zahlreiche Lymphozyten erkennbar. Bei einer fortgeschritten fibrosierten Sarkoidose können diese aber auch nur spärlich sein. Die Granulome bzw. deren Teile zeigen in der Zytologie aufgestapelte, am Rand aufgrund dünnerer, idealerweise einschichtiger Lage besser erkennbare Epitheloidzellen mit schuhsohlenartigen Zellkernen und blassem Zytoplasma sowie oft spindeligen Zellleibern. Riesenzellen fallen bereits in der Übersicht auf. Die Epitheloidzellen zeigen keine relevanten Atypien, die zu einem Karzinom passen könnten (Abb. 22.11 und 22.12).

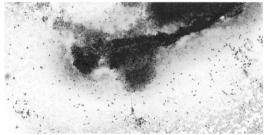

Abb. 22.11 Typische Zytologie einer Sarkoidose aus einem Lymphknotenpunktat mit überwiegend aufgestapelten, im Randbereich auch einschichtig liegenden Epitheloidzellen (Giemsa 100×)

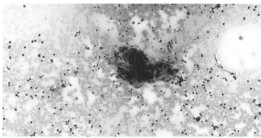

Abb. 22.12 Sofern die Epitheloidzellen einschichtig liegen, erkennt man die charakteristische Form der Kerne deutlicher, die allerdings in der Zytologie deutlich variabel sein kann und nicht als Malignitätskriterium verstanden werden darf (Giemsa 200×)

Bronchoalveoläre Lavage: Die BAL weist eine relevante Lymphozytose von $\geq 16\,\%$ und im klassischen Fall eine CD4/CD8-Ratio $>3{,}5$ nach (die Literatur kennt z. T. andere Werte, z. B. auch getrennt für Raucher und Nichtraucher).

Aufgrund der breiten Differenzialdiagnostik (s.u.) sollte auch bei typischem Befund und kompatibler Radiologie und Klinik die Sarkoidose nicht allein auf Basis der Histologie definitiv gestellt werden. Insbesondere ist die Gefahr, eine Mykobakteriose zu übersehen, nicht klein, sodass eine entsprechende Infektion so weit wie möglich ausgeschlossen werden sollte. Zumindest eine Ziehl-Neelsen-Färbung sollte durchgeführt werden, ggf. zusätzlich auch eine molekularpathologische Untersuchung. Ggf. empfiehlt sich hier die Rücksprache mit der Klinik. Die Diagnose sollte entsprechend vorsichtig abgefasst werden: Auf Basis der Pathologie lässt sich „eine nicht-nekrotisierende epitheloidzellige Granulomatose, (gut) passend zu einer Sarkoidose" diagnostizieren, schwerlich die Sarkoidose selbst mit absoluter Sicherheit.

22.5 Differenzialdiagnosen

Die Berylliose ist morphologisch nicht von der Sarkoidose unterscheidbar und erfordert daher zwingend Angaben zur Berufsanamnese (Zahntechniker!). Bei der Hypersensitivitätspneumonie (HP) liegt eine zusätzliche chronische interstitielle Entzündung vor, oft mit dem Bild einer organisierenden Pneumonie. Die Granulome sind hier meist weniger scharf geformt. Die nekrotisierende sarkoidale Granulomatose zeigt einen starken Gefäßbezug und weist umfangreichere Nekrosen auf. Infektiös bedingte Granulomatosen sind vielgestaltig, wobei insbesondere im Randbereich einer Tuberkulose sarkoidoseähnliche Granulome gefunden werden. Infektionen mit Erregern des *M.-avium*-Komplexes zeigen meist weniger scharf begrenzte Granulome, die mit lockerem Bindegewebe vergesellschaftet sein

können. Eine sarkoidale Reaktion kann mannigfaltige Ursachen haben und lässt auch nach einem Malignom in der Nachbarschaft fragen. Rückfragen zur Radiologie sind hier essenziell.

Literatur

Butt YM, Tazelaar HD (2022) Atlas of pulmonary pathology. Wolters Kluwer, Philadelphia, S 166 ff

Cavazza A, Harari S, Caminati A, Barbareschi M, Carbonelli C, Spaggiari L, Paci M, Rossi G (2009) The histology of pulmonary sarcoidosis: a review with particular emphasis on unusual and underrecognized features. Int J Surg Pathol 17(3):219–230. https://doi.org/10.1177/1066896909333748

Churg A, Müller NL (2014) Atlas of interstitial lung disease pathology. Wolters Kluwer Health, Philadelphia, S 98, 111 ff

Costabel U (1998) Atlas of bronchoalveolar lavage. Hodder Arnold, London, S 24

Costabel U, Ohshimo S, Guzman J (2008) Diagnosis of sarcoidosis. Curr Opin Pulm Med 14(5):455–461. https://doi.org/10.1097/MCP.0b013e3283056a61

Drent M, Mansour K, Linssen C (2007) Bronchoalveolar lavage in sarcoidosis. Semin Respir Crit Care Med 28(5):486–495. https://doi.org/10.1055/s-2007-991521

Epstein I (Hrsg) (2017) Differential diagnoses in surgical pathology: pulmonary pathology. Lippincott Williams & Wilkins, Philadelphia, S 102 ff, 240 ff

Gal AA, Koss MN (2002) The pathology of sarcoidosis. Curr Opin Pulm Med 8(5):445–451. https://doi.org/10.1097/00063198-200209000-00018

Gurney JW et al (2009) Specialty imaging – HRCT of the lung. Salt Lake City 3:210 ff

Katzenstein A-L (2016) Diagnostic atlas of non-neoplastic lung disease. DEMOS Medical, New York, S 40 ff

Leonard C, Tormey VJ, O'Keane C, Burke CM (1997) Bronchoscopic diagnosis of sarcoidosis. Eur Respir J 10(12):2722–2724. https://doi.org/10.1183/09031936.97.10122722

Leslie KO, Wick MR (2018) Practical pulmonary pathology – a diagnostic approach. Elsevier, Philadelphia, S 266 f

Lynch JP 3rd, Ma YL, Koss MN, White ES (2007) Pulmonary sarcoidosis. Semin Respir Crit Care Med 28(1):53–74. https://doi.org/10.1055/s-2007-970333

Mihailovic-Vucinic V, Sharma P (2005) Atlas of sarcoidosis – pathogenesis, diagnosis, and clinical features. Springer, London, S 25 ff

Mukhopadhyay S (2016) Non-neoplastic pathology. Cambridge University Press, Cambridge, S 34 ff, 260

Spagnolo P, Rossi G, Trisolini R, Sverzellati N, Baughman RP, Wells AU (2018) Pulmonary sarcoidosis. Lancet

Respir Med 6(5):389–402. https://doi.org/10.1016/S2213-2600(18)30064-X. Epub 2018 Apr 3

Stellmacher F, Perner S (2021) Übersicht: Granulomatöse Erkrankungen der Lunge. Pathologe 42(1):64–70. https://doi.org/10.1007/s00292-020-00893-7. Epub 2021 Jan 21

Stellmacher F, Swiatlak A, Jongk DD (2020) Histologie der Differenzialdiagnosen granulomatöser bzw. granulomartiger Erkrankungen der Lunge. Allergologie 43(10):404–418

Welker L, Jörres RA, Costabel U, Magnussen H (2004) Predictive value of BAL cell differentials in the diagnosis of interstitial lung diseases. Eur Respir J 24(6):1000–1006. https://doi.org/10.1183/09031936.04.00101303

Nekrotisierende sarkoide Granulomatose

23

Florian Stellmacher und Sven Roger Perner

Inhaltsverzeichnis

- Selten, Erkrankte meist über 50 Jahre, Frauen häufiger als Männer
- Charakterisiert durch nekrotisierende Granulomatose mit Gefäßbezug und ansonsten sarkoidoseartiger Morphologie
- Die Diagnose ist erst nach Ausschluss der Differenzialdiagnosen, insbesondere einer Mykobakteriose, zu stellen.
- Die Diagnose ist letztlich nur an großen Gewebsstücken (chirurgische Biopsie oder Resektat) zu stellen.

Die nekrotisierende sarkoide Granulomatose (NSG) stellt eine Ausschlussdiagnose dar, da sie als Form der Sarkoidose gleichzeitig histologische Veränderungen zeigt, die bei infektiös bedingten Granulomatosen mit Nekrosen, insbesondere Mykobakteriosen, regelmäßig vorkommen. Die Diagnosesicherheit hängt essenziell auch von der Qualität und Quantität des zur Untersuchung übersandten Materials ab (Abb. 23.1).

F. Stellmacher (✉)
überörtliche Berufsausübungsgemeinschaft, HPH
Institut für Pathologie und Hämatopathologie,
Kiel, Deutschland
e-mail: stellmacher@hp-hamburg.de

S. R. Perner
Zentrum für ambulante Onkologie Tübingen,
Tübingen, Deutschland

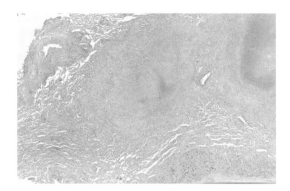

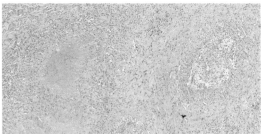

Abb. 23.2 NSG mit granulomatöser Vaskulitis (HE 100×)

Abb. 23.1 Herd einer NSG in einem Operationspräparat mit einer landkartenartigen Nekrose sowie hier bereits in der Übersicht erkennbarer Gefäßbeteiligung (rechts oben) (HE 20×)

23.1 Klinik

Die Klinik der NSG ist unspezifisch, mitunter liegen überhaupt keine Beschwerden vor. Therapeutisch werden Kortikosteroide eingesetzt.

23.2 Radiologie

In der CT finden sich multiple, oft bilaterale, noduläre Verdichtungen. Auch vergrößerte mediastinale Lymphknoten werden gefunden. Das Bild kann einem metastasierten Malignom ähneln.

23.3 Histologie

Empfohlene Färbungen: HE, EvG, PAS, ZN

Führendes Merkmal der NSG ist das Zusammentreffen einer nekrotisierenden Granulomatose mit einer Vaskulitis mit sarkoidoseartiger Morphologie. Hierbei finden sich also sowohl Veränderungen im Sinne einer (nodulären) Sarkoidose als auch Nekrosen. Da auch bei der gewöhnlichen Sarkoidose ein Gefäßbezug häufig

vorliegt und auch umschriebene Nekrosen vorkommen können, ist besonderes Augenmerk auf die Ausprägung der Veränderungen zu richten. Eine ausgedehnte Parenchymnekrose mit bereits HE-morphologisch erkennbarer Vaskulitis lenkt den Verdacht auf eine NSG, wobei aber alle Differenzialdiagnosen, insbesondere die Manifestation einer Mykobakteriose (s. u.), zu prüfen sind. Die Nekrosen werden von Epitheloidzellen umsäumt, weitere, dann meist nicht-nekrotische sarkoidoseartige Granulome finden sich dann in der Peripherie der Läsion. Auch eher lockere Cluster aus Makrophagen mit dichter lymphozytärer Begleitinfiltration und multinukleären Riesenzellen kommen vor. Das Stroma ist fibrosiert. Die Vaskulitis ist charakterisiert durch meist gut geformte Granulome innerhalb der Adventitia und Media von Arterien und Venen, die von Histiozyten und Rundzellen begleitet werden. Aus der Einbeziehung der Intima können thrombotische Gefäßverschlüsse resultieren. Eine nekrotisierende Vaskulitis im eigentlichen Sinne liegt aber nicht vor. In der Praxis ist bei initialer Durchmusterung der Schnitte die Vaskulitis oft nicht auf den ersten Blick erkennbar, tritt dann aber in der EvG-Färbung deutlicher hervor. Um eine Überinterpretation des Befundes zu vermeiden, sollte nach Reinspektion der HE-Schnitte ebenfalls eine Vaskulitis evident sein (Abb. 23.2 und 23.3).

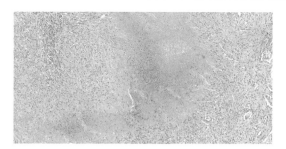

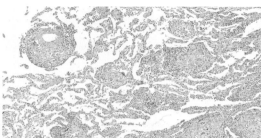

Abb. 23.3 Epitheloidzellig demarkierte Nekrose bei einer NSG (HE 100×)

Abb. 23.4 Neben nekrotischen Granulomen liegen bei der NSG auch kleine Granulome von Sarkoidosetyp vor (HE 100×). Auch diese können, wie links oben zu sehen, einen Gefäßbezug zeigen

23.4 Differenzialdiagnosen

Die NSG zeigt gegenüber der nodulären Sarkoidose ausgedehntere Nekrosen als bei dieser zu erwarten wären, ebenso ist der Gefäßbezug deutlicher erkennbar. Die Granulomatose mit Polyangiitis weist keine Granulome vom Sarkoidosetyp und eine nekrotisierende Vaskulitis auf, die bei der NSG nicht vorkommt. Eine infektiöse granulomatöse Erkrankung, insbesondere eine Mykobakteriose, kann durchaus Merkmale der NSG aufweisen, sodass die Abgrenzung einer NSG z. B. gegen eine Lungentuberkulose schwierig sein kann. Die meisten für eine Tuberkulose typischen Veränderungen können in Form und Ausprägung so stark variieren (z. B. die Beschaffenheit der Nekrose oder die Morphologie der Riesenzellen), dass eine sichere Unterscheidung einer Tuberkulose von einer NSG allein morphologisch kaum valide gelingt. Daher kommt einerseits der mikroskopischen Erregerdiagnostik (ZN-Färbung, Rhodamin-Auramin), andererseits und insbesondere auch der Molekularpathologie ein großer Stellenwert zu (Abb. 23.4).

Literatur

Churg A, Müller NL (2014) Atlas of interstitial lung disease pathology. Wolters Kluwer Health, Philadelphia, S 117 ff

Churg A, Carrington CB, Gupta R (1979) Necrotizing sarcoid granulomatosis. Chest 76(4):406–413. https://doi.org/10.1378/chest.76.4.406

Karpathiou G, Batistatou A, Boglou P, Stefanou D, Froudarakis ME (2018) Necrotizing sarcoid granulomatosis: a distinctive form of pulmonary granulomatous disease. Clin Respir J 12(4):1313–1319. https://doi.org/10.1111/crj.12673. Epub 2017 Aug 13

Katzenstein A-L (2016) Diagnostic atlas of non-neoplastic lung disease. DEMOS Medical, New York, S 140 ff

Leslie KO, Wick MR (2018) Practical pulmonary pathology – a diagnostic approach. Elsevier, Philadelphia, S 383 f

Ohshimo S, Guzman J, Costabel U, Bonella F (2017) Differential diagnosis of granulomatous lung disease: clues and pitfalls: Number 4 in the Series „Pathology for the clinician" Edited by Peter Dorfmüller and Alberto Cavazza. Eur Respir Rev 26(145):170012. https://doi.org/10.1183/16000617.0012-2017

Rosen Y (2015) Four decades of necrotizing sarcoid granulomatosis: what do we know now? Arch Pathol Lab Med 139(2):252–262. https://doi.org/10.5858/arpa.2014-0051-RA

Rosen Y (2022) Pathology of granulomatous pulmonary diseases. Arch Pathol Lab Med 146(2):233–251. https://doi.org/10.5858/arpa.2020-0543-RA

Pulmonaler Rheumaknoten

24

Florian Stellmacher und Sven Roger Perner

Inhaltsverzeichnis

- Oft ist bei Betroffenen schon eine rheumatoide Arthritis (RA) bekannt, mitunter bereits mit extrapulmonalen Rheumaknoten.
- Pulmonale Rheumaknoten kommen aber auch als klinische Erstmanifestation einer RA vor.
- Eine klar beweisende Morphologie des pulmonalen Rheumaknotens gibt es nicht!

Pulmonale Rheumaknoten unterscheiden sich prinzipiell nicht von dem klassischen kutanen Rheumaknoten, allerdings kann das radiologische Bild eine sehr breite Differenzialdiagnose bis hin zu fortgeschritten, pulmonal metastasierten Malignomen bieten. Daher ist eine histologische Sicherung unter Berücksichtigung der Fleischner-Kriterien anzustreben (Abb. 24.1).

F. Stellmacher (✉)
überörtliche Berufsausübungsgemeinschaft, HPH
Institut für Pathologie und Hämatopathologie,
Kiel, Deutschland
e-mail: stellmacher@hp-hamburg.de

S. R. Perner
Zentrum für ambulante Onkologie Tübingen,
Tübingen, Deutschland

© Der/die Autor(en), exklusiv lizenziert an Springer-Verlag GmbH, DE, ein Teil von Springer
Nature 2024
F. Stellmacher et al. (Hrsg.), *Pathologie nicht-neoplastischer Lungenerkrankungen*,
https://doi.org/10.1007/978-3-662-67073-6_24

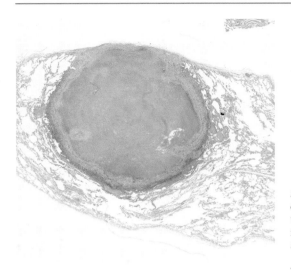

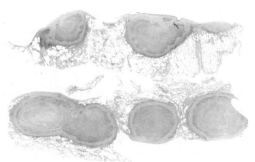

Abb. 24.2 Auch zwischen benachbart gelegenen Knoten erscheint das Lungengewebe, ggf. abgesehen von traktionsbedingten emphysematischen Veränderungen, regelrecht. Dieser Befund wäre für eine Mykobakteriose absolut ungewöhnlich (HE)

Abb. 24.1 In der Übersicht sieht man einen scharf begrenzten, unmittelbar subpleural gelegenen, nekrotischen Herd mit hier bereits gut erkennbarem zonalen Randsaum (HE)

24.3 Histologie

Empfohlene Färbungen: HE, EvG, ZN, PAS

Ein pulmonaler Rheumaknoten zeigt eine knotige Granulomformation mit trizonalem Randaufbau. Das Zentrum wird eingenommen von einer fibrinoiden Nekrose, die insbesondere im Randbereich durch Chromatinschlieren zerfallener neutrophiler Granulozyten schmutzig imponiert. Die Nekrose wird von einem Epitheloidzellwall umsäumt. Die von manchen Autoren eher histiozytär als epitheloidzellig beschriebene Morphologie der in diesem Wall gelegenen Zellen lässt sich kaum reproduzieren und ist daher diagnostisch nicht valide anwendbar. Hier finden sich dann auch unterschiedlich zahlreiche, multinukleäre Riesenzellen. Das knotige Gewebe wird nach außen hin von einem unterschiedlich breiten Saum aus Lymphozyten umhüllt. Das entzündliche Infiltrat kann hierbei auf das angrenzende, dann vernarbte und oft traktionsbedingt emphysematische Lungengewebe übergreifen. Die Diagnose kann, abhängig von dem übersandten Material, mitunter nur unter äußerstem Vorbehalt zu stellen sein. Dies mag umso mehr verwundern, als dass die Diagnose eines

24.1 Klinik

Patienten mit einer rheumatoiden Arthritis (RA) zeigen je nach Schwere und Therapieeffekt die bekannte typische Klinik der RA. Allerdings kommen multiple Rheumaknoten der Lungen auch bei klinisch vollkommen Gesunden vor. Hohe Rheumatiter sollen sich hier begünstigend auf die Knotenbildung auswirken. Meist besteht keine lungenspezifische Klinik, selten werden Husten, Fieber oder Schmerzen angegeben.

24.2 Radiologie

Bildmorphologisch werden meist mehrere peripher gelegene Knoten zwischen 0,5 und 7 cm Größe gefunden, die meist unmittelbar subpleural oder auch lappenspaltnah lokalisiert sind. Oft werden konsekutiv Kavitationen ausgebildet, gelegentlich auch ein Pneumothorax (Abb. 24.2).

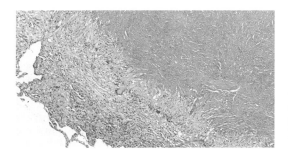 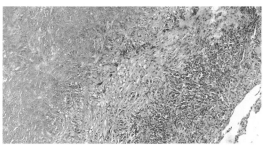

Abb. 24.3 Bei höherer Vergrößerung lässt sich von einer schmutzigen fibrinoiden Nekrose ein Randsaum abgrenzen, der innen aus palisadenartig angeordneten Epitheloidzellen und außen aus Lymphozyten und Fibroblasten aufgebaut ist (HE 100×). Hier sind außerdem reichlich, überwiegend geordnete Riesenzellen saumartig angeordnet

Abb. 24.4 Die Nekrose lässt sich hier rein morphologisch nicht sicher z. B. von einer Tuberkulose unterscheiden, wobei vermehrt zerfallende Leukozyten beschrieben sind. Die Gestalt der Epitheloidzellen wird von manchen Autoren als eher „histiozytär" beschrieben; gerade bei regressiven Veränderungen wie hier ist dies aber nicht wirklich nachvollziehbar. Auch die Riesenzellen sind hier stark verändert und haben weitgehend ihr Zytoplasma eingebüßt (HE 160×)

„großen Granuloms mit fibrinoider Nekrose und einigen Riesenzellen" prinzipiell trivial erscheint. Allerdings sind gerade an kleinen Proben aus dem Rand die zonal gegliederten Strukturen kaum erkennbar (Abb. 24.3).

24.4   Differenzialdiagnose

Wichtigste Differenzialdiagnose ist eine Mykobakteriose, namentlich die Tuberkulose. Diese muss, bevor ein Rheumaknoten diagnostiziert wird, unter Aufgebot aller verfügbaren Verfahren (ZN-Färbung, aber auch Molekularpathologie) zuerst ausgeschlossen werden (Abb. 24.4).

Literatur

Esposito AJ, Chu SG, Madan R, Doyle TJ, Dellaripa PF (2019) Thoracic manifestations of rheumatoid arthritis. Clin Chest Med 40(3):545–560. https://doi.org/10.1016/j.ccm.2019.05.003. Epub 2019 Jul 6. PMID: 31376890; PMCID: PMC6994971

Fessler B (2018) Der Lungenrundherd ist ein Dilemma. *Pneumo News* 10:42. https://doi.org/10.1007/s15033-018-0894-y

Gurney JW et al (2009) Specialty imaging – HRCT of the lung. Salt Lake City 4:56/59

Katzenstein A-L (2016) Diagnostic atlas of non-neoplastic lung disease. DEMOS Medical, New York, S 146 f

Mukhopadhyay S (2016) Non-neoplastic pathology. Cambridge University Press, Cambridge, S 94 f

Mukhopadhyay S, Wilcox BE, Myers JL, Bryant SC, Buckwalter SP, Wengenack NL, Yi ES, Aughenbaugh GL, Specks U, Aubry MC (2013) Pulmonary necrotizing granulomas of unknown cause: clinical and pathologic analysis of 131 patients with completely resected nodules. Chest 144(3):813–824. https://doi.org/10.1378/chest.12-2113

Ohshimo S, Guzman J, Costabel U, Bonella F (2017) Differential diagnosis of granulomatous lung disease: clues and pitfalls: Number 4 in the Series „Pathology for the clinician" Edited by Peter Dorfmüller and Alberto Cavazza. Eur Respir Rev 26(145):170012. https://doi.org/10.1183/16000617.0012-2017

Stellmacher F, Perner S (2021) Übersicht: Granulomatöse Erkrankungen der Lunge. Pathologe 42(1):64–70. https://doi.org/10.1007/s00292-020-00893-7. German. Epub 2021 Jan 21

Stellmacher F, Swiatlak A, Jonigk DD (2020) Histologie der Differenzialdiagnosen granulomatöser bzw. granulomartiger Erkrankungen der Lunge. Allergologie 43(10):404–418. https://doi.org/10.5414/ALX02156

Yanagisawa S, Inoue C, Ichinose M (2017) Necrobiotic pulmonary nodules of rheumatoid arthritis. Am J Med Sci 354(3):329. https://doi.org/10.1016/j.amjms.2017.02.007. Epub 2017 Mar 1

Hypersensitivitätspneumonie

25

Florian Stellmacher und Sven Roger Perner

Inhaltsverzeichnis

- Immunologische Reaktion der Lungen auf eingeatmete Noxen unterschiedlichster Art
- Histologisch:
  - chronische lymphozytäre interstitielle Pneumonie
  - chronische lymphozytenreiche Bronchiolitis
  - lockere nicht-nekrotisierende Granulome
- Aus einer nicht-fibrotischen (zellulären) Hypersensitivitätspneumonie (HP) kann sich im Verlauf eine fibrotische HP entwickeln.
- Die Diagnose ist an definierte Kriterien, die zu Gruppen zusammengefasst werden, gebunden und soll in dieser Form auch im Befund formuliert werden.
- Die bronchoalveoläre Lavage (BAL) kann die Wahrscheinlichkeit der histologischen Diagnose ggf. deutlich erhöhen.

Die Hypersensitivitätspneumonie (HP, Syn.: exogen-allergische Alveolitis, EAA) stellt eine immunologische Reaktion der Lunge auf i. d. R. als Staub eingeatmete Noxen dar. Auslöser sind meist biogene Stoffe wie Pilze, Bakterien sowie tierische oder pflanzliche Proteine. Ebenso können chemische Stoffe, z. B. Kunststoff-Stäube,

F. Stellmacher (✉)
überörtliche Berufsausübungsgemeinschaft, HPH
Institut für Pathologie und Hämatopathologie,
Kiel, Deutschland
e-mail: stellmacher@hp-hamburg.de

S. R. Perner
Zentrum für ambulante Onkologie Tübingen,
Tübingen, Deutschland

© Der/die Autor(en), exklusiv lizenziert an Springer-Verlag GmbH, DE, ein Teil von Springer
Nature 2024
F. Stellmacher et al. (Hrsg.), *Pathologie nicht-neoplastischer Lungenerkrankungen*,
https://doi.org/10.1007/978-3-662-67073-6_25

eine HP auslösen. Da in späteren Stadien ein Übergang in eine irreversible Lungenfibrose droht, muss die Diagnose so früh wie möglich gestellt werden, insbesondere um die Exposition gegenüber der Noxe zu beenden.

25.1 Klinik

Die HP kann sowohl einen akuten als auch einen subakuten bzw. chronischen Verlauf nehmen. In einem Teil der Fälle treten die klinischen Symptome mit Abgeschlagenheit, Atemnot, trockenem Husten und ggf. Fieber bereits wenige Stunden nach der Exposition auf, sodass der Kausalzusammenhang zwischen dem auslösenden Stoff und dem Krankheitsausbruch anamnestisch rekonstruiert werden kann. Bei längerer Latenz und persistierender Exposition, gerade bei dauerhaftem Einatmen geringerer Antigenmengen, resultiert ein prolongierter klinischer Verlauf. Die Symptome sind mit unterschiedlich starker Luftnot, Schwäche und gelegentlich auch Gewichtsverlust oft uncharakteristisch. Gerade in diesen Fällen kommt der histologischen Diagnose neben dem radiologischen Befund ein hoher Stellenwert zu.

25.2 Radiologie

In der akuten Phase werden Milchglasmuster, gelegentlich auch kleinknotige Veränderungen gesehen. Im subakuten Verlauf finden sich unscharf begrenzte, zentrilobuläre Knötchen mit Betonung der oberen Abschnitte. Das Bild ist differenzialdiagnostisch nicht von einer atypischen Mykobakteriose zu unterscheiden („Hot Tub Lung"). Bei chronischem Verlauf mischen sich Milchglasmuster mit kleinen Knoten und linearen Konsolidierungen. Geht die Erkrankung in ein fibröses Endstadium über, werden mit ausgedehnten Fibrosierungen und einem Honeycombing Muster ausgebildet, die von einer gewöhnlichen interstitiellen Pneumonie (UIP) kaum mehr zu unterscheiden sind.

25.3 Histologie

Empfohlene Färbungen: HE, EvG, ggf. ZN, Biopsien als Serienschnitt, Polarisation

Drei wesentlich Befunde charakterisieren die HP, wobei anhängig von Menge und Qualität des Untersuchungsmaterials nicht alle Kriterien immer sicher belegt werden können.

1. Chronische interstitielle lymphozytäre Pneumonie

Das anfangs noch im Bereich der Bronchien und Bronchiolen lokalisierte Entzündungsinfiltrat breitet sich im Verlauf immer weiter auf die Septen des weiter entfernt gelegenen Lungengewebes aus, wobei ein bronchiolozentrischer Aspekt mit Betonung der präterminalen Luftwege weiterhin histologisch sichtbar bleiben kann (Abb. 25.1 und 25.2).

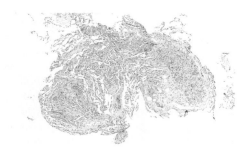

Abb. 25.1 HP in einer transbronchialen Biopsie. Neben interstitiellen, unterschiedlich dichten, lymphozytären Infiltraten fallen unscharf begrenzte Epitheloidzellgranulome und hier zusätzlich auch intraalveoläre myofibroblastäre Proliferate auf (HE 60×)

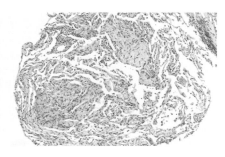

Abb. 25.2 Ausschnitt aus der Biopsie von 1 mit zwei Granulomen (HE 160×)

2. Chronische lymphozytenreiche Bronchiolitis

Die initiale Bronchiolitis bleibt im Verlauf bestehen und kann in ein Bronchiolitis-obliterans-artiges Bild übergehen, bei dem dann auch im benachbarten Lungengewebe Herde einer organisierenden Pneumonie ausgebildet werden können. Diese werden aber nicht als eigenständiges Hauptkriterium angesehen. Auch Schaumzellaggregate können gefunden werden (Abb. 25.3).

3. Lockere nicht-nekrotisierende Granulome

Die Granulome bilden sich aus eher lockeren Zusammenschlüssen histiozytärer Zellen, die sich von Granulomen des Sarkoidosetyps unter-

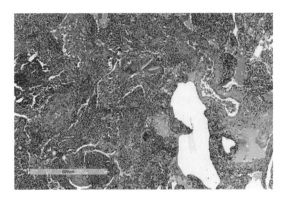

Abb. 25.3 Schwere HP mit massenhaft Lymphozyten, hier nur kleinen Histiozyten-Clustern und dafür Gruppen aus großen, mehrkernigen Riesenzellen (HE 50×)

scheiden. Nekrosen treten nie auf. Häufig fallen außerdem multinukleäre Riesenzellen auf, die z. T. in Gruppen gelagert sind. Diese zeigen mitunter Cholesterollücken sowie selten sogar charakteristische Einschlüsse, welche einen Rückschluss auf die Art des eingeatmeten Agens zulassen können (Polarisation!). Die Granulome sind meist entlang der unteren Luftwege angeordnet.

Im späten Stadium, das heute als fibrotische Hypersensitivitätspneumonie bezeichnet und somit von der nicht-fibrotischen Form abgegrenzt wird, dominiert eine Fibrose, die Muster einer nicht-spezifischen interstitiellen Pneumonie (NSIP) kopieren und im Verlauf auch Merkmale einer unspezifischen interstitiellen Pneumonie (UIP) annehmen kann. Der histologische Nachweis von Granulomen sowie das Bild einer peribronchial akzentuierten und nicht primär parenchymatösen Läsion unterstützen dann aber die Diagnose einer HP.

Gegen eine HP sprechen eine Dominanz der Plasmazellen, eine ausgeprägte Lymphfollikelbildung und sarkoidoseartige, scharf begrenzte Granulome.

25.3.1 Histologische Kriterien der Hypersensitivitätspneumonie

1. Nicht-fibrotische (zelluläre) Hypersensitivitätspneumonie (Tab. 25.1)
2. Fibrotische Hypersensitivitätspneumonie (Tab. 25.2)

Tab. 25.1 Histopathologische Kriterien für die Diagnose der nicht-fibrotischen Hypersensitivitätspneumonie (zelluläre Hypersensitivitätspneumonie)

HP	Wahrscheinliche HP	Unbestimmt für HP
= Typisches histopathologisches Bild der nicht-fibrotischen HP Zumindest eine Biopsielokalisation zeigt alle 3 Befunde (1) + (2) + (3) aus der folgenden Liste[a]	Zumindest eine Biopsielokalisation zeigt Befunde (1) + (2) aus der folgenden Liste[a]	Zumindest eine Biopsielokalisation zeigt: – Befund (1) oder (2) aus der folgenden Liste[a]. – Ausgewählte IIP-Muster: a) zelluläre NSIP, b) OP, c) peribronchioläre Metaplasie ohne andere Befunde, die eine fibrosierte HP suggerieren
UND: Keine Befunde, die auf eine alternative Diagnose hindeuten (siehe unten)[b]	UND: Keine Befunde, die auf eine alternative Diagnose hindeuten (siehe unten)[b]	UND: Keine Befunde, die auf eine alternative Diagnose hindeuten (siehe unten)[b]
[a]**Typische histopathologische Befunde der HP:**		
1.	*Zelluläre interstitielle Pneumonie*	
	Bronchiolozentrisch (luftwegzentriert)	
	Zelluläre NSIP	
	Lymphozyten-prädominant	
2.	*Zelluläre Bronchiolitis*	
	Lymphozyten-prädominant	
	± OP	
	± Schaumzellmakrophagen in terminalen Lufträumen	
3.	*Schlecht geformte nicht-nekrotisierende Granulome*	
	Lose Epitheloidzell-Cluster und/oder mehrkernige Riesenzellen ± intrazytoplasmatische Einschlüsse	
	Lage im peribronchiolären Interstitium, in den terminalen Luftwegen und/oder innerhalb der polypoiden Myofibroblastenproliferate der OP	
[b]Befunde, die auf eine **alternative Diagnose** hindeuten:		
Plasmazellen > Lymphozyten		
Ausgeprägte lymphoide Hyperplasie		
Ausgeprägte, gut geformte, sarkoidoseartige Granulome und/oder nekrotisierende Granulome		
Aspirat		

1. *HP* Hypersensitivitätspneumonie, *IIP* idiopathische interstitielle Pneumonie, *NSIP* nicht-spezifische interstitielle Pneumonie, *OP* organisierende Pneumonie
2. [c]Ohne die sogenannte Hot-Tub-Lunge
Quelle: Berezowska S (2021)

Tab. 25.2 Histopathologische Kriterien für die Diagnose der fibrotischen Hypersensitivitätspneumonie

HP	Wahrscheinliche HP	Unbestimmt für HP
= Typisches histopathologisches Bild der fibrotischen HP Zumindest eine Biopsielokalisation zeigt die Befunde (1) oder (2) + (3) aus der folgenden Liste[a]	Zumindest eine Biopsielokalisation zeigt Befunde (1) + (2) aus der folgenden Liste[a]	Zumindest eine Biopsielokalisation zeigt Befund (1) oder (2) aus der folgenden Liste[a]
± Zelluläre interstitielle Pneumonie ± Zelluläre Bronchiolitis ± OP	± Zelluläre interstitielle Pneumonie ± Zelluläre Bronchiolitis ± OP	± Zelluläre interstitielle Pneumonie ± Zelluläre Bronchiolitis ± OP
UND: Keine Befunde, die auf eine alternative Diagnose hindeuten (siehe unten)[b]	UND: Keine Befunde, die auf eine alternative Diagnose hindeuten (siehe unten)[b]	UND: Keine Befunde, die auf eine alternative Diagnose hindeuten (siehe unten)[b]

[a]Typische histopathologische Befunde der fibrotischen HP:	
1.	*Chronische fibrosierende interstitielle Pneumonie*
	Architekturstörung, Fibroblastenfoci ± subpleurale, honigwabige Fibrose
	Fibrotische NSIP
2.	*Luftwegzentrierte Fibrose*
	± Peribronchioläre Metaplasie
	± Brückenbildende Fibrose
3.	*Schlecht geformte, nicht-nekrotisierende Granulome*

[b]Befunde, die auf eine **alternative Diagnose** hindeuten:
Plasmazellen > Lymphozyten
Ausgeprägte lymphoide Hyperplasie
Ausgeprägte, gut geformte, sarkoidoseartige Granulome und/oder nekrotisierende Granulome
Aspirat

1. *HP* Hypersensitivitätspneumonie, *NSIP* nicht-spezifische interstitielle Pneumonie, *OP* organisierende Pneumonie

25.4 Zytologie

In der BAL findet sich eine Lymphozytose von mindestens 30 %, die ggf. CD8-dominant sein soll.

25.4.1 Die integrative abschließende Diagnose

Die abschließende Diagnose wird nicht allein auf Basis des histologischen Befundes gestellt, sondern berücksichtigt auch das radiologische Muster und das Ergebnis der BAL. Auch die Anamnese hinsichtlich einer Exposition gegenüber potenziellen Auslösern sowie ggf. der Nachweis spezifischer Immunglobuline wurden in die Matrix der Diagnosestellung und vor allem deren Sicherheit integriert.

Insbesondere im Konsilwesen hat es sich bewährt, im Befund nicht nur die Kriterien anzugeben, die zur histologischen Diagnose geführt haben, sondern auch ggf. noch nicht erfolgte Untersuchungen mit dem Hinweis auf den hiermit verbundenen Gewinn an diagnostischer Sicherheit zu empfehlen (Tab. 25.3).

Tab. 25.3 Diagnostische Sicherheit für die Diagnose einer Hypersensitivitätspneumonie basierend auf der integrativen Begutachtung von radiologischer Bildgebung, Expositionsevaluation, Lymphozytose in der bronchoalveolären Lavage und den histopathologischen Befunden

Exposition und/oder Serum-IgG	HRCT typisch für HP		HRCT vereinbar mit HP		HRCT unbestimmt für HP	
	+	-	+	-	+	-
Keine BAL oder BAL: keine Lymphozytose *und* entweder keine Histologie oder unklarer histopathologischer Befund	Mäßige Konfidenz	Niedrige Konfidenz	Niedrige Konfidenz	HP nicht ausgeschlossen	HP nicht ausgeschlossen	HP nicht ausgeschlossen
BAL: Lymphozytose ohne Histologie	Hohe Konfidenz	Mäßige Konfidenz	Mäßige Konfidenz	Niedrige Konfidenz	Niedrige Konfidenz	HP nicht ausgeschlossen
BAL: Lymphozytose + unklarer histopathologischer Befund	Definitiv	Hohe Konfidenz	Mäßige Konfidenz	Mäßige Konfidenz	Niedrige Konfidenz	HP nicht ausgeschlossen
Histologie: wahrscheinliche HP	Definitiv	Hohe Konfidenz	Hohe Konfidenz	Mäßige Konfidenz	Mäßige Konfidenz	Niedrige Konfidenz
Histologie: typische HP	Definitiv	Definitiv	Definitiv	Definitiv	Definitiv	Hohe Konfidenz[a]

1. Die diagnostische Sicherheit wird in 4 Konfidenzniveaus wiedergegeben: definitiv bei ≥90 % Konfidenz; hoch bei 80–89 % Konfidenz; mäßig bei 70–79 % Konfidenz und niedrig bei 51–69 % Konfidenz. Fälle aller Konfidenzniveaus sollten interdisziplinär besprochen werden

2. *HRCT* hochauflösende Computertomografie, *HP* Hypersensitivitätspneumonie, *BAL* bronchoalveoläre Lavage

3. [a]„Das Konfidenzniveau kann auf „definitiv" angehoben werden, wenn die histopathologische Diagnose auch nach Reevaluation im Kontext aller zusätzlichen klinischen/radiologischen Befunde weiterhin bestehen bleibt oder durch eine Experten-Zweitmeinung bestätigt wird

Quelle: Berezowska S (2021)

25.5 Differenzialdiagnosen

Die infrage kommenden Differenzialdiagnosen ergeben sich auch aus der Qualität des Untersuchungsgutes. Granulome können, zumal bei gequetschter Biopsie, übersehen oder hinsichtlich ihrer Form als sarkoidoseartig gedeutet werden. Hilfreich ist es dann, sich vor Augen zu führen, dass die Sarkoidose eine primär granulomatöse Erkrankung ist, während die HP primär eine interstitielle Entzündung darstellt. Nekrosen sprechen grundsätzlich gegen eine HP und lassen insbesondere an eine Mykobakterieninfektion denken. Eine Ausnahme ist die *M.-avium*-Infektion, deren histologisches Bild dem der HP entsprechen kann. Erreger werden hierbei mikroskopisch sehr selten gefunden. Eine molekularpathologische Untersuchung am FFPE-Material kann versucht werden, allerdings ist die Untersuchung von Frischmaterial in der Mikrobiologie aufgrund der deutlich erhöhten Sensitivität und Spezifität erfolgversprechender. Eine fibrotische HP zeigt Überschneidungen mit der fibrosierenden NSIP und sogar der UIP, sodass die Abgrenzung allein auf histologischer Ebene mitunter nicht gelingt.

Literatur

Behr J, Günther A, Bonella F, Dinkel J, Fink L, Geiser T, Geißler K, Gläser S, Handzhhiev S, Jonigk D, Koschel D, Kreuter M, Leuschner G, Markart P, Prasse A, Schönfeld N, Schupp JC, Sitter H, Müller-Quernheim J, Costabel U (2020) S2K-Leitlinie zur Diagnostik der idiopathischen Lungenfibrose. Pneumologie 74(5):263–293. https://doi.org/10.1055/a-1120-3531. Epub 2020 Mar 30. Erratum in: Pneumologie. 2020 May;74(5):e1–e2

Berezowska S (2021) Fibrosierte Hypersensitivitätspneumonie: Fokus auf pathologierelevante Aspekte der neuen klinischen Leitlinie der ATS/JRS/ALAT zur Diagnostik der Hypersensitivitätspneumonie bei Erwachsenen. Pathologe 42(1):48–54. https://doi.org/10.1007/s00292-020-00885-7. Epub 2020 Dec 23. Erratum in: Pathologe. 2021 Jan 22;: PMID: 33355704; PMCID: PMC7858214.

Berezowska S, Funke-Chambour M, Pöllinger A, Schäfer SC (2020) Multidisziplinäre Diskussion – der Goldstandard der Diagnostik interstitieller Lungenerkrankungen. Pathologe 41(1):14–20. https://doi.org/10.1007/s00292-019-00725-3

Churg A (2022) Hypersensitivity pneumonitis: new concepts and classifications. Mod Pathol 35(Suppl 1):15–27. https://doi.org/10.1038/s41379-021-00866-y. Epub 2021 Sep 16

Costabel U, Miyazaki Y, Pardo A, Koschel D, Bonella F, Spagnolo P, Guzman J, Ryerson CJ, Selman M (2020) Hypersensitivity pneumonitis. Nat Rev Dis Primers 6(1):65. https://doi.org/10.1038/s41572-020-0191-z

Guler SA, Wohlfarth E, Berezowska S, Geiser TK, Ebner L, Funke-Chambour M (2021) Performance of a diagnostic algorithm for fibrotic hypersensitivity pneumonitis. A case-control study. Respir Res 22(1):120. https://doi.org/10.1186/s12931-021-01727-7. PMID: 33892724; PMCID: PMC8063331

Gurney JW et al (2009) Specialty imaging – HRCT of the lung. Salt Lake City 3:154–159

Katzenstein A-L (2016) Diagnostic atlas of non-neoplastic lung disease. DEMOS Medical, New York, S 26 ff

Leslie KO, Wick MR (2018) Practical pulmonary pathology – a diagnostic approach. Elsevier, Philadelphia, S 269 ff

Marinescu DC, Raghu G, Remy-Jardin M, Travis WD, Adegunsoye A, Beasley MB, Chung JH, Churg A, Cottin V, Egashira R, Fernández Pérez ER, Inoue Y, Johannson KA, Kazerooni EA, Khor YH, Lynch DA, Müller NL, Myers JL, Nicholson AG, Rajan S, Saito-Koyama R, Troy L, Walsh SLF, Wells AU, Wijsenbeek MS, Wright JL, Ryerson CJ (2022) Integration and application of clinical practice guidelines for the diagnosis of idiopathic pulmonary fibrosis and fibrotic hypersensitivity pneumonitis. Chest 162(3):614–629. https://doi.org/10.1016/j.chest.2022.06.013. Epub 2022 Jun 20

Mitra S, Dhooria S, Agarwal R, Das A, Garg M, Bal A (2019) Histopathological spectrum of hypersensitivity pneumonitis with clinico-radiologic correlation. APMIS 127(9):616–626. https://doi.org/10.1111/apm.12979

Mukhopadhyay S (2016) Non-neoplastic pathology. Cambridge University Press, Cambridge, S 186, 189, 211

Raghu G, Remy-Jardin M, Ryerson CJ, Myers JL, Kreuter M, Vasakova M, Bargagli E, Chung JH, Collins BF, Bendstrup E, Chami HA, Chua AT, Corte TJ, Dalphin JC, Danoff SK, Diaz-Mendoza J, Duggal A, Egashira R, Ewing T, Gulati M, Inoue Y, Jenkins AR, Johannson KA, Johkoh T, Tamae-Kakazu M, Kitaichi M, Knight SL, Koschel D, Lederer DJ, Mageto Y, Maier LA, Matiz C, Morell F, Nicholson AG, Patolia S, Pereira CA, Renzoni EA, Salisbury ML, Selman M, Walsh SLF, Wuyts WA, Wilson KC (2020) Diagnosis of hypersensitivity pneumonitis in adults. An official ATS/JRS/ALAT clinical practice guideline. Am J Respir Crit Care Med 202(3):e36–e69. https://doi.org/10.1164/rccm.202005-2032ST. Erratum in: Am J Respir Crit Care Med. 2021 Jan 1;203(1):150–151. Erratum in: Am J Respir Crit Care Med. 2022 Aug 15;206(4):518. PMID: 32706311; PMCID: PMC7397797

Stellmacher F, Perner S (2021) Übersicht: Granulomatöse Erkrankungen der Lunge. Pathologe 42(1):64–70. https://doi.org/10.1007/s00292-020-00893-7. Epub 2021 Jan 21

Stellmacher F, Swiatlak A, Jonigk D (2020) Histologie der Differenzialdiagnosen granulomatöser bzw. granulomartiger Erkrankungen der Lunge. Allergologie 43(10):404–418

Suster DI, Suster S (2021) Biopsy interpretation of the lung. Wolters-Kluver, Philadelphia, S 59 ff

Travis WD, Costabel U, Hansell DM, King TE Jr, Lynch DA, Nicholson AG, Ryerson CJ, Ryu JH, Selman M, Wells AU, Behr J, Bouros D, Brown KK, Colby TV, Collard HR, Cordeiro CR, Cottin V, Crestani B, Drent M, Dudden RF, Egan J, Flaherty K, Hogaboam C, Inoue Y, Johkoh T, Kim DS, Kitaichi M, Loyd J, Martinez FJ, Myers J, Protzko S, Raghu G, Richeldi L, Sverzellati N, Swigris J, Valeyre D, ATS/ERS Committee on Idiopathic Interstitial Pneumonias (2013) An official American Thoracic Society/European Respiratory Society statement: update of the international multidisciplinary classification of the idiopathic interstitial pneumonias. Am J Respir Crit Care Med 188(6):733–748. https://doi.org/10.1164/rccm.201308-1483ST. PMID: 24032382; PMCID: PMC5803655

Bronchozentrische Granulomatose

26

Florian Stellmacher und Sven Roger Perner

Inhaltsverzeichnis

- Die bronchozentrische Granulomatose (BCG) ist charakterisiert durch eine nekrotisierende Granulomatose, in deren Verlauf herdförmig ein Bronchus aufgelöst und ersetzt wird durch gegenüber dem angrenzenden Lungengewebe scharf begrenztes, entzündliches Gewebe.
- Da oft eine allergische bronchopulmonale Aspergillose (ABPA) zugrunde liegt, ist eine Gewebseosinophilie häufig zu finden.
- Pilzhyphen bahnen den Weg zur Diagnose einer BCG bei ABPA.
- Die Diagnose lässt sich histologisch valide an Resektaten stellen, bei denen repräsentative Bronchusstrukturen im Bezug zum angrenzenden Lungengewebe beurteilbar sind (eine ABPA kann aber auch mit Wahrscheinlichkeit bioptisch gesichert und mit dem radiologischen Befund korreliert werden).

F. Stellmacher (✉)
überörtliche Berufsausübungsgemeinschaft, HPH
Institut für Pathologie und Hämatopathologie,
Kiel, Deutschland
e-mail: stellmacher@hp-hamburg.de

S. R. Perner
Zentrum für ambulante Onkologie Tübingen,
Tübingen, Deutschland

Die bronchozentrische Granulomatose (BCG) stellt eine Entzündung der proximalen, seltener distalen Bronchien und Bronchiolen dar, bei der im Rahmen einer nekrotisierenden Granulomatose die Bronchuswand destruiert und ersetzt wird durch gegenüber dem angrenzenden Lungengewebe relativ scharf begrenztes,

© Der/die Autor(en), exklusiv lizenziert an Springer-Verlag GmbH, DE, ein Teil von Springer
Nature 2024
F. Stellmacher et al. (Hrsg.), *Pathologie nicht-neoplastischer Lungenerkrankungen*,
https://doi.org/10.1007/978-3-662-67073-6_26

entzündliches Gewebe. Im Lumen liegt von Epitheloidzellen umlagerter Debris. Oft liegt eine allergische bronchopulmonale Aspergillose zugrunde, sodass häufiger Pilze gefunden werden. Auch andere Infektionen oder eine Aspiration können ursächlich sein. Bei entsprechend gelegenen Rheumaknoten oder einer nekrotisierenden sarkoidalen Granulomatose (NSG) kann die differenzialdiagnostische Abgrenzung gelegentlich kaum möglich sein.

26.1 Klinik

In etwa 50 % der Fälle sind Asthmatiker betroffen, Fieber und Husten können vorkommen. Oft besteht eine Bluteosinophilie. Häufig liegt eine allergische bronchopulmonale Aspergillose (ABPA) dem Krankheitsbild zugrunde und zeigt die entsprechenden Befunde. In den meisten Fällen führt eine Kortikosteroidtherapie zur Besserung.

26.2 Radiologie

Als typisch wird eine periphere Bronchiektase mit angrenzender, mehrere Zentimeter dicker Verdichtung mit spikulierenden Rändern in Kombination mit einer Mucoid Impaction angesehen. Meist sind die Oberlappen oder obere Segmentanteile der Unterlappen betroffen, gelegentlich mit assoziierter Atelektase. Die mediastinalen Lymphknoten können moderat vergrößert sein. Der bildmorphologische Befund ähnelt einem Bronchialkarzinom.

26.3 Histologie

Empfohlene Färbungen: HE, EvG, PAS, Grocott, ZN

Führend in der Histologie der BCG ist eine nekrotisierende, epitheloidzellige Granulomatose, die streng bronchusassoziiert und entsprechend gegenüber dem Lungenparenchym relativ scharf begrenzt ist. Die weiter entfernten

Lungenabschnitte sind entzündungsfrei. Die Granulome folgen in ihrer Ausdehnung und Verteilung dem Verlauf des Bronchialsystems, imponieren daher oft länglich und knicken mit den nachgeschalteten Bronchusästen ab. Essenziell ist der Nachweis zahlreicher eosinophiler Granulozyten, die auch innerhalb der Nekrosen, dann vermischt mit Neutrophilen, liegen. Sofern eine ABPA als Ursache vorliegt, können innerhalb der Nekrosen bzw. im endobronchialen Debris entsprechende Pilzhyphen gefunden werden. Innerhalb der Bronchiektasen liegt zäh-plastischer Schleim, der als Mucoid Impaction von reichlich Eosinophilen durchsetzt ist und auch Charcot-Leyden-Kristalle aufweist. Eine primäre Vaskulitis liegt nicht vor, gleichwohl kann die granulomatöse Entzündung aber sekundär auch auf Gefäße übergreifen (Abb. 26.1 und 26.2).

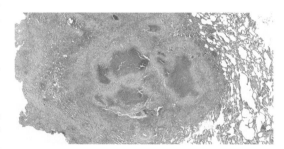

Abb. 26.1 Bronchozentrische Granulomatose mit einem gegenüber dem angrenzenden Lungengewebe scharf begrenzten, gerade noch zu erkennenden Bronchusast, der weitgehend durch entzündliches Gewebe ersetzt ist (HE 20×)

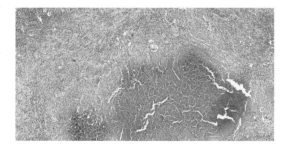

Abb. 26.2 Ausschnitt desselben Schnittes mit dem Epitheloidzellsaum, multinukleären Riesenzellen und granulozytär durchsetztem Debris in der verbliebenen Lichtung (HE 60×)

26.4   Differenzialdiagnosen

Bei der Granulomatose mit Polyangiitis bzw. der eosinophilen Granulomatose mit Polyangiitis zeigt sich ein deutlicherer Gefäßbezug der Granulome, und die Entzündung breitet sich auch flächiger auf das angrenzende alveoläre Lungengewebe aus. Eine Mykobakteriose, namentlich eine Tuberkulose, zeigt naturgemäß keine signifikante Gewebseosinophilie.

Literatur

Al-Alawi A, Ryan CF, Flint JD, Müller NL (2005) Aspergillus-related lung disease. Can Respir J 12(7):377–387. https://doi.org/10.1155/2005/759070

Butt YM, Tazelaar HD (2022) Atlas of pulmonary pathology. Wolters Kluwer, Philadelphia, S 213 f

Epstein I (Hrsg) (2017) Differential diagnoses in surgical pathology: pulmonary pathology. Lippincott Williams & Wilkins, Philadelphia, S 175 ff

Gurney JW et al (2009) Specialty imaging – HRCT of the lung. Salt Lake City 2(61/62):78–81

Leslie KO, Wick MR (2018) Practical pulmonary pathology – a diagnostic approach. Elsevier, Philadelphia, S 325 ff

Maguire GP, Lee M, Rosen Y, Lyons HA (1986) Pulmonary tuberculosis and bronchocentric granulomatosis. Chest 89(4):606–608. https://doi.org/10.1378/chest.89.4.606

Mukhopadhyay S (2016) Non-neoplastic pathology. Cambridge University Press, Cambridge, S 78 ff

Ohshimo S, Guzman J, Costabel U, Bonella F (2017) Differential diagnosis of granulomatous lung disease: clues and pitfalls: Number 4 in the Series „Pathology for the clinician" Edited by Peter Dorfmüller and Alberto Cavazza. Eur Respir Rev 26(145):170012. https://doi.org/10.1183/16000617.0012-2017

Rosen Y (2022) Pathology of granulomatous pulmonary diseases. Arch Pathol Lab Med 146(2):233–251. https://doi.org/10.5858/arpa.2020-0543-RA

Stellmacher F, Perner S (2021) Übersicht: Granulomatöse Erkrankungen der Lunge. Pathologe 42(1):64–70. https://doi.org/10.1007/s00292-020-00893-7. Epub 2021 Jan 21

Stellmacher F, Swiatlak A, Jongk D (2020) Histologie der Differenzialdiagnosen granulomatöser bzw. granulomatiger Erkrankungen der Lunge. Allergologie 43(10):404–418

Granulomatöse Vaskulitiden

Florian Stellmacher und Sven Roger Perner

Inhaltsverzeichnis

27.1 Granulomatose mit Polyangiitis

- Die Granulomatose mit Polyangiitis (GPA) ist eine systemische nekrotisierende Vaskulitis kleiner und mittelgroßer Gefäße mit Granulombildungen.
- Patienten der 5 oder 6. Lebensdekade sind bevorzugt betroffen, es gibt aber auch deutlich Jüngere oder Ältere.
- Histologisch werden die klassische GPA, die BOOP-artige GPA und die hämorrhagische und kapillaritisartige GPA unterschieden.

F. Stellmacher (✉)
überörtliche Berufsausübungsgemeinschaft, HPH Institut für Pathologie und Hämatopathologie, Kiel, Deutschland
e-mail: stellmacher@hp-hamburg.de

S. R. Perner
Zentrum für ambulante Onkologie Tübingen, Tübingen, Deutschland

Die Granulomatose mit Polyangiitis (GPA, vormals Morbus Wegener) ist eine Vaskulitis kleiner und mittlerer Gefäße, die sich zuerst meist im oberen und unteren Respirationstrakt und zusätzlich oft an den Nieren manifestiert. Histologisch können neben der klassischen GPA auch eine BOOP-artige GPA und eine hämorrhagische und kapillaritisartige GPA abgegrenzt werden. Serologische Tests können die histologische Diagnose unterstützen, tun dies aber nicht immer.

27.1.1 Klinik

Die GPA kann als systemische Vaskulitis auch die Lungen befallen, wobei auch ein isolierter pulmonaler Befall möglich ist. Serologisch zeigen sich Anti-Neutrophilen-zytoplasmatische Antikörper (ANCA), wobei c-ANCA hierbei hoch spezifisch sind. Ebenfalls können erhöhte Titer für p-ANCA oder MPO-ANCA, jedoch mit erheblich geringerer Spezifität, gemessen werden. Eine ANCA-negative Serologie

© Der/die Autor(en), exklusiv lizenziert an Springer-Verlag GmbH, DE, ein Teil von Springer Nature 2024
F. Stellmacher et al. (Hrsg.), *Pathologie nicht-neoplastischer Lungenerkrankungen*, https://doi.org/10.1007/978-3-662-67073-6_27

schließt eine entsprechende Vaskulitis aber nicht aus. Erkrankte klagen über generelle Abgeschlagenheit, oft auch Fieber, Brustschmerz oder Husten sowie Hämoptysen. Dank des i. d. R. guten Ansprechens auf Azathioprin, Kortikosteroide und Cyclophosphamid ist die Prognose mit einer 5-Jahres-Überlebensrate von über 80 % gut, ggf. wird zusätzlich mit Rituximab behandelt.

27.1.2 Radiologie

Im Röntgenbild zeigen sich zumeist mehrere, teilweise kavitierte knotige Herde, seltener isolierte tumorartige Verschattungen, ferner einige Zentimeter lange Stenosierungen der Luftwege mit konzentrischer Bindegewebsvermehrung. In manchen Varianten, die mit verstärkter Blutungstendenz einhergehen, sind auch eher diffuse bilaterale Verschattungen nachweisbar.

27.1.3 Histologie

Empfohlene Färbungen: HE, EvG, Fe, ggf. ZN, Grocott

27.1.3.1 Klassische GPA
Die klassische GPA weist histologisch ausgedehnte, landkartenartige Parenchymnekrosen mit schmutzigem Aspekt auf. Diese werden von einem entzündlichen Saum umgeben, der neben unterschiedlich reichlichen Rundzellen und neutrophilen Granulozyten auch zahlreiche Epitheloidzellen und multinukleäre Riesenzellen aufweist. Eosinophile sieht man nur ganz vereinzelt. Begleitend finden sich kleinere, dann nur selten nekrotische Granulome, die aber eher unscharf begrenzt sind. Granulome vom Sarkoidosetyp kommen bei der GPA nicht vor und lassen insbesondere nach einer Infektion, namentlich nach einer Mykobakteriose, fragen. Außerdem besteht eine Fibrose des angrenzenden Gewebes. Pathognomonisch ist aber eine nekrotisierende Vaskulitis, die fokal alle Wandschichten betrifft, allerdings weite Abschnitte der Gefäße ausspart. Diese ist insbesondere im Randbereich größerer

nekrotischer Herde zu finden. Neben Epitheloidzellen und Riesenzellen sind auch unterschiedlich reichlich Granulozyten untermischt. Der Aspekt erinnert bei geringer Vergrößerung am herdförmige destruktive „Einschläge" im Schnittpräparat, bei denen die ursprünglichen Gefäßstrukturen oftmals in der HE-Färbung kaum, in der EvG-Färbung aber leichter erkennbar sind. Die Möglichkeit einer sekundären Vaskulitis auf dem Boden einer anderen nekrotisierenden Epitheloidzellgranulomatose muss bedacht und, soweit möglich, ausgeschlossen werden.

Das Vollbild einer klassischen GPA lässt sich nur an entsprechend großen Präparaten nachweisen. Eine bioptisch erfasste nekrotisierende Vaskulitis sollte aber nach einer GPA fragen lassen und eine zumindest ergänzende laborchemische und klinische Diagnostik initiieren (Abb. 27.1).

27.1.3.2 Bronchiolitis-obliterans-artige organisierende (BOOP-artige) GPA
Wie bei der klassischen GPA ist auch bei der BOOP-artigen GPA eine führende nekrotisierende Vaskulitis vorhanden, ausgedehntere Parenchymnekrosen finden sich hier aber nicht. Stattdessen sieht man Herde einer organisierenden Pneumonie und narbige Fibrosierungen mit kleinen Granulomen und Riesenzellen. Die Diagnose einer OP wird in kleineren Biopsaten sehr viel häufiger zu stellen sein als eine definitive Vaskulitis, sodass klinische Hinweise auf eine GPA hier besonders wertvoll sein können (Abb. 27.2 und 27.3).

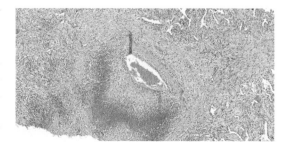

Abb. 27.1 GPA mit einer klassischen granulomatösen und nekrotisierenden Vaskulitis (HE 100×)

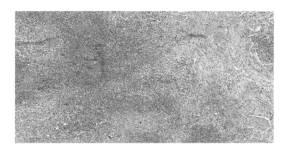

Abb. 27.2 GPA mit abszessartig imponierenden Nekrosen sowie hier auf der rechten Bildseite erkennbaren organisierenden Veränderungen (HE 100×)

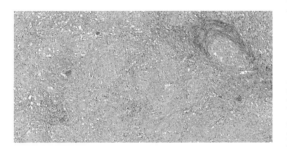

Abb. 27.3 GPA mit hier dominierender Granulombildung und nur noch schattenhaft erkennbaren Gefäßstrukturen (EvG 150×)

27.1.3.3 Hämorrhagische und Kapillaritis-Variante der GPA

Die Kombination alveolärer Hämorrhagien mit fleckförmiger, florider interstitieller Entzündung mit Zerstörung von Alveolarsepten ist typisch für die hämorrhagische und Kapillaritis-Variante der GPA. Eine granulomatöse Entzündung liegt jedoch nicht vor. Die Entzündung betrifft Arteriolen, aber keine Arterien. Eosinophile Granulozyten und Histiozyten können das floride Entzündungsinfiltrat begleiten und machen eine GPA wahrscheinlicher. Die hämorrhagische und Kapillaritis-Variante der GPA fließt in die Differenzialdiagnose des alveolären Hämorrhagiesyndroms ein. Die Abgrenzung gegen eine Pneumonie mit Hämorrhagien kann – abhängig von Menge und Qualität des Materials – unmöglich sein, sodass auch hier klinischen Angaben ein besonders hoher Stellenwert zukommt (Abb. 27.4).

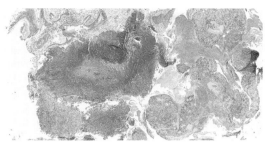

Abb. 27.4 Schleimhautbiopsie, bei der keine repräsentativen Gefäße erfasst wurden. Die Art der Nekrosen und der Granulomatose legt hier dennoch den V. a. eine GPA nahe; dieser hat sich später auch klinisch bestätigt (HE 40×)

27.1.4 Differenzialdiagnosen

In erster Linie muss eine erregerbedingte Erkrankung, insbesondere eine Tuberkulose, ausgeschlossen werden. Dies macht auch eine umfangreiche Erregerdiagnostik erforderlich, die nach Möglichkeit am Frischmaterial, andernfalls aber auch am paraffineingebetteten Material erfolgt.

27.2 Eosinophile Granulomatose mit Polyangiitis

- Betroffen sind meist Asthmatiker mit deutlicher Bluteosinophilie in mittlerem Alter.
- Trias: eosinophile Pneumonie, nekrotisierende Granulomatose mit Eosinophilie, Vaskulitis mit prominenter Eosinophilie (es sind praktisch nie alle drei gemeinsam zu belegen).

Die eosinophile Granulomatose mit Polyangiitis (EGPA), vormals Churg-Strauss-Syndrom) ist eine Multisystemerkrankung mit einer Vaskulitis in Kombination mit einem Asthma und einer Bluteosinophilie. Bei fehlendem Asthma wird eine EGPA auch dann favorisiert, wenn eine Bluteosinophilie (mind. 10 % Eosinophile) bei nachgewiesener Allergie bzw. Unverträglichkeit besteht. Die Diagnose wird meist klinisch gestellt, sodass eine Lungenbiopsie selten durchgeführt wird. Typisch ist das synchrone Vorliegen einer eosinophilen Pneumonie, einer nekrotisierenden Epitheloidzellgranulomatose und einer nekrotisierenden Vaskulitis kleiner und mittlerer Gefäße. Insbesondere eindeutige vaskulitische Veränderungen sind i. d. R. aber nur an entsprechend großen und repräsentativen Biopsien sicher zu diagnostizieren.

27.2.1 Klinik

An einer EGPA Erkrankte zeigen im klassischen Verlauf initial meist ein Asthma, eine Bluteosinophilie und eine allergische Rhinosinusitis. Erst im Verlauf kommt es dann zu einer Beteiligung der Lungen. In der vaskulitischen Phase kommt es zu weiteren Manifestationen an inneren Organen, aber auch der Haut. Entsprechend breit ist das Spektrum möglicher klinischer Symptome, das auch eine Polyneuropathie, Muskelschwäche, Herzinsuffizienz, Glomerulonephritis sowie z. B. Polypen der Nasenschleimhaut einschließt. Die Patienten sind durchschnittlich ca. 50 Jahre alt, gelegentlich sind aber bereits Kinder betroffen. 40 % der Erkrankten sind p-ANCA-positiv. Zur Therapie werden Kortikosteroide, in refraktären Fällen kombiniert mit Cyclophosphamid oder Azathioprin sowie Mepolizumab und Rituximab eingesetzt. Die 5-Jahres-Überlebensrate liegt bei 90 %.

27.2.2 Radiologie

Es zeigen sich wechselnde alveoläre Verschattungen sowie Milchglasmuster beidseits in unterschiedlicher Ausprägung und Häufigkeit. Eine Vergrößerung mediastinaler Lymphknoten ist nicht typisch.

27.2.3 Histologie

Empfohlene Färbungen: HE, PAS, EvG, Fe, ggf. ZN und Grocott

Eine histologische Sicherung des Befundes sollte angestrebt werden, eine Lungenbiopsie wird sinnvoll aber wohl nur in Fällen eines isolierten pulmonalen Befalls erfolgen, da die Diagnose ansonsten aus Biopsaten leichter zugänglicher Regionen zu stellen ist. Ferner gelangt auch Material zur histopathologischen Diagnostik, bei dem zunächst nicht an eine EGPA gedacht wurde.

Die histologische Diagnose stützt sich auf 3 Kernbefunde, die gleichwohl selten alle gemeinsam im Untersuchungsmaterial erkennbar sind, sodass mitunter auch nur ein Kriterium für die Diagnose ausreichen muss:

- Erstens kann eine eosinophile Pneumonie bestehen. Diese ist von den 3 typischen Befunden am häufigsten nachweisbar.
- Zweitens kann eine nekrotisierende Granulomatose mit eosinophilenreichem Infiltrat vorliegen.
- Drittens kann eine eosinophile Vaskulitis nachweisbar sein.

Am ehesten diagnostisch wegweisend ist die Kombination einer von Eosinophilen durchsetzten Parenchymnekrose mit einer eosinophilen Pneumonie. Abweichend von einem Abszess bei eosinophiler Pneumonie sind bei der EGPA zumindest fokal Epitheloidzellen sowie einzelne von den Einschmelzungen abgesetzte Granulome nachweisbar. Befunde einer Vaskulitis sind meist weniger prominent. Hier finden sich meist sehr begrenzte Nekrosen kleiner Gefäße mit reichlich eosinophilen Granulozyten (Abb. 27.5, 27.6 und 27.7).

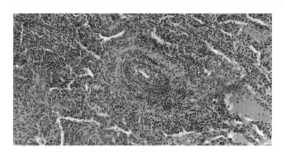

Abb. 27.5 Eosinophile Vaskulitis bei EGPA mit angrenzender eosinophiler Pneumonie (HE 200×)

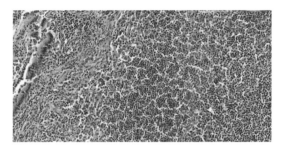

Abb. 27.6 Schwere eosinophile Pneumonie bei EGPA (HE 200×)

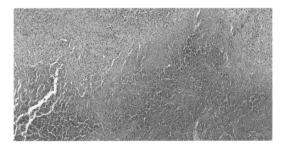

Abb. 27.7 Nekrotisierende Epitheloidzellgranulomatose bei EGPA (HE 100×)

27.2.4 Differenzialdiagnosen

Eine isolierte abszedierte eosinophile Pneumonie zeigt keine Granulome und lässt sich hierdurch von der EGPA abgrenzen, Das eosinophilenreiche Infiltrat ist zwar für eine infektiös bedingte Erkrankung, insbesondere eine Mykobakteriose, nicht wegweisend, dennoch sollten im Zweifel entsprechende Spezialfärbungen und ggf. auch eine molekularpathologische Analyse durchgeführt werden, um keine Erreger zu übersehen.

Literatur

Begum S, Srinivasan S, Kathirvelu S, Vaithy A (2020) Limited granulomatosis with polyangiitis presenting as an isolated lung lesion. Indian J Pathol Microbiol 63(4):611–614. https://doi.org/10.4103/IJPM.IJPM_831_19

Castañer E, Alguersuari A, Andreu M, Gallardo X, Spinu C, Mata JM (2012) Imaging findings in pulmonary vasculitis. Semin Ultrasound CT MR 33(6):567–579. https://doi.org/10.1053/j.sult.2012.05.001

Churg A, Müller NL (2014) Atlas of interstitial lung disease pathology. Philadelphia, S 184 f

Feragalli B, Mantini C, Sperandeo M, Galluzzo M, Belcaro G, Tartaro A, Cotroneo AR (2016) The lung in systemic vasculitis: radiological patterns and differential diagnosis. Br J Radiol 89(1061):20150992. https://doi.org/10.1259/bjr.20150992. Epub 2016 Feb 15. PMID: 26876879; PMCID: PMC4985478

Gal AA, Velasquez A (2002) Antineutrophil cytoplasmic autoantibody in the absence of Wegener's granulomatosis or microscopic polyangiitis: implications for the surgical pathologist. Mod Pathol 15(3):197–204. https://doi.org/10.1038/modpathol.3880516

Groh M, Pagnoux C, Baldini C, Bel E, Bottero P, Cottin V, Dalhoff K, Dunogué B, Gross W, Holle J, Humbert M, Jayne D, Jennette JC, Lazor R, Mahr A, Merkel PA, Mouthon L, Sinico RA, Specks U, Vaglio A, Wechsler ME, Cordier JF, Guillevin L (2015) Eosinophilic granulomatosis with polyangiitis (Churg-Strauss) (EGPA) Consensus Task Force recommendations for evaluation and management. Eur J Intern Med 26(7):545–553. https://doi.org/10.1016/j.ejim.2015.04.022. Epub 2015 May 9

Gurney JW et al (2009) Specialty imaging – HRCT of the lung. Salt Lake City 2:2–5, 3: 166–171

Gurney JW et al (2009) Specialty Imaging – HRCT of the Lung. Salt Lake City 36/37(3):250/351

Hashizume H, Sano Y, Furukawa S, Imokawa S (2020) Eosinophilic granulomatosis with polyangiitis mimicking coronavirus disease 2019: a case report. J Eur Acad Dermatol Venereol 34(10):e557–e559. https://doi.org/10.1111/jdv.16705. Epub 2020 Jun 29. PMID: 32495957; PMCID: PMC7300604

Hellmich B, Holle J, Moosig F (2022) Eosinophile Granulomatose mit Polyangiitis: Update zu Klassifikation und Management. Z Rheumatol 81(4):286–299. https://doi.org/10.1007/s00393-021-01153-6. Epub 2022 Jan 24

Kamp JC, Suhling H, Ramthor M, Hinrichs JB, Soudah B, Adel J, Welte T, Ringshausen FC (2021) Eosinophile Granulomatose mit Polyangiitis mit pulmonaler und kardialer Beteiligung. Pneumologie 75(1):33–38. https://doi.org/10.1055/a-1209-4292. Epub 2020 Jul 24

Katzenstein A-L (2016) Diagnostic atlas of non-neoplastic lung disease. New York, S 131 ff

Katzenstein AL, Locke WK (1995) Solitary lung lesions in Wegener's granulomatosis. Pathologic findings and clinical significance in 25 cases. Am J Surg Pathol 19(5):545–552

Leslie KO, Wick MR (2018) Practical pulmonary pathology – a diagnostic approach. Philadelphia, S 367 ff

Leslie KO, Wick MR (2018) Practical pulmonary pathology – a diagnostic approach. Philadelphia, S 377 ff

Mouthon L, Dunogue B, Guillevin L (2014) Diagnosis and classification of eosinophilic granulomatosis with polyangiitis (formerly named Churg-Strauss syndrome). J Autoimmun 48–49:99–103. https://doi.org/10.1016/j.jaut.2014.01.018. Epub 2014 Feb 12. Erratum in: J Autoimmun. 2014 Dec;55:94.

Mukhopadhyay S (2016) Non-neoplastic pathology. Cambridge, S 91 f, 378

Mukhopadhyay S, Gal AA (2010) Granulomatous lung disease: an approach to the differential diagnosis. Arch Pathol Lab Med 134(5):667–690. https://doi.org/10.5858/134.5.667

Ohshimo S, Guzman J, Costabel U, Bonella F (2017) Differential diagnosis of granulomatous lung disease: clues and pitfalls: Number 4 in the Series „Pathology for the clinician" Edited by Peter Dorfmüller and Alberto Cavazza. Eur Respir Rev 26(145):170012. https://doi.org/10.1183/16000617.0012-2017

Popper HH (2002) Bronchiolotis obliterans. Verhandlungen der Deutschen Gesellschaft für Pathologie 86:101–106

Sacoto G, Boukhlal S, Specks U, Flores-Suárez LF, Cornec D (2020) Lung involvement in ANCA-associated vasculitis. Presse Med 49(3):104039. https://doi.org/10.1016/j.lpm.2020.104039. Epub 2020 Jul 7

Stellmacher F, Perner S (2021) Übersicht: Granulomatöse Erkrankungen der Lunge. Pathologe 42(1):64–70. https://doi.org/10.1007/s00292-020-00893-7. Epub 2021 Jan 21

Stellmacher F, Swiatlak A, Jonigk D (2020) Histologie der Differenzialdiagnosen granulomatöser bzw. granulomartiger Erkrankungen der Lunge. Allergologie 43(10):404–418

Suster DI, Suster S (2021) Biopsy Interpretation of the Lung. Philadelphia, S 81 ff

Tabb ES, Duncan LM, Nazarian RM (2021) Eosinophilic granulomatosis with polyangiitis: cutaneous clinical and histopathologic differential diagnosis. J Cutan Pathol 48(11):1379–1386. https://doi.org/10.1111/cup.14065. Epub 2021 Jun 6

Travis WD, Hoffman GS, Leavitt RY, Pass HI, Fauci AS (1991) Surgical pathology of the lung in Wegener's granulomatosis. Review of 87 open lung biopsies from 67 patients. Am J Surg Pathol 15(4):315–333. https://doi.org/10.1097/00000478-199104000-00001

Trivioli G, Terrier B, Vaglio A (2020) Eosinophilic granulomatosis with polyangiitis: understanding the disease and its management. Rheumatology (Oxford) 59(Suppl 3):iii84–iii94. https://doi.org/10.1093/rheumatology/kez570

Wu EY, Hernandez ML, Jennette JC, Falk RJ (2018) Eosinophilic granulomatosis with polyangiitis: clinical pathology conference and review. J Allergy Clin Immunol Pract 6(5):1496–1504. https://doi.org/10.1016/j.jaip.2018.07.001

Langerhans-Zell-Histiozytose (LCH)

28

Florian Stellmacher und Sven Roger Perner

Inhaltsverzeichnis

- Ausschließlich aktive Raucher bzw. Ex-Raucher betroffen, Altersgipfel 4. Lebensdekade
- Noduläre, in die Septen ausstrahlende Langerhans-Zell-Cluster mit begleitenden eosinophilen Granulozyten
- Proliferierendes Stadium mit typischer Morphologie
- Fibrosierendes Stadium mit zentraler Vernarbung und Langerhans-Zellen in der Peripherie

F. Stellmacher (✉)
überörtliche Berufsausübungsgemeinschaft, HPH
Institut für Pathologie und Hämatopathologie,
Kiel, Deutschland
e-mail: stellmacher@hp-hamburg.de

S. R. Perner
Zentrum für ambulante Onkologie Tübingen,
Tübingen, Deutschland

Durch die Proliferation monoklonaler Langerhans-Zellen, die sich granulomartig im Interstitium der Lungen zusammenlagern, entstehen bei der pulmonalen Langerhans-Zell-Histiozytose (LCH) netz- und knötchenartige Veränderungen der Lungen, die in eine Fibrose übergehen können. Es sind ausschließlich Raucher bzw. Ex-Raucher betroffen.

28.1 Klinik

Typisch sind „Raucher"-Husten und Dyspnoe. Die Erkrankung kann sowohl progressiv verlaufen und in eine Fibrose übergehen als auch stabil bleiben oder ausheilen. In erster Linie sollen die Patienten aufhören zu rauchen. Über die Hälfte der Betroffenen weist eine BRAF-(V600E-)Mutation auf, bei allen liegt außerdem eine ERK-Phosphorylierung vor, sodass inzwischen von einer entzündlichen hämato-

F. Stellmacher et al. (Hrsg.), *Pathologie nicht-neoplastischer Lungenerkrankungen*,
https://doi.org/10.1007/978-3-662-67073-6_28

logischen Neoplasie ausgegangen wird, bei der in refraktärem Verlauf auch eine Anti-BRAF-Therapie inzidiert ist.

28.2 Radiologie

Im Röntgenbild wird eine retikulonoduläre Verschattung der Lungen mit Betonung der oberen und mittleren Abschnitte gefunden. Auch hier ist der Hinweis auf eine Raucheranamnese zusätzlich hilfreich. Die HRCT weist zusätzlich Zysten mit zunehmender Fibrosierung nach, die im Endstadium einem schweren Emphysem entsprechen können.

28.3 Histologie

Empfohlene Färbungen: HE, EvG, S100, CD1a, Langerin, CD68 (zur DD)

Mikroskopisch finden sich knotige oder fleckförmige Aggregate von Langerhans-Zellen innerhalb fibrös verbreiterter, vor allem peribronchiolärer Septen. Ferner sind eosinophile Granulozyten, z. T. pigmentierte Makrophagen und Rundzellen vorhanden. Zusätzlich werden im Verlauf durch eine Dilatation von Bronchusästen

zentrale zystische Kavitationen ausgebildet. Die Langerhans-Zellen liegen in größeren, teilweise sternförmig in die Septen ausstrahlenden Clustern vor und imponieren makrophagenartig mit unauffälligen, teilweise bohnenartig gekrümmten Kernen und einem mäßig breiten eosinophilen Zytoplasma. Immunhistochemisch exprimieren sie CD1a, S-100 und Langerin.

Das Ausmaß der Fibrose kann sehr unterschiedlich sein, insbesondere an Biopsien aus stark fibrosierten oder vernarbten Herden kann es schwierig sein, die Diagnose korrekt zu stellen, da dann nur relativ wenige Langerhans-Zellen, z. T. gemischt mit sog. Rauchermakrophagen, vorliegen. Hierbei kann ein proliferatives Stadium von einem fibrosierenden und entsprechend zellärmeren Stadium abgegrenzt werden. Da Langerhans-Zellen auch physiologisch im Lungengewebe vorkommen, ist insbesondere der noduläre Charakter der Läsion mit einem angedeutet sternförmigen Ausstrahlen in die Septen diagnostisch wegweisend. Das angrenzende Lungengewebe kann traktionsbedingt mehr oder weniger stark emphysematisch verändert sein. Rauchertypische Befunde einer respiratorischen Bronchiolitis oder auch eine Hyperplasie der Pneumozyten sind klassischerweise gleichzeitig nachweisbar (Abb. 28.1a, b und 28.2a, b).

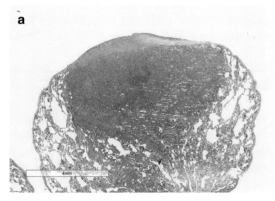
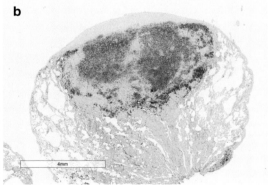

Abb. 28.1 (**a**) Lungenkeil mit einem Herd einer floriden Langerhans-Zell-Histiozytose: zellreiches Zentrum und ebenfalls relativ zellreicher Randbereich mit in die Septen auswandernden Langerhans-Zellen (HE). (**b**) Derselbe Herd in der CD1a-Immunhistochemie. Hier werden überwiegend Langerhans-Zellen im Zentrum, weniger dann im Randbereich markiert

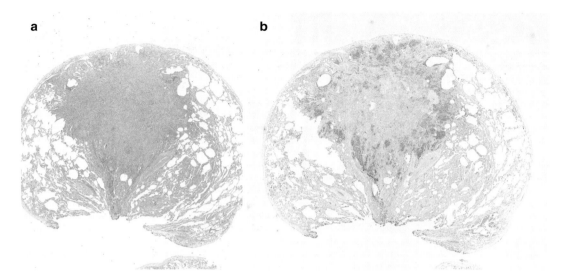

Abb. 28.2 (**a**) Lungenkeil mit einem älteren Herd einer Langerhans-Zell-Histiozytose im fibrosierenden Stadium. Das Zentrum erscheint durch die Bindegewebsvermehrung rötlicher und ist zellärmer (HE). (**b**) Derselbe Herd in der CD1a-Immunhistochemie. Die an den Rand gedrängten Langerhans-Zellen werden kräftig markiert, im Zentrum sind aber nur noch wenige Langerhans-Zellen verblieben

28.4 Differenzialdiagnosen

Differenzialdiagnostisch kommt eine eosinophile Pneumonie (EP) in Betracht, sofern viele Eosinophile vorhanden sind. Pneumokoniosen weisen reichlich CD68-positive Makrophagen auf, wobei außerdem typischerweise keine Staubeinschlüsse der Langerhans-Zellen nachweisbar sind. Selten kann auch ein lepidisches Adenokarzinom bei starker Hyperplasie der Pneumozyten bzw. kuboiden Metaplasien des Alveolarepithels in die Differenzialdiagnose einfließen (Abb. 28.3, 28.4, 28.5 und 28.6).

Abb. 28.3 Langerhans-Zell-Histiozytose mit Fibrosierungen. Das unterschiedlich zellreiche Infiltrat setzt sich aus Lymphozyten, eosinophilen Granulozyten, hier z. T. pigmentierten Makrophagen sowie Langerhans-Zellen zusammen; Letztere sind hier zunächst aber schwer abgrenzbar (HE 100×)

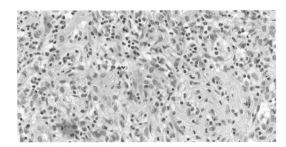

Abb. 28.4 Derselbe Schnitt mit hier deutlich erkenn-baren Langerhans-Zellen, die von eosinophilen Granulo-zyten und Lymphozyten begleitet werden (HE 400×)

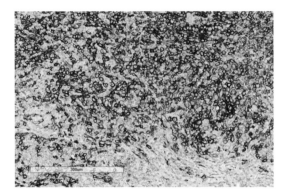

Abb. 28.5 Langerhans-Zellen in der CD1a-Immunhistochemie (100×)

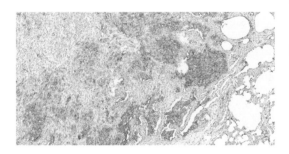

Abb. 28.6 Langerhans-Zellen in der S100-Immunhistochemie (100×)

Literatur

Berres ML, Lim KP, Peters T, Price J, Takizawa H, Salmon H, Idoyaga J, Ruzo A, Lupo PJ, Hicks MJ, Shih A, Simko SJ, Abhyankar H, Chakraborty R, Leboeuf M, Beltrão M, Lira SA, Heym KM, Bigley V, Collin M, Manz MG, McClain K, Merad M, Allen CE (2014) BRAF-V600E expression in precursor versus differentiated dendritic cells defines clinically distinct LCH risk groups. J Exp Med 211(4):669–683. https://doi.org/10.1084/jem.20130977. Epub 2014 Mar 17. Erratum in: J Exp Med. 2015 Feb 9;212(2):281. PMID: 24638167; PMCID: PMC3978272

Butt YM, Tazelaar HD (2022) Atlas of pulmonary pathology. Wolters Kluwer, Philadelphia, S 520 f

Churg A, Müller NL (2014) Atlas of interstitial lung disease pathology. Wolters Kluwer Health, Philadelphia, S 82 ff

Epstein I (2017) Differential diagnoses in surgical pathology: pulmonary pathology. Lippincott Williams & Wilkins, Philadelphia, S 61 f

Gurney JW et al (2009) Specialty imaging – HRCT of the lung, Bd 3. Lippincott Williams & Wilkins, Philadelphia, S 264 ff

Katzenstein A-L (2016) Diagnostic atlas of non-neoplastic lung disease. DEMOS Medical, New York, S 36 ff

Kobayashi M, Tojo A (2018) Langerhans cell histiocytosis in adults: advances in pathophysiology and treatment. Cancer Sci 109(12):3707–3713. https://doi.org/10.1111/cas.13817. Epub 2018 Oct 30. PMID: 30281871; PMCID: PMC6272080

Mukhopadhyay S (2016) Non-neoplastic pathology. Cambridge University Press, Cambridge, S 229 ff

Picarsic J, Jaffe R (2015) Nosology and pathology of langerhans cell histiocytosis. Hematol Oncol Clin North Am 29(5):799–823. https://doi.org/10.1016/j.hoc.2015.06.001. PMID: 26461144

Radzikowska E (2017) Pulmonary Langerhans' cell histiocytosis in adults. Adv Respir Med 85(5):277–289. https://doi.org/10.5603/ARM.a2017.0046. Epub 2017 Oct 30

Sabina Berezowska

Inhaltsverzeichnis

- Schwere pulmonale Virusinfekte manifestieren sich histologisch häufig in Form eines diffusen Alveolarschadens (DAD) oder einer interstitiellen Pneumonie.
- Eine nekrotisierenden Bronchitis/Bronchiolitis sollte an eine virale Genese denken lassen.
- Zytopathische Veränderungen (Einschlüsse, Riesenzellen) sind charakteristisch, jedoch nicht spezifisch für unterschiedliche virale Ätiologien (CMV, HSV/VZV, Masern), und die Diagnose sollte durch zusätzliche Untersuchungen bestätigt werden (IHC, ISH, PCR, konventionelle mikrobiologische Untersuchungen).

Schwere virale Pneumonien spielen v. a. in der Patientengruppe der Kinder und immunsupprimierten Personen eine große Rolle. Neben der Methodik der mikrobiologischen Diagnostik können Pathologinnen und Pathologen durch histomorphologische Unter-

S. Berezowska (✉)
Institut Universitaire de Pathologie, Centre hospitalier universitaire vaudois (CHUV) et Université de Lausanne, Lausanne, Schweiz
e-mail: Sabina.Berezowska@chuv.ch

F. Stellmacher et al. (Hrsg.), *Pathologie nicht-neoplastischer Lungenerkrankungen*,
https://doi.org/10.1007/978-3-662-67073-6_29

suchungen wegweisend zur Diagnosefindung beitragen. Virale Pneumonien prädisponieren auch für eine sekundäre, durch Bakterien oder Pilze verursachte Infektion, sodass auch „Läuse und Flöhe" vorliegen können. Die Diagnose einer bakteriellen Pneumonie oder Pilzpneumonie schließt eine zugrunde liegende virale Genese der Erkrankung somit nicht aus.

29.1 Klinik

Klinisch leiden die Patienten häufig an Fieber, Kopfschmerzen, Myalgien und Husten, der im Gegensatz zu bakteriellen Pneumonien meistens nicht produktiv ist.

29.2 Histologie

Grundsätzlich reagiert die Lunge auf virale pulmonale Infekte vor allem in Form einer interstitiellen Pneumonie mit Leukozyteninfiltraten in den Alveolarsepten, einer nekrotisierenden Bronchitis/Bronchiolitis oder oft auch in Form eines diffusen Alveolarschadens (DAD), der zum Zeitpunkt der Untersuchung in unterschiedlichen Phasen vorliegen kann (siehe Kap. 11). Dabei ist das zeitgleiche Auftreten einer nekrotisierenden Bronchitis/Bronchiolitis bei DAD ein Hinweis auf eine virale Genese. Im Rahmen einer Pneumonie – ausgelöst durch Influenza-, Parainfluenza-, humanes Metapneumovirus und Respiratorisches-Synzytial-Virus (RSV) – findet sich häufig eine interstitielle Pneumonie, die durch leukozytäre Infiltrate in den Alveolarwänden charakterisiert ist. Die DNA-Viren der Herpesviridae-Gruppe (CMV, HSV, VZV) und der Adenoviren führen eher zu einer nekrotisierenden Bronchiolitis. Zytomegalievirus (CMV), Herpes-simplex-Virus (HSV) und Varizella-Zoster-Virus (VZV) produzieren während Ihrer Proliferation in den Zellen charakteristische Aggregate von Nukleoproteinen und Virionen, die „Inklusionen" genannt werden.

Da die jeweiligen histologischen Charakteristika und auch die zytopathischen Veränderungen nicht spezifisch sind, sollte die Diagnose durch z. B. immunhistochemische Untersuchungen, In-situ-Hybridisierung oder Sequenzierung bestätigt werden. Spezifische Antikörperuntersuchungen und generelle Konsiluntersuchungen können z. B. durch das Robert-Koch Institut in Deutschland oder auch durch das Center for Disease Control and Prevention (CDC) in den USA durchgeführt werden (Kontakt an: CDC Infectious Disease Pathology Branch).

29.3 Zytomegalievirus-(CMV-) Pneumonie

Charakteristisch für eine CMV-Infektion sind Inklusionen vom „Cowdry A"-Typ. Dies sind intranukleäre, dunkelrote oder lilafarbene Inklusionen, die von einem Halo umgeben werden und das Chromatin nach peripher verdrängen. Die Halo-Bildung ist dabei ein unspezifisches Fixierungsartefakt, das auch bei anderen Virusinfekten auftreten kann. Es kommen auch zytoplasmatische Inklusionen in Form von kleinen, lilafarbenen Granula vor, die jedoch weniger prominent sind. Infiziert werden Makrophagen, Pneumozyten, Endothelien oder Fibroblasten, die dann vergrößert sind und die oben beschriebenen Inklusionen aufweisen können. CMV-spezifische Antikörper sind für den immunhistochemischen Gebrauch kommerziell zu erhalten und werden breit eingesetzt (Abb. 29.1a–c).

Eine CMV-Pneumonie kann zwar mit einer DAD einhergehen oder sogar Nekrosen zeigen, oft findet sich jedoch keine Gewebereaktion oder lediglich eine geringe chronische interstitielle Entzündung. Wichtig ist es in Betracht zu ziehen, dass eine CMV-Pneumonie v. a. bei Immunsupprimierten auftritt und eine Koinfektion mit z. B. *Pneumocystis jiroveci*, Histoplasmen, Kryptokokken oder Mykobakterien keine Seltenheit ist.

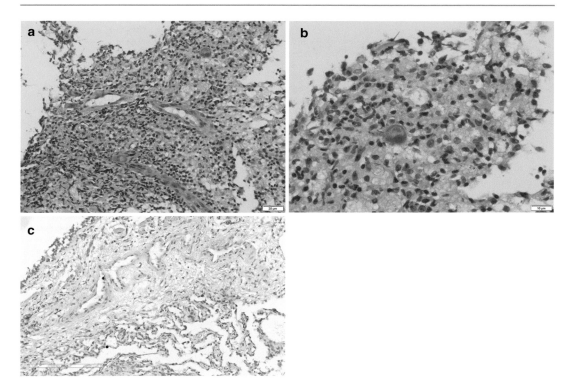

Abb. 29.1 (a–c) CMV-Pneumonie. Bereits HE-morphologisch (**a. b**) finden sich stark vergrößerte Zellen mit intranukleären und intrazytoplasmatischen In-klusionen. (**c**) Die Zellen sind positiv in der immunhisto-chemischen Färbung gegen CMV. (Mit freundlicher Genehmigung von Prof. Danny Jonigk)

29.4 Herpes-simplex- und Varizella-Zoster-Pneumonie (HSV/VZV)

HSV-1 und HSV-2 sind eng verwandt und können beide die Lungen infizieren. Oft findet sich zeitgleich eine Herpes-Tracheitis und/oder Herpes-Ösophagitis. Makroskopisch sind die Lungen schwer, blutgestaut und zeigen kleine, gut umschriebene, nekrotische Knötchen bis 3 mm Durchmesser, deren mikroskopische Korrelate bronchiolozentrische Nekrosen sind. Auch eine interstitielle Pneumonie und DAD treten häufig auf. Zytopathische Effekte betreffen Einzelzellen und multinukleäre Zellen (im Plattenepithel) und imponieren als große, glasige Inklusionen oder Inklusionen vom Cowdry-A-Typ (Abb. 29.2). Eine Pneumonie ist die häufigste Komplikation einer VZV-Infektion im Erwachsenenalter. Makroskopisch und mikroskopisch findet sich ein Bild wie bei HSV-Infektion. Für HSV und VZV sind Antikörper für den immunhistochemischen Gebrauch kommerziell zu erhalten.

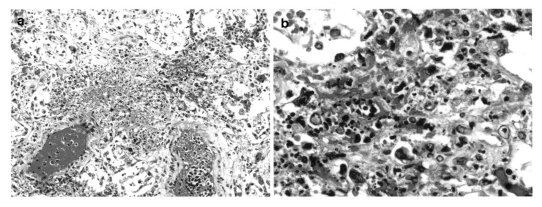

Abb. 29.2 (**a**, **b**) HSV-Pneumonie mit kleinen Nekrosen in der Übersichtsvergrößerung (**a**) und den typischen zytopathischen Veränderungen mit glasigen lila Kern-inklusionen (**b**). (Mit freundlicher Genehmigung von Dr. Sanjay Mukhopadhyay)

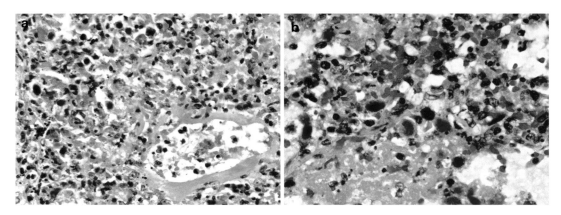

Abb. 29.3 (**a**, **b**) Adenovirus-Pneumonie in Form eines DAD mit Nachweis von hyalinen Membranen (oben), karyorrhektischem Debris und dem verwaschenen Kern-chromatin infizierter Zellen. (Mit freundlicher Genehmigung von Dr. Sanjay Mukhopadhyay)

29.5   Adenovirus-Pneumonie

Adenoviren sind DNA-Viren, die häufiger und v. a. bei Kindern Infekte der oberen Atemwege auslösen. Adenovirus-Pneumonien sind selten und manifestieren sich dann häufig in Form eines DAD. Oft findet sich auch eine nekrotisierende Bronchiolitis mit Einbeziehung der angrenzenden Alveoli, die durch sehr kleine Nekroseherde und karyorrhektischem Debris in den Lumina auffallen kann. Die typischen zytopathischen Ver-änderungen bestehen aus großen, homogenen, basophilen oder amphophilen Kerninklusionen, die den Kern ausdehnen und zum typischen verwaschenen Kernchromatin führen (Abb. 29.3). Zudem wurden in der frühen Infektphase auch Inklusionen beschrieben, die dem Typ „Cowdry A" (siehe Abschn. 29.3) entsprechen oder diesem zumindest sehr ähnlich sind. Da die Inklusionen nicht spezifisch sind, sollte die Diagnose mit Hilfe weiterer Methoden verifiziert werden, z. B. mittels Immunhistochemie.

29.6 Masernpneumonie

Das Masern-Virus ist ein RNA-Virus der Familie Paramyxoviridae und kann bei Ungeimpften eine lebensbedrohliche Pneumonie hervorrufen. Histologisch kann sich eine Masernpneumonie als interstitielle Pneumonie oder als DAD manifestieren. Charakteristisch sind dabei die multinukleären Riesenzellen mit/ohne intrazytoplasmatische und intranukleäre Inklusionen, die durch eine Fusion infizierter Zellen entstehen (Abb. 29.4). Diese Riesenzellen sind nicht gleichzusetzen mit den Warthin-Finkeldey-Riesenzellen in retikuloendothelialem Gewebe, die keine Inklusionen aufweisen. Der Nachweis von Riesenzellen in der Lunge ist jedoch nicht spezifisch, da sie z. B. auch bei RSV, Parainfluenza und humanem Metapneumovirus vorkommen.

Literatur

Jent P, Trippel M, Frey M, Pöllinger A, Berezowska S, Langer R, Furrer H, Béguelin C (2018) Fatal measles virus infection after rituximab-containing chemotherapy in a previously vaccinated patient. Open Forum Infect Dis 5(11):ofy244. https://doi.org/10.1093/ofid/ofy244. eCollection 2018 Nov. PMID: 30397623

Mukhopadhyay S (2000) Infections of the lung, nongranulomatous. In: Non-neoplastic pulmonary pathology: an algorithmic approach to histologic findings in the lung. Cambridge University Press, Cambridge, S 122–156

Pritt BS, Aubry MC (2017) Histopathology of viral infections of the lung. Semin Diagn Pathol 34(6):510–517. https://doi.org/10.1053/j.semdp.2017.06.005. Epub 2017 Jun 7. PMID: 28693907

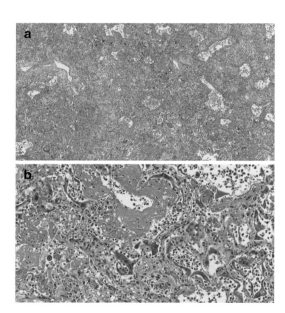

Abb. 29.4 (**a**, **b**) Masernpneumonie mit Nachweis eines DAD in teils bereits organisiertem Stadium, jedoch noch reichlich vorhandenen breiten hyalinen Membranen. In der Vergrößerung (**b**) die typischen multinukleären Riesenzellen. Bei diesem immunsupprimierten Patienten kam es trotz stattgehabter Masernimpfung zu einer Infektion und Masernpneumonie. (Klinische Beschreibung des Falls vgl. Jent et al. 2018)

Durch Pilze bedingte Pneumonien

30

Florian Stellmacher und Sven Roger Perner

Inhaltsverzeichnis

30.1 Pulmonale Aspergillose

- Die Patienten sind typischerweise immunsupprimiert oder mit schwerwiegender Grunderkrankung, insbesondere bei Neutropenie oder auch nach Organtransplantation.
- Die allergische bronchopulmonale Aspergillose (ABPA), die mit einer Eosinophilie und einer Mucoid Impaction vergesellschaftet ist, stellt keine Infektion im eigentlichen Sinne dar.
- Das Aspergillom ist radiologisch gut erkennbar, die Histologie leistet hier nur einen untergeordneten Beitrag zur Diagnose.

Der alleinige Nachweis von *Aspergillus*-Pilzen, insbesondere im Bronchialsekret, ist nicht mit einer Aspergillose im Sinne einer Infektion gleichzusetzen. Zu unterscheiden sind die Kontamination, z. B. durch Pilze im Arbeitskanal des Endoskops, die Kolonisation, also das Wachstum von Aspergillen im Bronchialsystem ohne echte Pathogenität oder mit primär immunologischer Wirkung, und die eigentliche Infektion, die wiederum unterschiedliche Erscheinungsformen haben kann.

F. Stellmacher (✉)
überörtliche Berufsausübungsgemeinschaft, HPH
Institut für Pathologie und Hämatopathologie,
Kiel, Deutschland
e-mail: stellmacher@hp-hamburg.de

S. R. Perner
Zentrum für ambulante Onkologie Tübingen,
Tübingen, Deutschland

© Der/die Autor(en), exklusiv lizenziert an Springer-Verlag GmbH, DE, ein Teil von Springer
Nature 2024
F. Stellmacher et al. (Hrsg.), *Pathologie nicht-neoplastischer Lungenerkrankungen*,
https://doi.org/10.1007/978-3-662-67073-6_30

30.1.1 Klinik

Die Erkrankten leiden unter Husten und Luftnot, die mit Fieber und gelegentlich auch Hämoptysen einhergehen. Da die Mortalität einer invasiven Aspergillose hoch ist, ist die unmittelbare Einleitung einer antimykotischen Therapie sehr wichtig. Zur Diagnosesicherung kann der Galaktomannan-Test eingesetzt werden, der für Aspergillus-Spezies spezifisch ist und eine echte Infektion anzeigt.

30.1.2 Radiologie

Die invasive Aspergillose kann sich in jedem Lungenabschnitt manifestieren. Typisch sind ein oder mehrere Herde zwischen 6 mm und 3 cm Größe, die zentral hyperdens sind. Im Randbereich sind Milchglasverschattungen möglich. Prinzipiell können Muster einer Tuberkulose oder auch eines Abszesses vorliegen. Ferner kann radiologisch das Bild der Grunderkrankung führend sein, z. B. bei zystischer Fibrose oder Bronchusatresie. Das Aspergillom zeigt bildmorphologisch eine typische Kaverne mit einliegendem Fungusball (Abb. 30.1 und 30.2).

30.1.3 Histologie

Empfohlene Färbungen: HE, PAS, Versilberung (Grocott)

Voraussetzung für die Diagnose ist der mikroskopische Nachweis der Erreger. Diese sind zwischen 3 und 5 µm im Durchmesser groß und weisen typischerweise eine 45°-Verzweigung auf (90°-Verzweigungen sind typisch für die morphologisch ähnliche Mukormykose). Sofern die Pilze gut erhalten und zahlreich sind, sind diese schon in der HE-Färbung klar erkennbar und imponieren hier basophil. Häufig liegen sie büschelförmig, z. T. auch konvolutartig und dann entsprechend deformiert vor. Mit zunehmendem Ausmaß regressiver Veränderungen können die Aspergillen schwerer erkennbar sein. Hier leisten die PAS-Reaktion und ggf. die Versilberung (Grocott) gute Dienste, Letztere gerade dann, wenn nur wenige stark veränderte Pilze vorliegen. Die Pilze liegen meist ohne führende entzündliche Komponente innerhalb von nekrotischem Material. Beweisend für eine invasive Aspergillose ist der Einbruch der Pilze in Blutgefäße, wobei dann auch Thrombosen entstehen können. Oft sieht man auch Oxalatkristalle oder von diesen nach histologischer Aufarbeitung hinterlassene Lücken im Präparat. Bronchopneumonische Herde können assoziiert auftreten. Selten kommt es bei der Aspergillose zu einer nekrotisierenden epitheloidzelligen Granulomatose. Die nekrotisierende Tracheobronchitis ist prognostisch besonders ungünstig. Die chronische nekrotisierende Aspergillose zeigt in der Histologie meist keine Invasion des Lungengewebes. Bei pneumonischen Veränderungen des Lungengewebes können die Pilze mitunter kaum noch erkennbar sein. Zur Diagnosesicherung stehen

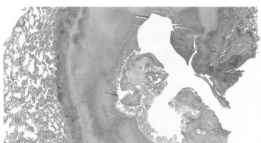

Abb. 30.2 Übersichtsaufnahme eines Aspergilloms. In der Lichtung liegt ein hier nur kleiner, aus Aspergillen bestehender „Fungusball". Die Höhle ist im rechten Abschnitt noch epithelialisiert, auf der linken Seite ist die Innenfläche ulzeriert. Die Wand besteht aus Debris, der nach außen hin gegenüber dem Lungengewebe durch eine chronisch-entzündliche und fibrosierte Membran begrenzt ist (HE)

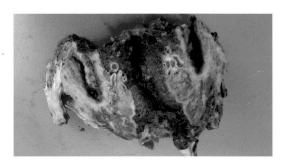

Abb. 30.1 Makrofoto eines Lobektomiepräparates mit einer Aspergillomhöhle (der hier gelegene Fungusball wurde leider vom Zuschneider entsorgt)

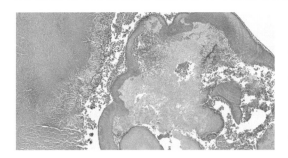

Abb. 30.3 Derselbe Schnitt in höherer Vergrößerung mit massenhaft Aspergillen innerhalb eines floriden entzündlichen Exsudats (HE)

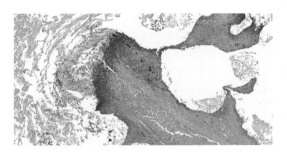

Abb. 30.4 Invasive Aspergillose (HE) mit diffus in das Gewebe einwachsenden Pilzen, die hier auch eine stärkere Arterie durchsetzen

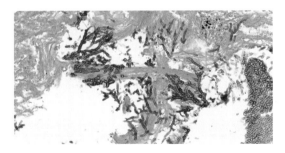

Abb. 30.5 Invasive Aspergillose (HE 400×)

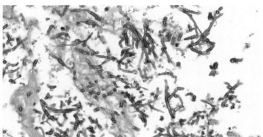

Abb. 30.6 Aspergillen mit 45°-verzweigten Hyphen (HE 600×)

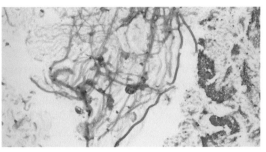

Abb. 30.7 Hochgradig regressiv veränderte Aspergillen bei ABPA (PAS 400×)

dann entsprechende molekularpathologische Tests zur Verfügung (Abb. 30.3, 30.4 und 30.5).

Der Krankheitswert der allergischen bronchopulmonalen Aspergillose liegt nicht in einer Infektion im eigentlichen Sinne, sondern beruht auf immunologischen Prozessen, die durch das Vorhandensein der Pilze im Bronchialsystem hervorgerufen werden. Hier sind vor allem eine Schleimhaut-Eosinophile sowie das sog. „allergi-

sches Muzin" mit Nachweis eosinophiler Granulozyten, Makrophagen und von Charcot-Leyden-Kristallen führend. Im Vollbild entwickelt sich eine Mucoid Impaction (siehe Kap. 8).

Das Aspergillom stellt einen durch Aufweitung eines Bronchusastes entstandenen kavitierten Herd mit zentral gelegenen Pilzen in Form eines sog. Fungusballes dar und lässt sich meistens schon radiologisch sicher diagnostizieren. Die oft im Zentrum bereits fortgeschritten regressiv veränderten Aspergillen liegen in der Bronchuslichtung. Die Schleimhaut zeigt eine starke chronisch-entzündliche Infiltration, wobei auch unterschiedlich zahlreich Eosinophile untermischt sein können. Makrophagen sind meist in großer Menge vorhanden. Das an die Kaverne angrenzende Lungengewebe ist vernarbt und chronisch-entzündlich durchsetzt. Angrenzend kann eine organisierende Pneumonie (OP) erkennbar sein (Abb. 30.6 und 30.7).

30.2 Mukormykose

> • Prinzipiell gleichartige Veränderungen
>   wie bei einer Aspergillose
> • Pilze mit klassisch 90°-verzweigten Hy-
>   phen, die meist größer als die der Asper-
>   gillen sind
> • Infektion bei Immunkompromittierten
>   oft mit fulminatem tödlichen Verlauf

Die Mukormykose ist eine Pilzerkrankung aus dem Spektrum der Zygomykosen, zu denen auch *Absidia, Rhizopus* und *Rhizomucor* gehören. Obwohl der Begriff der Mukormykose obligat angewendet wird, verbirgt sich hinter der Infektion oft ein anderer Erreger mit analoger Morphologie, sodass eine ergänzende molekularpathologische Untersuchung angeraten ist.

30.2.1 Klinik

Erkrankte zeigen die Klinik einer Pneumonie mit Husten, Atemnot, Brustschmerz und häufig Fieber. Besonders gefährdet sind Patienten unter Chemotherapie oder unter hoher Glukokortikoidtherapie, an einer hämatologischen Neoplasie Erkrankte, aber auch Diabetiker mit Azidose.

30.2.2 Radiologie

Verschiedene Muster wie bei der Aspergillose, typisch mit Halo-Zeichen, werden gesehen.

30.2.3 Histologie

Empfohlene Färbungen: HE, bei Biopsien HE-Schnittstufen, PAS, Versilberung (Grocott, Gomori)

Die Mukormykose bzw. eine Infektion mit verwandten Pilzen zeigt histologische Veränderungen wie bei einer Aspergillose im Sinne einer floriden Pneumonie mit einer Knotenbildung, einer endobronchialen Pfropfbildung

oder auch einer Ausbildung von Fisteln oder nekrotischen Stenosen. Fokale Infektionen können auch im Bronchus-Anastomosenbereich nach Lungenresektionen auftreten und sind dann nur schwer beherrschbar. Typisch ist eine areaktive Nekrose, innerhalb derer die Erreger meist bereits HE-morphologisch nachweisbar sind. Mit 10–15 µm, gelegentlich sogar noch deutlich größer, sind die Hyphen dicker als bei Aspergillen. Charakteristisch ist die 90°-Verzweigung der Hyphen (Aspergillen 45°). Eine molekularpathologische Untersuchung zum Nachweis erregerspezifischer Gensequenzen oder In-situ-Verfahren zur exakten Artbestimmung werden empfohlen. Selten gelingt auch eine zytologische Sicherung (Abb. 30.8, 30.9, 30.10 und 30.11).

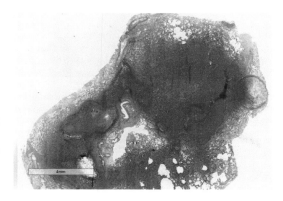

Abb. 30.8 Übersicht eines Lungenresektates mit ausgedehnter Einschmelzung im Bereich eines Bronchus (HE)

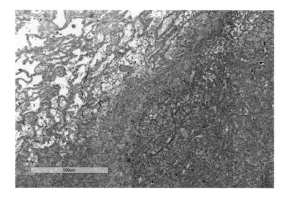

Abb. 30.9 Innerhalb von weitgehend areaktivem Nekrosematerial erkennt man hier überwiegend bereits regressiv veränderte Pilze, die auch das angrenzende Lungengewebe beginnend durchsetzen (HE 50×)

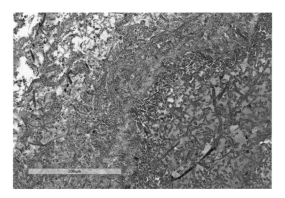

Abb. 30.10 Bei höherer Vergrößerung sind die im 90°-Winkel verzweigten Pilze gut erkennbar (HE 100×)

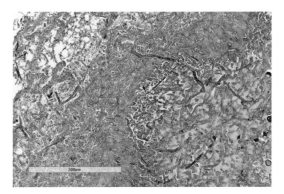

Abb. 30.11 Wie häufig bei Regressionsphänomenen, ist auch hier die PAS-Reaktion stark abgeschwächt, sodass sich die Pilze kaum anfärben lassen (PAS 100×)

30.3   *Pneumocystis jirovecii-* Pneumonie

- Typisch für Immunkompromittierte, insbesondere bei AIDS
- Klinik kann bei AIDS unspezifisch sub-akut sein, sodass der Befund dann über-raschend ist.

Die *Pneumocystis-jirovecii*-Pneumonie (PJP, vormals PcP) wurde früher bei AIDS häufiger ge-sehen, heute ist sie seltener, stellt aber bei AIDS-Patienten immer noch die wichtigste op-portunistische Infektion dar. Auch bei kleinen Kindern kann diese Infektion auftreten. Das radiologische Bild ist oft bereits so typisch, dass die Diagnose nicht regelmäßig histologisch untermauert werden muss. Die Diagnose ist prin-zipiell auch schon am Sputum zu stellen. Die alte Bezeichnung „*Pneumocystis carinii*" ist falsch, da beim Menschen eine andere Pilzspezies vor-liegt als bei Ratten, auf die der Name zurückzu-führen ist. Die Abkürzung „PcP" hält sich jedoch hartnäckig.

30.3.1 Klinik

Sofern der Immunstatus der Patienten eine ad-äquate Reaktion überhaupt zulässt, zeigen sich Fieber, ein nicht-produktiver Husten und Atem-not. Funktionsdiagnostisch liegt eine Hypoxie vor. Die Klinik kann aber auch nur schwach und unspezifisch, im Verlauf vage sein. Werden im Rahmen der Abklärung einer schon radiologisch wahrscheinlichen beidseitigen interstitiellen Pneumonie tatsächlich Erreger und spezifische Veränderungen nachgewiesen, muss immer eine mögliche HIV-Infektion abgeklärt werden. Dies sollte ggf. auch im Befund der Pathologie noch-mals erwähnt werden. Serologisch wird (1–3)-β-D-Glucan als Parameter herangezogen.

30.3.2 Radiologie

Das Röntgenbild zeigt diffuse bilaterale Milch-glasmuster, wobei isolierte Milchglasareale be-reits als deutlicher Hinweis zu werten sind. Mög-lich sind auch (kavitierte) Knoten und Zysten. Retikuläre Verschattungen werden häufig ge-funden.

30.3.3 Histologie

Empfohlene Färbungen: HE, PAS, Grocott, Immunhistochemie

Die PJP ist in ihrem Vollbild, insbesondere bei AIDS, bereits bei geringer Vergrößerung zu diagnostizieren. Etliche Alveolen sind von einem schwach-eosinophilen, PAS-positiven Sekret ausgefüllt, das einen auffällig schaumigen Charakter aufweist. Dies kann aber auch nur kleinherdig erkennbar sein. Bei höherer Vergrößerung zeigen sich im Sekret bläschenförmige Hohlräume, in deren Zentrum gelegentlich die winzigen Erreger erkennbar sein können. Die zur sexuellen Fortpflanzung befähigten Pilze liegen entweder in diesen zystischen Sporozoiten oder als freie Trophozoiten vor. Da die Erreger nur 1 μm groß und selbst nicht argyrophil sind, stützt sich die Diagnose meist auf den Nachweis der Sporozoiten, die in der Versilberung als schwarz-graue Zysten imponieren. Die winzigen freien Trophozoiten sind i. d. R. mikroskopisch im Schnitt nicht erkennbar. Eine Verwechslung mit *Cryptococcus neoformans* ist möglich, diese sind aber leichter erkennbar. Begleitend finden sich Makrophagen, allerdings sind weitere Entzündungszellen im Sekret selbst nicht typisch. Den unterschiedlich dicht lymphozytär durchsetzten, gelegentlich leicht fibrosierten Septen sitzen knopfartig aktivierte Typ-II-Pneumozyten auf. Gelegentlich finden sich z. T. sogar eindrucksvolle Verläufe mit ausgedehnter miliarer Granulombildung. Ein immunhistochemischer Erregernachweis ist verfügbar. Hoch-spezifisch ist ein entsprechender molekularpathologischer Erregernachweis. Eine reine Kolonisation durch Pneumozysten ohne pathogene Wirkung ist möglich und ggf. molekularpathologisch sogar unterscheidbar (Abb. 30.12, 30.13 und 30.14).

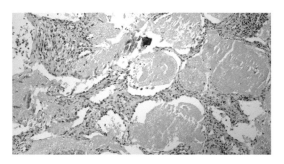

Abb. 30.12 Transbronchiale Biopsie mit einem für eine *Pneumocystis*-Infektion charakteristischen schaumigen Exsudat in den Alveolen, das hier zusätzlich noch Verkalkungen aufweist. Zwar finden sich hier neben gereizten Typ-2-Pneumozyten auch interstitielle Histiozyten-Cluster, Granulome sind aber nicht ausgebildet (HE 100×)

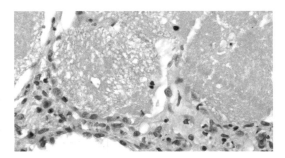

Abb. 30.13 Auch bei höherer Vergrößerung erscheinen die „Bläschen" des alveolären Exsudats optisch leer (HE 400×)

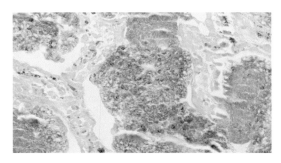

Abb. 30.14 Die Zysten lassen sich in der Versilberung darstellen (Grocott 400×)

Da die Patienten in der Immundefizienz natürlich auch empfänglich gegenüber weiteren Infektionen sind, sollte man immer auch bedenken, dass ggf. noch Zeichen einer weiteren Infektion vorhanden sein können.

Auch in der Lunge Gesunder können *Pneumocystis*-Erreger nachweisbar sein, was dann aber lediglich einer Kolonisation und keiner eigentlichen Infektion entspricht.

Literatur

Agarwal R (2009) Allergic bronchopulmonary aspergillosis. Chest 135(3):805–826. https://doi.org/10.1378/chest.08-2586

Agarwal R, Muthu V, Sehgal IS, Dhooria S, Prasad KT, Aggarwal AN (2022) Allergic bronchopulmonary aspergillosis. Clin Chest Med 43(1):99–125. https://doi.org/10.1016/j.ccm.2021.12.002. PMID: 35236565

Bakshi NA, Volk EE (2001) Pulmonary mucormycosis diagnosed by fine needle aspiration cytology. A case report. Acta Cytol 45(3):411–414. https://doi.org/10.1159/000327640. PMID: 11393076

Bateman M, Oladele R, Kolls JK (2020) Diagnosing Pneumocystis jirovecii pneumonia: a review of current methods and novel approaches. Med Mycol 58(8):1015–1028. https://doi.org/10.1093/mmy/myaa024. PMID: 32400869; PMCID: PMC7657095

Bigot J, Guillot L, Guitard J, Ruffin M, Corvol H, Balloy V, Hennequin C (2020) Bronchial epithelial cells on the front line to fight lung infection-causing *Aspergillus fumigatus*. Front Immunol 22(11):1041. https://doi.org/10.3389/fimmu.2020.01041. PMID: 32528481; PMCID: PMC7257779

Blot SI, Taccone FS, Van den Abeele AM, Bulpa P, Meersseman W, Brusselaers N, Dimopoulos G, Paiva JA, Misset B, Rello J, Vandewoude K, Vogelaers D, AspICU Study Investigators (2012) A clinical algorithm to diagnose invasive pulmonary aspergillosis in critically ill patients. Am J Respir Crit Care Med 186(1):56–64. https://doi.org/10.1164/rccm.201111-1978OC. Epub 2012 Apr 19. Erratum in: Am J Respir Crit Care Med. 2012 Oct 15;186(8):808.

Butt YM, Tazelaar HD (2022) Atlas of pulmonary pathology. Wolters Kluwer, Philadelphia, S 428 f

Carrafiello G, Laganà D, Nosari AM, Guffanti C, Morra E, Recaldini C, D'Alba MJ, Sonvico U, Vanzulli A, Fugazzola C (2006) Utility of computed tomography (CT) and of fine needle aspiration biopsy (FNAB) in early diagnosis of fungal pulmonary infections. Study of infections from filamentous fungi in haematologically immunodeficient patients. Radiol Med 111(1):33–41. English, Italian. PMID: 16623303. https://doi.org/10.1007/s11547-006-0004-9

Del Corpo O, Butler-Laporte G, Sheppard DC, Cheng MP, McDonald EG, Lee TC (2020) Diagnostic accuracy of serum (1-3)-β-D-glucan for Pneumocystis jirovecii pneumonia: a systematic review and meta-analysis. Clin Microbiol Infect 26(9):1137–1143. https://doi.org/10.1016/j.cmi.2020.05.024. Epub 2020 May 30. PMID: 32479781

Denning DW, Cadranel J, Beigelman-Aubry C, Ader F, Chakrabarti A, Blot S, Ullmann AJ, Dimopoulos G, Lange C (2016) European Society for Clinical Microbiology and Infectious Diseases and European Respiratory Society. Chronic pulmonary aspergillosis: rationale and clinical guidelines for diagnosis and management. Eur Respir J 47(1):45–68. https://doi.org/10.1183/13993003.00583-2015

Dermawan JK, Ghosh S, Mukhopadhyay S (2020) Expanding the spectrum of chronic necrotising (semi-invasive) aspergillosis: a series of eight cases presenting as radiologically solid lung nodules mimicking malignancy. Histopathology 76(5):685–697. https://doi.org/10.1111/his.14037. Epub 2020 Mar 17

Diaz-Abad M, Robinett KS, Lasso-Pirot A, Legesse TB, Khambaty M (2021) Granulomatous *Pneumocystis jiroveci* pneumonia in an HIV-positive patient on antiretroviral therapy: a diagnostic challenge. Open Respir Med J 15:19–22. https://doi.org/10.2174/1874306402115010019. PMID: 34249178; PMCID: PMC8227459

El-Baba F, Gao Y, Soubani AO (2020) Pulmonary aspergillosis: what the generalist needs to know. Am J Med 133(6):668–674. https://doi.org/10.1016/j.amjmed.2020.02.025. Epub 2020 Mar 30

Fishman JA (2020) Pneumocystis jiroveci. Semin Respir Crit Care Med 41(1):141–157. https://doi.org/10.1055/s-0039-3399559. Epub 2020 Jan 30. PMID: 32000290.

Gago S, Denning DW, Bowyer P (2019) Pathophysiological aspects of Aspergillus colonization in disease. Med Mycol 57(Supplement_2):S219–S227. https://doi.org/10.1093/mmy/myy076. PMID: 30239804.

Gurney JW et al (2009) Specialty imaging – HRCT of the lung. Salt Lake City 3:22–27

Gurney JW et al (2009) Specialty imaging – HRCT of the lung. Salt Lake City 3:52–57

Huang L, Cattamanchi A, Davis JL, den Boon S, Kovacs J, Meshnick S, Miller RF, Walzer PD, Worodria W, Masur H, International HIV-associated Opportunistic Pneumonias (IHOP) Study, Lung HIV Study (2011) HIV-associated Pneumocystis pneumonia. Proc Am Thorac Soc 8(3):294–300. https://doi.org/10.1513/pats.201009-062WR. PMID: 21653531; PMCID: PMC3132788

Jaggi TK, Ter SK, Mac Aogáin M, Chotirmall SH (2021) Aspergillus-associated endophenotypes in bronchiectasis. Semin Respir Crit Care Med 42(4):556–566. https://doi.org/10.1055/s-0041-1730947. Epub 2021 Jul 14. PMID: 34261180.

Kanj A, Abdallah N, Soubani AO (2018) The spectrum of pulmonary aspergillosis. Respir Med 141:121–131. https://doi.org/10.1016/j.rmed.2018.06.029. Epub 2018 Jul 3

Katzenstein A-L (2016) Diagnostic atlas of non-neoplastic lung disease. DEMOS Medical, New York, S 164

Katzenstein A-L (2016) Diagnostic atlas of non-neoplastic lung disease. DEMOS Medical, New York, S 169 ff

Leslie KO, Wick MR (2018) Practical pulmonary pathology – a diagnostic approach. Practical Elsevier, Philadelphia, S 187 ff

Leslie KO, Wick MR (2018) Practical pulmonary pathology – a diagnostic approach. Practical Elsevier, Philadelphia, S 191 ff

Liu L, Yuan M, Shi Y, Su X (2021) Clinical performance of BAL metagenomic next-generation sequence and serum (1,3)-β-D-glucan for differential diagnosis of *Pneumocystis jirovecii* Pneumonia and *Pneumocystis jirovecii* Colonisation. Front Cell Infect Microbiol 11:784236. https://doi.org/10.3389/fcimb.2021.784236. PMID: 35004353; PMCID: PMC8727434

Matsuo K, Miyake H, Iwatsubo S, Ikura Y (2022) Disseminated granulomatous Pneumocystis jirovecii pneumonia masquerading as miliary tuberculosis. Infection. https://doi.org/10.1007/s15010-022-01868-x. Epub ahead of print. PMID: 35718842

Mukhopadhyay S (2016) Non-neoplastic pathology. Cambridge University Press, Cambridge, S 25 f, 76, 127 ff

Mukhopadhyay S (2016) Non-neoplastic pathology. Cambridge University Press, Cambridge, S 126

Nam BD, Kim TJ, Lee KS, Kim TS, Han J, Chung MJ (2018) Pulmonary mucormycosis: serial morphologic changes on computed tomography correlate with clinical and pathologic findings. Eur Radiol 28(2):788–795. https://doi.org/10.1007/s00330-017-5007-5. Epub 2017 Aug 10. PMID: 28812135.

Nosari A, Anghilieri M, Carrafiello G, Guffanti C, Marbello L, Montillo M, Muti G, Ribera S, Vanzulli A, Nichelatti M, Morra E (2003) Utility of percutaneous lung biopsy for diagnosing filamentous fungal infections in hematologic malignancies. Haematologica 88(12):1405–1409. PMID: 14687995

Reid G, Lynch JP 3rd, Fishbein MC, Clark NM (2020) Mucormycosis. Semin Respir Crit Care Med 41(1):99–114. https://doi.org/10.1055/s-0039-3401992. Epub 2020 Jan 30. PMID: 32000287.

Richardson MD, Page ID (2017) Aspergillus serology: have we arrived yet? Med Mycol 55(1):48–55. https://doi.org/10.1093/mmy/myw116. Epub 2016 Nov 5. PMID: 27816904.

Stewart JI, D'Alonzo GE, Ciccolella DE, Patel NB, Durra H, Clauss HE (2014) Reverse halo sign on chest imaging in a renal transplant recipient. Transpl Infect Dis 16(1):115–118. https://doi.org/10.1111/tid.12166. Epub 2013 Dec 2. PMID: 24289813.

Suster DI, Suster S (2021) Biopsy Interpretation of the lung. Wolters-Kluver, Philadelphia, S 141 ff

Suster DI, Suster S (2021) Biopsy interpretation of the lung. Wolters-Kluver, Philadelphia, S 133 ff

Florian Stellmacher und Sven Roger Perner

Inhaltsverzeichnis

31.1 Aktinomykose

- Nekrotisierende und abszedierende Pneumonie
- *Actinomyces*-Drusen
- Mikrobiologischer Nachweis oft schwierig, daher ist die Histologie wichtig.

F. Stellmacher (✉)
überörtliche Berufsausübungsgemeinschaft, HPH
Institut für Pathologie und Hämatopathologie,
Kiel, Deutschland
e-mail: stellmacher@hp-hamburg.de

S. R. Perner
Zentrum für ambulante Onkologie Tübingen,
Tübingen, Deutschland

Die Aktinomykose wird durch Bakterien der Gattung *Actinomyces* (vormals fälschlich als „Strahlenpilze" bezeichnet) verursacht. Typischerweise werden die Erreger insbesondere von Immunkompetenten mit mangelhafter Zahnhygiene aus dem Mundraum aspiriert, woraufhin sie in der Lunge eine subakut beginnende Bronchopneumonie auslösen. Da die meist grampositiven Erreger überwiegend anaerob sind, gelingt ein mikrobiologischer Erregernachweis oft nicht. Entsprechend wichtig ist dann die histologische Diagnose.

31.1.1 Klinik

Die Aktinomykose führt zu einer subakut einsetzenden Bronchopneumonie mit der typischen Klinik einer bakteriellen Lungenentzündung mit produktivem Husten, Schmerzen, Luftnot und

F. Stellmacher et al. (Hrsg.), *Pathologie nicht-neoplastischer Lungenerkrankungen*,
https://doi.org/10.1007/978-3-662-67073-6_31

ggf. Fieber. Verdächtig sind insbesondere Patienten mit schlechter Zahnhygiene.

31.1.2 Radiologie

Eine segmentale Konsolidierung, ggf. mit Kavitation, wird als verdächtig auf eine Aktinomykose angesehen. Eine sekundäre Infektion eines Pneumolithen wird relativ häufig beobachtet.

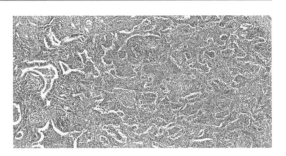

Abb. 31.2 Derselbe Schnitt, hier zu sehen das angrenzende Lungengewebe mit dichter florider, z. T. einschmelzender Entzündung (HE 70×)

31.1.3 Histologie

Empfohlene Färbungen: HE, PAS, Gram, ggf. ZN

Führend ist eine floride nekrotisierende, herdförmig abszedierende Pneumonie. Innerhalb eines eitrigen Entzündungsinfiltrates finden sich die bis 300 μm großen, HE-morphologisch basophilen Drusen, die aus fädigen, oft auch verzweigten schlanken Bakterien aufgebaut sind. Im Randbereich können stäbchenförmige, eosinophile Strukturen auffallen, bei denen es sich um Antigen-Antikörper-Komplexe handelt, was als Splendor-Hoeppli-Phänomen bezeichnet wird. Eine mikroskopische Unterscheidung von Nokardien kann schwierig sein, diese sind aber meist nicht verzweigt (Abb. 31.1, 31.2, 31.3 und 31.4).

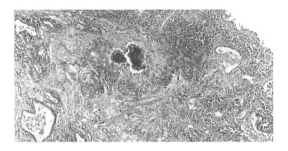

Abb. 31.3 Derselbe Schnitt, hier mit von einem kleinen Bronchiolus ausgehenden, invasiv das Gewebe durchsetzenden Aktinomyzeten (HE 100×)

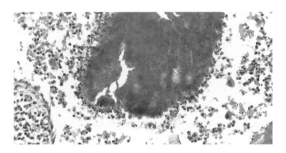

Abb. 31.4 Eine *Actinomyces*-Druse (HE 400×)

31.2 Nokardiose

- Nekrotisierende und abszedierende Pneumonie
- Die Diagnose muss mikroskopisch so schnell wie möglich gestellt werden, da Lebensgefahr besteht.
- Nokardien sind säurefest in der ZN-Färbung.

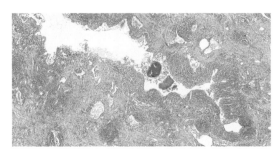

Abb. 31.1 *Actinomyces*-Drusen innerhalb eines hochgradig entzündlich veränderten Bronchiolus. Der Nachweis von Aktinomyzeten in der Lichtung beweist hier noch keine invasive Infektion (HE 40×)

Eine Nokardiose tritt meist bei Immundefizienten auf und geht mit einer der Aktinomykose ähnlichen Bronchopneumonie einher.

31.2.1 Klinik

Typisch ist eine fulminant verlaufende Pneumonie. Eine gefürchtete Komplikation ist die hämatogene Aussaat der Erreger mit sekundärem Befall des ZNS.

31.2.2 Radiologie

Eher größere Herdsetzung(en) mit Kavitationen werden als verdächtig angesehen. Das Bild kann wie eine *Mycobacterium avium*-Komplex-Infektion imponieren.

31.2.3 Histologie

Empfohlene Färbungen: HE, PAS, Gram, ggf. ZN

Die Nokardiose erzeugt eine floride nekrotisierende und abszedierende Pneumonie, die durch reichlich Makrophagen einen angedeutet granulomatösen Aspekt aufweisen kann, ohne dass klassische, gut geformte Granulome ausgebildet werden. Innerhalb der Nekrosen sind meist zahlreiche Erreger sichtbar. Die länglichen, schlanken Bakterien bilden nur selten Verzweigungen aus und zeigen keine dichten, eindeutigen Drusen wie die klassischen Aktinomyzeten, sondern eher spinnennetzartige, zum Rand hin noch lockerere Bakterienhaufen. Sie sind in der ZN-Färbung schwach säurefest.

31.3 Legionellenpneumonie

- Biopsien werden selten durchgeführt.
- Wird meist durch serologische Tests diagnostiziert (sogar aus Urin möglich).
- Mikrobiologie aus Sputum oder BAL mit Erregernachweis ist Goldstandard.
- Anamnese ist wichtig (Ältere, z. B. Dusche in wenig frequentiertem Hotel?).

Die durch die im Wasser lebenden gramnegativen Legionellen – namentlich *Legionella pneumophila* – hervorgerufene Legionärskrankheit erhielt ihren Namen durch eine im Rahmen eines US-Kriegsveteranen-Treffens in einem Hotel in Philadelphia 1976 akut aufgetretene Pneumonieepidemie, an der insgesamt 181 Personen erkrankten. Die Infektion nahm von den Klimaanlagen ihren Ausgang, in denen sich *Legionella pneumophila* angesiedelt hatte. Insbesondere in warmem Wasser vermehren sich die Erreger und können so z. B. durch Duschen oder Thermen auf den Menschen übertragen werden.

31.3.1 Klinik

Auch die Legionellenpneumonie zeigt öfters die typische Symptomatik einer bakteriellen Pneumonie mit Husten, Schüttelfrost, Fieber etc. Eine atypisch verlaufende Pneumonie mit zähem Husten ist aber häufiger zu sehen. Auch eine Pleuritis oder sogar Diarrhoen können auftreten. Letztere sollte bei entsprechend gleichzeitig vorliegender Symptomatik der Lungen gerade bei Älteren auch an eine Legionelleninfektion denken lassen.

31.3.2 Radiologie

Als charakteristisch wird das sog. Silhouetten-phänomen angesehen, das initial Fleckenschatten und später Verdichtung ganzer Lungenlappen zeigt.

31.3.3 Histologie

Empfohlene Färbungen: HE, PAS, GRAM, Versilberung (Gram, Gomori, Grocott)

Histologisch findet man eine floride Bronchopneumonie mit auffälliger Karyorrhexis und zahlreichen Makrophagen. Die Alveolen sind durch reichlich neutrophile Granulozyten ausgefüllt. Die Gram-Färbung kann zur Erregerfindung beitragen, die Versilberung (z. B. Gomori, Grocott) kann hilfreich sein, insgesamt ist die mikroskopische Diagnostik aber schwierig. Kommerzielle diagnostische Antikörper sind verfügbar.

31.4   Klebsiellenpneumonie

- Selten, meist Ältere betroffen
- Kann iatrogen z. B. bei invasiver Beatmung übertragen werden
- Exsudat stark schleimig-fädenziehend

Die durch das quasi ubiquitär im Wasser vorkommende gramnegative Stäbchenbakterium *Klebsiella pneumoniae* hervorgerufene sog. Friedländer-Pneumonie ist selten und betrifft meist über 50-Jährige, hierbei öfters Diabetiker. Die Infektion nimmt oft bei schlechter Dental- oder Oralhygiene vom Mundraum ihren Ausgang, kann aber auch im Krankenhaus durch invasive Eingriffe, z. B. auch durch Besiedlung eines Respirators, übertragen werden. Seit einigen Jahren breitet sich eine hypervirulente Variante aus, die auch Gesunde befällt. Da der Er-

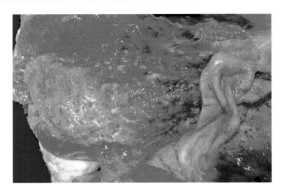

Abb. 31.5 Makrofoto eines Autospiefalles mit tödlich verlaufener Friedländer-Pneumonie. Auffällig ist das voluminöse Lungengewebe mit von reichlich gelblich-glasigem Sekret ausgefüllten Lufträumen

reger eine starke Schleimkapsel (Glykokalyx) aufweist, wird von den Erkrankten ein schleimig-fädenziehendes Exsudat ausgehustet (Abb. 31.5).

31.4.1 Klinik

Betroffen sind meist Patienten über 50 Jahre, oft Diabetiker, mit schlechter Zahn- bzw. Mundhygiene, ferner Immunkompetente, die maschinell beatmet werden oder interventionellen Eingriffen (Katheter!) unterzogen wurden. Typisch ist ein besonders schleimiges Expektorat.

31.4.2 Radiologie

Das typische Bild einer bakteriellen Pneumonie wird bei der Friedländer-Pneumonie noch durch eine auffällige Expansion des befallenen Lungenlappens erweitert.

31.4.3 Histologie

Empfohlene Färbungen: HE, PAS, Gram, ggf. ZN

Die Bronchien sind von einem schleimigen Exsudat mit reichlich Makrophagen ausgefüllt. Im Verlauf kommt es zur Ausbildung von Nekrosen des Lungengewebes, die dann oft auffällig gering granulozytär durchsetzt sind, sowohl als bronchopneumonische Herde als auch lobär ausgebildet. Im späteren Stadium kann es zu einer Granulationsgewebsbildung und einer Narbenbildung kommen. Chronische Verläufe mit narbig abgekapselten, weiterhin floriden Abszedierungen sind insbesondere in den Oberlappen möglich. Hieraus kann auch ein parapneumonisches Pleuraempyem resultieren (Abb. 31.6 und 31.7).

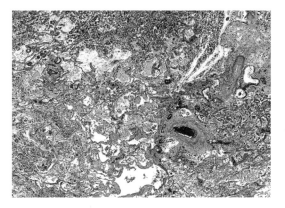

Abb. 31.6 Autopsie-Lunge mit wie bei einer Lobärpneumonie leukozytär ausgefüllten Alveolen (HE)

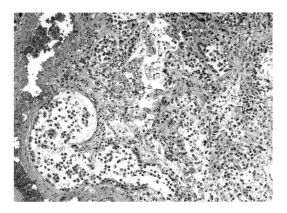

Abb. 31.7 Derselbe Schnitt bei höherer Vergrößerung; in den Alveolen liegen neben hier nur wenigen neutrophilen Granulozyten überwiegend Makrophagen, die aufgrund des phagozytierten Sekrets Siegelringzellformen angenommen haben (HE)

31.5 Pneumokokkenpneumonie

- klassische ambulant erworbene Herd- oder Lobärpneumonie

Das grampositive Bakterium *Pneumococcus pneumoniae* gehört zu den Streptokokken, speziell Diplokokken, und ist der häufigste Erreger ambulant erworbener Pneumonien, wobei es zu Herd- und typischerweise Lobärpneumonien mit dem typischen Verlauf mit Anschoppung, roter und grauer Hepatisation und Lyse kommen kann. Pneumokokkenpneumonien sind insbesondere im Sektionsgut häufiger vertreten, wobei Erreger unter Therapie eher selten nachgewiesen werden können. Häufiger entwickelt sich ein bakterieller Superinfekt nach einer viral bedingten Pneumonie.

31.5.1 Klinik

Klinisch zeigen sich initial Schüttelfrost und rascher Fieberanstieg, ggf. mit Thoraxschmerzen und Auswurf. Die Erreger sind Penicillin-sensibel und sprechen zumeist gut auf eine rechtzeitig eingeleitete antibiotische Therapie an.

31.5.2 Radiologie

Die segmentalen oder lobulären Verschattungen stellen meist für die Radiologie keine größere Herausforderung dar.

31.5.3 Histologie

Empfohlene Färbungen: HE, PAS, Gram, ggf. ZN

Die bronchopneumonischen Herde bilden sich zentrilobulär aus. Hier kommt es zu fokalen

Akkumulationen von neutrophilen Granulozyten, Fibrin und z. T. auch Makrophagen innerhalb des befallenen Lungengewebes. Die Herde können rasch an Größe zunehmen und auch konfluieren.

Klassisch ist der Verlauf der Lobärpneumonie in fünf Stadien:

- Die oft nur Stunden währende Anschoppung geht mit einem intraalveolären Ödem der betroffenen Herde einher. Granulozyten sind noch rar.
- Im Verlauf einiger Tage entwickelt sich die rote Hepatisation mit Hyperämie der Kapillaren und alveolären Fibrinausschwitzungen.
- In den nachfolgenden Tagen kommt es zur grauen Hepatisation mit nun reichlicheren Granulozyten, aber auch Makrophagen und zerfallenen Erythrozyten in den Alveolen.
- Nach einer Woche ist das Stadium der gelben Hepatisation mit massenhaft Neutrophilen und ggf. Auflösung von Gerüststrukturen der Lunge erreicht.
- Wird dieses Stadium überlebt, schließt sich die Phase der Lyse mit einer Abräumreaktion sowie die Reparation mit einer Epithelregeneration an, die schließlich in die Restitutio übergeht.

Literatur

Aydin Y, Arslan R, Filik M (2022) Pulmonary actinomycosis mimicks lung cancer. Rev Soc Bras Med Trop 55:e0195. https://doi.org/10.1590/0037-8682-0195-2022. PMID: 35976334; PMCID: PMC9405929

Bastian A et al (2009) Thorakale Aktinomykose: diagnostische Schwierigkeiten und therapeutische Überlegungen. Pneumologie 63(2):86–92. https://doi.org/10.1055/s-0028-1103434

Baykal H, Ulger AF, Çelik D, Tanrikulu FB, Tatci E (2022) Clinical and radiological characteristics of pulmonary actinomycosis mimicking lung malignancy. Rev Assoc Med Bras (1992) 68(3):372–376. https://doi.org/10.1590/1806-9282.20211017

Blackmon JA, Chandler FW, Cherry WB, England AC 3rd, Feeley JC, Hicklin MD, McKinney RM, Wilkinson HW (1981) Legionellosis. Am J Pathol 103(3):429–465. PMID: 7015873; PMCID: PMC1903844

Chahin A, Opal SM (2017) Severe pneumonia caused by legionella pneumophila: differential diagnosis and therapeutic considerations. Infect Dis Clin N Am

31(1):111–121. https://doi.org/10.1016/j.idc.2016.10.009. PMID: 28159171; PMCID: PMC7135102

Conant EF, Wechsler RJ (1992) Actinomycosis and nocardiosis of the lung. J Thorac Imaging 7(4):75–84. https://doi.org/10.1097/00005382-199209000-00010. PMID: 1404547

Cunha BA, Burillo A, Bouza E (2016) Legionnaires' disease. Lancet 387(10016):376–385. https://doi.org/10.1016/S0140-6736(15)60078-2. Epub 2015 Jul 28. PMID: 26231463

Fischer FB, Deml MJ, Mäusezahl D (2022) Legionnaires' disease – a qualitative study on Swiss physicians' approaches to the diagnosis and treatment of community-acquired pneumonia. Swiss Med Wkly 152(17–18) Swiss Med Wkly. 2022;152:w30157. https://doi.org/10.4414/smw.2022.w30157

Gurney JW et al (2009) Specialty imaging – HRCT of the lung. Salt Lake City 3:40/41, 3:311

Kanne JP, Yandow DR, Mohammed TL, Meyer CA (2011) CT findings of pulmonary nocardiosis. AJR Am J Roentgenol 197(2):W266–W272. https://doi.org/10.2214/AJR.10.6208

Katz DS, Leung AN (1999) Radiology of pneumonia. Clin Chest Med 20(3):549–562. https://doi.org/10.1016/s0272-5231(05)70235-5. PMID: 10516903

Katzenstein A-L (2016) Diagnostic atlas of non-neoplastic lung disease. DEMOS Medical, New York, S 175 f

Katzenstein A-L (2016) Diagnostic atlas of non-neoplastic lung disease. DEMOS Medical, New York, S 176 ff

Khrais A, Smighelschi B, Zainab M (2022) Legionella: organizing pneumonia vs persistent infection. Cureus 14(9):e29685. https://doi.org/10.7759/cureus.29685. PMID: 36321027; PMCID: PMC9615346

Leslie KO, Wick MR (2018) Practical pulmonary pathology – a diagnostic approach. Elsevier, Philadelphia, S 163 ff

Leslie KO, Wick MR (2018) Practical pulmonary pathology – a diagnostic approach. Elsevier, Philadelphia, S 654 ff

Leslie KO, Wick MR (2018) Practical pulmonary pathology – a diagnostic approach. Elsevier, Philadelphia, S 162 f

Martínez Tomás R, Menéndez Villanueva R, Reyes Calzada S, Santos Durantez M, Vallés Tarazona JM, Modesto Alapont M, Gobernado Serrano M (2007) Pulmonary nocardiosis: risk factors and outcomes. Respirology 12(3):394–400. https://doi.org/10.1111/j.1440-1843.2007.01078.x

Martínez-Girón R, Pantanowitz L (2021) Pulmonary actinomycosis: cytomorphological features. Monaldi Arch Chest Dis 92(2). https://doi.org/10.4081/monaldi.2021.1641

McHugh KE, Sturgis CD, Procop GW, Rhoads DD (2017) The cytopathology of actinomyces, nocardia, and their mimickers. Diagn Cytopathol 45(12):1105–1115. https://doi.org/10.1002/dc.23816. Epub 2017 Sep 9

Mirzaei R, Goodarzi P, Asadi M, Soltani A, Aljanabi HAA, Jeda AS, Dashtbin S, Jalalifar S, Mohammadzadeh R, Teimoori A, Tari K, Salari M, Ghiasvand S, Kazemi S, Yousefimashouf R, Keyvani H, Karampoor S (2020) Bacterial co-infections with SARS-CoV-2. IUBMB Life 72(10):2097–2111. https://doi.org/10.1002/iub.2356. Epub 2020 Aug 8. PMID: 32770825; PMCID: PMC7436231

Mittal S, Singh AP, Gold M, Leung AN, Haramati LB, Katz DS (2017) Thoracic imaging features of legionnaire's disease. Infect Dis Clin N Am 31(1):43–54. https://doi.org/10.1016/j.idc.2016.10.004. PMID: 28159175

Mondino S, Schmidt S, Rolando M, Escoll P, Gomez-Valero L, Buchrieser C (2020) Legionnaires' disease: state of the art knowledge of pathogenesis mechanisms of *Legionella*. Annu Rev Pathol 24(15):439–466. https://doi.org/10.1146/annurev-pathmechdis-012419-032742. Epub 2019 Oct 28. PMID: 31657966

Mukhopadhyay S (2016) Non-neoplastic pathology. Cambridge University Press, Cambridge, S 152 f

Mukhopadhyay S (2016) Non-neoplastic pathology. Cambridge University Press, Cambridge, S 41, 151 f

Musher DM, Abers MS, Bartlett JG (2017) Evolving understanding of the causes of pneumonia in adults, with special attention to the role of pneumococcus. Clin Infect Dis 65(10):1736–1744. https://doi.org/10.1093/cid/cix549. PMID: 29028977; PMCID: PMC7108120

Ott SR, Meier N, Kolditz M, Bauer TT, Rohde G, Presterl E, Schürmann D, Lepper PM, Ringshausen FC, Flick H, Leib SL, Pletz MW, OPINION Study Group (2019) Pulmonary nocardiosis in Western Europe-Clinical evaluation of 43 patients and population-based estimates of hospitalization rates. Int J Infect Dis 81:140–148. https://doi.org/10.1016/j.ijid.2018.12.010. Epub 2019 Jan 15

Prasso JE, Deng JC (2017) Postviral complications: bacterial pneumonia. Clin Chest Med 38(1):127–138. https://doi.org/10.1016/j.ccm.2016.11.006. Epub 2016 Dec 13. PMID: 28159155; PMCID: PMC5324726

Suster DI, Suster S (2021) Biopsy interpretation of the lung. Wolters-Kluver, Philadelphia, S 103 ff

Suster DI, Suster S (2021) Biopsy interpretation of the lung. Wolters-Kluver, Philadelphia, S 96 ff

Takiguchi Y, Ishizaki S, Kobayashi T, Sato S, Hashimoto Y, Suruga Y, Akiba Y (2017) Pulmonary nocardiosis: a clinical analysis of 30 cases. Intern Med 56(12):1485–1490. https://doi.org/10.2169/internalmedicine.56.8163. Epub 2017 Jun 15. PMID: 28626172; PMCID: PMC5505902

Tomashefski J (2008) Dail and Hammar's pulmonary pathology, vol. I: nonneoplastic lung disease, 3. Aufl. Springer, New York, S 253 ff

Mykobakteriosen

32

Florian Stellmacher und Sven Roger Perner

Inhaltsverzeichnis

32.1 Lungentuberkulose

- In Europa ist sie vergleichsweise selten, weltweit aber ist die Lungentuberkulose die tödlichste Infektionskrankheit.
- Bei Tuberkulose-kompatibler Radiologie, die oft aber nicht eindeutig ist, wird initial eine mikrobiologische Sicherung angestrebt.
- Der Pathologie kommt bei der Erstdiagnostik dann ein erheblicher Stellenwert zu, wenn zunächst keine Tuberkulose vermutet wurde, sich aber ein passender histologischer Befund ergeben hat.
- Charakteristisch ist eine nekrotisierende epitheloidzellige Granulomatose, für die es aber eine ganze Reihe von Differenzialdiagnosen gibt.
- Gerade bei kleinen Biopsaten können Granulome ohne Nekrosen vorliegen.
- Bewiesen ist eine Tuberkulose erst, wenn bei entsprechender Morphologie auch Erreger und/oder deren DNA nachgewiesen werden können.

F. Stellmacher (✉)
überörtliche Berufsausübungsgemeinschaft, HPH
Institut für Pathologie und Hämatopathologie,
Kiel, Deutschland
e-mail: stellmacher@hp-hamburg.de

S. R. Perner
Zentrum für ambulante Onkologie Tübingen,
Tübingen, Deutschland

Die Lungentuberkulose ist eine Infektionserkrankung, die durch Bakterien des *Mycobacterium tuberculosis*-Komplexes hervorgerufen wird. Hierzu gehören *M. tuberculosis*, *M. africanum*, *M. bovis* (ssp. *bovis* und *caprae*), *M. microti*, *M. canetti*, *M. pinnipedii* sowie der Impfstamm *M. bovis* BCG. Da die einzelnen Erreger mikroskopisch nicht unterscheidbar sind und die

© Der/die Autor(en), exklusiv lizenziert an Springer-Verlag GmbH, DE, ein Teil von Springer
Nature 2024
F. Stellmacher et al. (Hrsg.), *Pathologie nicht-neoplastischer Lungenerkrankungen*,
https://doi.org/10.1007/978-3-662-67073-6_32

Histologie auch Manifestationen einer durch andere Erreger bedingten Mykobakteriose nicht ausschließen kann, sind auch die über 190 nicht-tuberkulösen Mykobakterien (NTM) als Auslöser der aufzuklärenden Erkrankung möglich. Ebenso kann eine Reihe nicht-infektiöser Erkrankungen ebenfalls eine nekrotisierende epitheloidzellige Granulomatose hervorrufen (Abb. 32.1 und 32.2).

Die Tuberkulose lässt sich prinzipiell sowohl an Schleimhaut- und Lungenbiopsaten, an Operationspräparaten und an histologisch aufgearbeiteten Feinnadelaspiraten als auch zytologisch z. B. an Punktaten oder einer bronchoalveolären Lavage (BAL) diagnostizieren. Letzteres erfolgt jedoch nur selten.

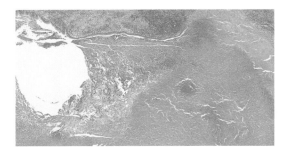

Abb. 32.1 Offene Lungentuberkulose mit Destruktion eines Bronchus und Übertritt nekrotischer (und erregerhaltiger!) Massen in die Lichtung in einem Lobektomiepräparat (HE 25×)

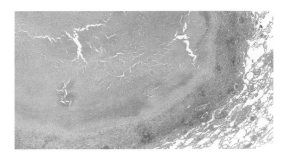

Abb. 32.2 Klassisches Bild einer nekrotisierenden epitheloidzelligen Granulomatose der Lunge mit zentraler – am Rand hier durch zerfallende Leukozyten „schmutziger" – Nekrose, epitheloidzelligem Randwall sowie einem äußeren Saum aus Lymphozyten (HE 20×). Der Befund passt prinzipiell gut zu einer Mykobakteriose, namentlich einer Tuberkulose, aber auch andere Erkrankungen zeigen gleichartige Veränderungen

32.1.1 Klinik

Die klinischen Symptome sind insgesamt unspezifisch. Auch eine aktive Lungentuberkulose kann vollkommen symptomfrei verlaufen. Oft werden Husten, teilweise mit Auswurf oder auch Hämoptysen, sowie eine erhöhte Temperatur und Fieber beobachtet. Hinzu können bei Pleurabeteiligung Thoraxschmerzen und Kurzatmigkeit kommen. Mitunter sind vergrößerte Halslymphknoten tastbar.

Für die Therapie der Erkrankung ist es von äußerster Wichtigkeit, die Erreger möglichst exakt zu bestimmen. Einerseits erfordern verschiedene Mykobakteriosen z. T. vollkommen unterschiedliche Medikamentenkombinationen, die teilweise über sehr lange Zeit gegeben werden müssen. Andererseits ist angesichts des breiten Nebenwirkungsspektrums der verfügbaren Tuberkulostatika eine exakte und hierdurch gerechtfertigte Auswahl der Medikamente angezeigt. Ein wesentlicher Faktor sind außerdem eventuelle Resistenzen der Erreger. In der Mikrobiologie kann, da die Mykobakterien auf Nährböden angezüchtet werden und stoffwechselaktiv sind, eine phänotypische Resistenztestung erfolgen. In der Pathologie besteht nur die Möglichkeit, ggf. über den Nachweis bekannter resistenzvermittelnder Mutationen eine genotypische Resistenztestung durchzuführen. Dies geschieht allerdings z. Zt. noch eher experimentell an spezialisierten Zentren.

32.1.2 Radiologie

Die primäre Tuberkulose zeigt radiologisch oft (50 %) umschriebene pulmonale Konsolidierungen in Mittel- und Unterlappen, Kavitationen (30 %) und segmentale oder lobäre Atelektasen (20 %). In einem Drittel der Fälle sind die mediastinalen Lymphknoten vergrößert. Möglich sind außerdem einseitige Pleuraergüsse sowie eine seltene miliare Aussaat. Bei der postprimären Tuberkulose kommt es zu einer charakteristischen Einbeziehung des insbesondere rechten apikalen und posterioren Oberlappensegments

(85 %). Im Verlauf wird ein „buntes Bild" mit wechselnden Exazerbationen und Vernarbungen sowie oft eine Kavernenbildung (50 %) beobachtet.

32.1.3 Histologie

Empfohlene Färbungen: HE, EvG, ZN von allen Blöcken, (Auramin-Rhodamin oder ggf. Fite), Biopsien als Serienschnitt, ggf. Polarisation

Die Tuberkulose zeigt in ihrer vollen klassischen Ausprägung größere, homogen eosinophile Nekrosen, meist ohne erkennbare Binnenstruktur der Lunge, die von Epitheloidzellen und mehrkernigen Langhans-Riesenzellen umlagert werden. Die Verwendung des alten Begriffes „verkäsende Nekrose" bezieht sich rein auf die Makroskopie und lässt sich auf die Histologie nicht valide anwenden, wenngleich eine Abgrenzung gegen eine fibrinoide oder „schmutzige" Nekrose möglich sein kann. Die sich aus Makrophagen differenzierenden Epitheloidzellen zeigen längliche, bohnen- oder schuhsohlenartige Kerne. Diese Zellen sind meist palisadenartig um die Nekrosen angeordnet und zeigen rundliche, oft aber auch längliche, teilweise spindelige Zellleiber. Ferner sind unterschiedlich zahlreiche Langhans-Riesenzellen vorhanden, die verschieden groß sind und mehrere, kettenförmig oder J-förmig aufgereihte runde Zellkerne aufweisen. Diese liegen innerhalb des Epitheloidzellsaumes, aber nicht in der Nekrose. Die Tuberkulose-Granulome werden nach außen hin von Lymphozyten und proliferierenden Fibroblasten umlagert. Annähernd regelmäßig finden sich außerhalb der nekrotischen, meist großen Granulome weitere kleinere Epitheloidzellgranulome, die keine Nekrosen und ggf. nur wenige Riesenzellen aufweisen. Diese entsprechen morphologisch dem Sarkoidosetyp. Daher ist die Gefahr, eine Tuberkulose zu übersehen, gerade bei kleineren Biopsaten, hoch, sofern nur solche Granulome erfasst wurden (Abb. 32.3, 32.4a, b und 32.5).

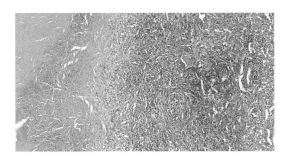

Abb. 32.3 Randsaum eines großen Tuberkulose-granuloms in einem OP-Präparat mit fortgeschritten regressiv veränderten Epitheloidzellen und Riesenzellen, die hier morphologisch nicht dem Langhans-Typ entsprechen (HE 100×)

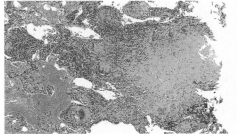

Abb. 32.5 Herd einer Lungentuberkulose in einer trans-bronchialen Biopsie mit hier – methodisch geschuldet – wie so oft nur marginal erfasster Nekrose und breiten Anteilen des Randsaumes, der hier aber nur wenige Epitheloidzellen (unten rechts), dafür aber mehrere große Langhans-Riesenzellen enthält (HE 100×)

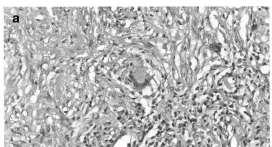

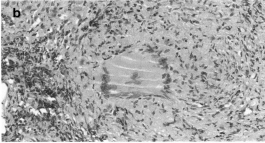

Abb. 32.4 a und b Klassische Langhans-Riesenzellen (jeweils HE 400×)

Essenziell ist bei einer Granulomatose der Lunge der Ausschluss einer Infektion, namentlich durch Mykobakterien. Hierfür wird traditionell die Ziehl-Neelsen-Färbung (ZN) eingesetzt. Allerdings sind in nur vergleichsweise wenigen Fällen Erreger mikroskopisch tatsächlich nachweisbar. Zur weiteren Abklärung können die Auramin/Rhodamin-Färbung und die nachfolgende fluoreszenzmikroskopische Untersuchung des Schnittpräparates hilfreich sein. Man sollte sich aber vor Augen führen, dass im histologischen Präparat die Erreger oft bruchstückhaft vorliegen und hier sehr kurz, manchmal punktförmig imponieren. Gerade dann, wenn nur wenige Bakterien vorhanden sind, sind diese in der Fluoreszenzmikroskopie oft kaum gegen Artefakte abgrenzbar. Außerdem konnte gezeigt werden, dass durch die histologische Aufarbeitung des Gewebes, insbesondere die Formalinfixierung und die Xylolinfiltration, die Anfärbbarkeit der Erreger drastisch reduziert wird.

Oft sieht sich der Diagnostiker dem Dilemma ausgesetzt, eine vollständig Tuberkulosekompatible Morphologie nicht weiter durch einen Nachweis der Erreger untermauern zu können. Gerade in diesen Fällen muss eine molekularpathologische Zusatzuntersuchung durgeführt werden, die – sofern die Methodik nicht vor Ort etabliert ist – möglichst in einem entsprechend aufgestellten Zentrum erfolgen sollte.

32.1.4 Molekularpathologie

Die molekularpathologische Diagnostik hat in der pathologischen Tuberkulosediagnostik einen hohen Stellenwert, sodass hier etwas ausführlicher darauf eingegangen wird. Prinzipiell stehen zum Nachweis mykobakterieller Gensequenzen verschiedene Verfahren zur Verfügung. Allen gemein ist die Einschränkung, dass in der Pathologie die Untersuchung am formalinfixierten und paraffineingebetteten Material (FFPE-Material) erfolgt. Dies birgt gegenüber der Untersuchung des Frischmaterials, wie sie in der Mikrobiologie erfolgt, eine ganz Reihe von Nachteilen, aus denen sich eine gegenüber dem

Frischmaterial deutlich reduzierte Sensitivität und Spezifität ergibt. Die Gründe sind im Wesentlichen folgende: Bereits die Art und Menge des Untersuchungsmaterials kann über die Menge der enthaltenen Erreger entscheiden, da diese sich nicht wie in der Mikrobiologie weiter vermehren. Man untersucht das, was vorliegt. Allerdings garantiert auch eine große Materialmenge keine reiche Erregerausbeute. Durch die Fixierung und Einbettung sowie auch die Entparaffinierung des Gewebes und somit der Erreger wird die extrahierbare DNA deutlich niedermolekularer, sodass hier Bruchstücke von deutlich unter 200 bp Länge zur Analytik ausreichen müssen. Dies schließt Fragmente mit Strangbrüchen ein, die zur exponentiellen Amplifikation bei der PCR nichts beisteuern. Die DNA-Extraktion erfordert zunächst einen Aufschluss der Erreger, der sowohl mechanisch durch Einsatz von Shredder Tubes als auch thermisch z. B. durch Hitze-Kälte-Schockverfahren erfolgen kann. Hierbei wird die DNA allerdings noch weiter fragmentiert. Eine photometrische Kontrolle der Template-DNA gibt Aufschluss über die Reinheit der Template-DNA sowie ein Maß zur Abschätzung, ob in den PCR-Ansätzen vergleichbare DNA-Mengen eingesetzt werden.

Ferner ist zu beachten, dass Positiv- und Negativkontrollen sowie Extraktionskontrollen mitgeführt und so Kontaminationen rechtzeitig erkannt und vermieden werden.

Ein falsch-negatives Ergebnis kann folglich verschiedenste Ursachen haben. Wird bei der Gewebsentnahme (Präanalytik) keine oder eine nur unzureichende Menge von Erregern entnommen, können diese später auch nicht nachgewiesen werden. Sofern ein adäquater Aufschluss der Bakterien nicht gelingt, wird ebenfalls nicht ausreichend DNA zur Untersuchung vorliegen. Bewährt hat sich daher, den Paraffinblock in vielen dünnen Schnittstufen und nicht in wenigen dicken Röllchen für die DNA-Präparation aufzuschneiden.

Falsch-positive Untersuchungsergebnisse sind ebenfalls möglich und spielen im klinischen Alltag eine nicht unerhebliche Rolle. Sie beruhen im Wesentlichen auf einer Kontamination im

Arbeitsablauf. Dies kann prinzipiell in jedem Arbeitsschritt erfolgen, bis hin zur Verschleppung der Positivkontrolle auf dem Gel. Zur Kontaminationsvermeidung sind entsprechend Kontrollen einzusetzen. Sehr empfehlenswert ist es, als Positivkontrolle DNA anderer Mykobakterien einzusetzen, die sofort auch bei Verschleppungen als solche erkennbar ist, z. B. die von *M. szulgai*. Ebenso empfiehlt es sich dringend, dass die Arbeitsschritte auch räumlich sinnvoll getrennt werden.

Methodisch wird oft nach wie vor die PCR als Nachweisverfahren eingesetzt – und dies auch in überregionalen Zentren. Kommerzielle Plattformen ermöglichen heute zusätzlich eine Typisierung auf einem DNA-Chip. Neu hinzugekommen sind Verfahren der Pyrosequenzierung.

32.1.5 Differenzialdiagnosen

Eine nekrotisierende epitheloidzellige Granulomatose kann auch bei einer gewöhnlichen Sarkoidose vorliegen und ist bei der nekrotisierenden sarkoidalen Granulomatose obligat. Die Erregerdiagnostik verläuft naturgemäß in diesen Fällen negativ (Mikroskopie, Molekularpathologie). Die bronchozentrische Granulomatose (BCG) kann auch in einer Tuberkulose ihren Ursprung nehmen. Der Rheumaknoten kann eine wichtige Differenzialdiagnose der Tuberkulose darstellen. Neben der negativen Erregerdiagnostik sollte hier unbedingt auch auf die typische Lokalisation des Rheumaknotens geachtet werden (subpleural oder lappenspaltnah). Ferner zeigt sich bei Rheumaknoten eine fibrinoide Nekrose mit schmalem Epitheloidzellsaum und einem Lymphozytensaum nach außen, der aber meist scharf begrenzt ist, sodass das angrenzende Lungengewebe weitgehend unauffällig ist. Wegweisend ist letztlich natürlich auch die Frage, ob eine rheumatoide Arthritis bereits bekannt ist. Auch verschiedene Pilzinfektionen können ein entsprechendes histologisches Bild hervorrufen,

sodass immer auch diese Möglichkeit bedacht werden sollte, was ggf. entsprechende Spezialfärbungen zum Erregernachweis sowie ergänzende molekularpathologische Untersuchungen anstoßen sollte. Letztlich sind auch eine Granulomatose mit Polyangiitis (GPA) bzw. eine eosinophile Granulomatose mit Polyangiitis (EGPA) Differenzialdiagnosen, insbesondere dann, wenn noch keine belastbaren klinischen Angaben vorliegen (Abb. 32.6, 32.7, 32.8 und 32.9).

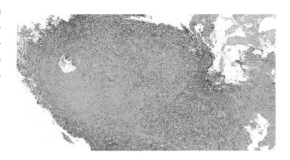

Abb. 32.6 Herd einer Lungentuberkulose in einer transbronchialen Biopsie mit einem repräsentativ angeschnittenen Granulom mit kleiner Nekrose links und einem marginal angeschnittenen Granulom rechts daneben, das hier keine Nekrose zeigt. Die Abgrenzung zu einer Sarkoidose kann an solchen Biopsaten schwierig, aber diagnostisch entscheidend sein. Da beide Granulome unmittelbar in der Nachbarschaft eines großen, nekrotischen Granuloms liegen, das rechts unten auch einen typischen Epitheloidzellwall und eine ausgedehnte Nekrose aufweist, ist hier der Befund leichter einzuordnen (HE 100×)

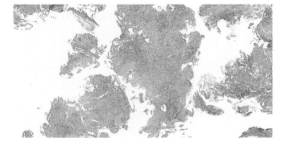

Abb. 32.7 Schleimhautbiopsate der Trachea bei akut unter Anti-TNF-alpha-Therapie aufgetretener Tuberkulose mit flächigen Nekrosen (HE 40×)

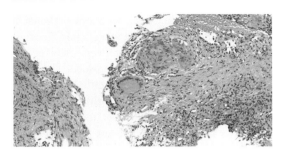

Abb. 32.8 Derselbe Schnitt wie in Abb. 32.7 auch bei diesem akuten Verlauf finden sich z. T. kleine Granulome ohne Nekrosen, die als Sarkoidose fehlgedeutet werden können (HE 100×)

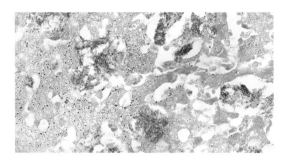

Abb. 32.9 *Mycobacterium tuberculosis* (ZN 1000×)

32.2 Infektionen durch nicht-tuberkulöse Mykobakterien

- Nicht-tuberkulöse Mykobakterien (NTM) können einerseits ein tuberkuloseartiges Bild bewirken, andererseits auch hiervon abweichende granulomatöse Entzündungen der Lunge hervorrufen.
- Häufig sind immunkompromittierte Patienten betroffen, aber auch ansonsten Gesunde.
- Die Diagnose ist erst bei mikrobiologischem oder molekularpathologischem Erregernachweis sicher zu stellen.

Nicht-tuberkulöse Mykobakteriosen der Lungen (früher auch atypische Mykobakteriosen genannt) werden durch Erreger hervorgerufen, die nicht zum *Mycobacterium tuberculosis*-Komplex

gehören. Diese sind häufig in der Umwelt – sowohl im Boden als auch im Wasser – vorhanden und leben dort, ohne einen menschlichen oder tierischen Wirt zu benötigen. Entsprechend erfolgt die Infektion in der Regel in der Natur oder durch Wasser, ggf. auch Trinkwasser im Haushalt. Die Pathogenität ist meist gering, abhängig vom Immunstatus des Infizierten kann sich die Erkrankung in unterschiedlichem Ausmaß manifestieren.

32.2.1 Klinik

Die Symptome sind unspezifisch, wobei Husten als Leitsymptom auftritt, oft in Kombination mit Gewichtsverlust. Weitere Befunde sind meist auf eine zugrunde liegende chronische Lungenerkrankung zurückzuführen.

32.2.2 Radiologie

Eine Infektion durch NTM kann radiologisch entweder tuberkuloseartig (fibrokavitär) oder nodulär-bronchiektatisch imponieren. Im ersten Fall werden dünnwandige Kavernen mit kontinuierlicher Ausbreitung gesehen. Im zweiten Fall zeigen sich bevorzugt in Mittel- und Unterfeldern Bronchiektasen sowie singuläre oder geclusterte Knötchen, zentrilobulär-azinäre Verdichtungen bzw. Bronchiolitiden (sog. „tree-in-bud"), Milchglasmuster, exspiratorische Lufteinschlüsse durch Bronchuskollaps („air trapping") und eine Mosaikperfusion sowie Kavernen, Narben, eine Pleurabeteiligung und mediastinale Lymphknotenvergrößerungen

32.2.3 Histologie

Empfohlene Färbungen: HE, EvG, ggf. ZN, ggf. Auramin/Rhodamin, Biopsien als Serienschnitt, Polarisation

Ein übergeordnetes histologisches Bild der NTM gibt es nicht. Ein Teil der Infektionen verursacht ein Bild, das feingeweblich mit einer klassischen Lungentuberkulose übereinstimmt (da die Erreger aber nicht zum *M. tuberculosis-*

Komplex gehören, wurden sie früher als atypische Mykobakterien bezeichnet). Die übrigen NTM zeigen histologisch unterschiedliche Muster, die insgesamt auf Basis der Morphologie eine entsprechende Infektion nicht beweisen, sodass immer ein Nachweis der Erreger oder deren DNA erfolgen muss, um die Diagnose zu stellen. Die Anzahl der diagnostizierten NTM-Infektionen nimmt wohl nicht zuletzt wegen der verbesserten Nachweismethoden zu. Aufgrund der Vielgestaltigkeit der Krankheitsbilder werden die wichtigsten jeweils separat vorgestellt.

32.2.3.1 Tuberkuloseartige Infektionen

Histologisch sind diese Fälle durch eine nekrotisierende epitheloidzellige Granulomatose charakterisiert. Die Nekrosen werden von einem Epitheloidzellsaum mit eingelagerten Langhans-Riesenzellen sowie nach außen von Lymphozyten umsäumt. Im Randbereich liegen meist kleinere, nicht-nekrotische Granulome. Mikroskopisch können säurefeste Stäbchenbakterien nachweisbar sein. Die Morphologie dieser Erreger lässt aber keinen Rückschluss auf deren Art zu. Aufgrund der sehr verschiedenen therapeutischen Konsequenzen ist auch bei einem tuberkulosetypischen Befund daher immer eine möglichst exakte Bestimmung der Erreger durch die Mikrobiologie und/oder die Molekularpathologie erforderlich.

Ein verlässliches, spezifisches Erregerspektrum, das sich regelhaft mit tuberkuloseartigem Bild manifestiert, ist nicht bekannt. Dieses findet sich z. B. bei Infektionen mit *M. xenopi*, *M. kansasii*, *M. chimera,* aber auch Erregern aus dem *M. avium-intracellulare*-Komplex. Daher umfasst die Differenzialdiagnostik letztlich sämtliche humanpathogenen Mykobakterien. Zu den weiteren Differenzialdiagnosen verweisen wir auf Abschn. 1.5.

32.2.3.2 Infektionen mit Erregern aus dem *M. avium-intracellulare*-Komplex

Eine klassische Manifestation der *M. avium-intracellulare*-Komplex-Infektion ist die „hot tub lung" oder „Rettungsschwimmerlunge". Infektionsquelle sind z. B. Whirlpools. Die Er-

krankung zeigt disseminierte, eher unscharf begrenzte Epitheloidzellgranulome der Lunge, die nur selten umschriebene Nekrosen aufweisen. Außerdem liegt das Bild einer organisierenden Pneumonie mit interstitiell vermehrtem, vornehmlich lymphozytärem Infiltrat und zahlreichen intraalveolären myofibroblastären Proliferaten („BOOP-Knospen") vor. Gelegentlich greifen entsprechende entzündliche Veränderungen auch auf größere Bronchien und Bronchiektasen über. Bei schwer Immunkompromittierten kann die Erregerlast so groß sein, dass der mikroskopische Nachweis kein Problem darstellt. Die säurefesten Bakterien liegen dann z. T. auch in Makrophagen. Die Diagnose einer *M. avium-intracellulare*-Komplex-Infektion unter dem beschriebenen Bild ist nur dann morphologisch einer entsprechenden Infektion zuzuordnen, wenn ein mikroskopischer Erregernachweis gelingt. Dieser ersetzt aber keineswegs die spezifische Erregerdiagnostik, die nach Möglichkeit mikrobiologisch erfolgen sollte, da somit auch eine phänotypische Resistenztestung möglich ist. Die Molekularpathologie am paraffineingebetteten Material mit entsprechend reduzierter Sensitivität und Spezifität kann zwar die Diagnose herbeiführen; da aber die Gewinnung weiterer erregerhaltigen Materials (z. B. durch BAL) oft problemlos möglich ist, ist diese Option nach Möglichkeit sogar zuvor zu prüfen. Heute kann eine Resistenztestung an spezialisierten Zentren (z. B. NRZ Borstel) teilweise bereits genotypisch, also auch am FFPE-Material, erfolgen (Abb. 32.10 und 32.11).

32.2.3.3 Andere NTM-Infektionen

Das Spektrum nicht-tuberkulöser Mykobakteriosen ist breit, wobei die Häufigkeit und die Korrelation zu verschiedenen Patientenkollektiven auch einem zeitlichen Wandel unterliegen kann. So nehmen die in dieser Gruppe führenden *Mycobacterium abscessus*-Infektionen (MAbC) offenbar zu, namentlich bei Patienten mit zystischer Fibrose oder nach Lungentransplantation. Die histologischen Veränderungen können einschmelzend und tuberkuloseartig sein, gleichzeitig oder alternativ kann aber auch das histologische Muster einer organisierenden Pneumonie (OP) bei radiologischem Milchglasmuster

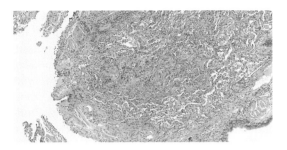

Abb. 32.10 *M. avium-intracellulare*-Infektion (MAI) in einer transbronchialen Biopsie. Die unten rechts erkennbare Schleimhaut präsentiert sich weitgehend unauffällig, dafür ist das benachbarte Lungengewebe deutlich verändert; neben interstitiellen lymphozytären Infiltraten erkennt man kleine Epitheloidzellgruppen und myofibroblastäre Proliferate in den Alveolen. Der Befund könnte hier auch zu einer Hypersensitivitätspneumonie passen (HE 100×)

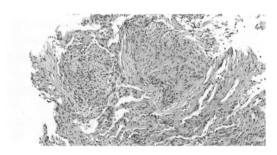

Abb. 32.11 Derselbe Schnitt mit zwei größeren, benachbart gelegenen Granulomen, beide hier sogar innerhalb von Mesenchymknospen gelegen (HE 200×)

vorliegen. Erreger können mikroskopisch gefunden werden, allerdings nicht regelhaft. Die Molekularpathologie ist hier insbesondere durch den ggf. vorliegenden Mangel an spezifischen Primern limitiert, sodass die definitive Diagnose zumeist durch die Mikrobiologie gestellt werden wird. Eine Besiedlung der Luftwege durch hier nicht-pathogene Mykobakterien (z. B. *M. gordonae*) ist möglich.

Literatur

Choi S, Potts KJ, Althoff MD, Jimenez G, Bai X, Calhoun KM, Cool CD, Chan ED (2021) Histopathologic analysis of surgically resected lungs of patients with non-tuberculous mycobacterial lung disease: a retrospective and hypothesis-generating study. Yale J Biol Med 94(4):527–535. PMID: 34970090; PMCID: PMC8686772

Daley CL, Iaccarino JM, Lange C, Cambau E, Wallace RJ, Andrejak C, Böttger EC, Brozek J, Griffith DE, Guglielmetti L, Huitt GA, Knight SL, Leitman P, Marras TK, Olivier KN, Santin M, Stout JE, Tortoli E, van Ingen J, Wagner D, Winthrop KL (2020) Treatment of nontuberculous mycobacterial pulmonary disease: an official ATS/ERS/ESCMID/IDSA clinical practice guideline: executive summary clinical infectious diseases. Eur Respir J 56(1):2000535

Di Perri G, Cazzadori A, Vento S, Bonora S, Malena M, Bontempini L, Lanzafame M, Allegranzi B, Concia E (1996) Comparative histopathological study of pulmonary tuberculosis in human immunodeficiency virus-infected and non-infected patients. Tuber Lung Dis 77(3):244–249. https://doi.org/10.1016/s0962-8479(96)90008-8. PMID: 8758108

Epstein I (Hrsg) (2017) Differential diagnoses in surgical pathology: pulmonary pathology. Lippincott Williams & Wilkins, Philadelphia, S 180 ff

Epstein I (Hrsg) (2017) Differential diagnoses in surgical pathology: pulmonary pathology. Lippincott Williams & Wilkins, Philadelphia, S 180, 240

Ewig S, Schaberg T, Rüsch-Gerdes S, Bollow M (2011) Tuberkulose und nicht tuberkulöse Mykobakteriosen heute, 3. Aufl. Dustri Verlag, Dr. Karl Feistle, München-Deisenhofen, S 16–67. ISBN 978-3-87185-405-7

Ewig S, Schaberg T, Rüsch-Gerdes S, Bollow M (2011) Tuberkulose und nicht tuberkulöse Mykobakteriosen. München, S 157–163

Fukunaga H, Murakami T, Gondo T, Sugi K, Ishihara T (2002) Sensitivity of acid-fast staining for Mycobacterium tuberculosis in formalin-fixed tissue. Am J Respir Crit Care Med 166(7):994–997. https://doi.org/10.1164/rccm.2111028. PMID: 12359660

Goldmann T, Hillemann D, Maurer F, Kalsdorf B, Krupar R, Stellmacher F, Perner S (2021) Mycobacterium szulgai als Posititivkontrolle zur Detektion von Kontaminationen beim Nachweis des Mycobacterium tuberculosis-Komplexes durch eine spezifische 16S-rDNA-PCR an FFPE-Material [Mycobacterium szulgai as positive control helps to detect contaminations in the detection of Mycobacterium tuberculosis-complex in formalin fixed, paraffin embedded tissues by 16SrDNA PCR]. Pathologe 42(1):83–85. https://doi.org/10.1007/s00292-021-00912-1. German. Epub 2021 Jan 21. PMID: 33475807

Gurney JW et al (2009) Specialty imaging – HRCT of the lung. Salt Lake City 3:58–63, 4:48/49

Gurney JW et al (2009) Specialty imaging – HRCT of the lung. Salt Lake City 2:72–77

https://www.rki.de/DE/Content/InfAZ/T/Tuberkulose/Archiv_Berichte_TB_in_Dtl_tab.html. Zugegriffen am 30.10.2020

https://www.rki.de/DE/Content/Infekt/EpidBull/Merkblaetter/Ratgeber_Tuberkulose.html. Zugegriffen am 30.10.2020

https://www.who.int/health-topics/tuberculosis. Zugegriffen am 30.10.2020

Jafari C, Olaru ID, Daduna F, Ernst M, Heyckendorf J, Lange C, Kalsdorf B (2018) Rapid diagnosis of pulmonary tuberculosis by combined molecular and immunological methods. Eur Respir J 51(5):1702189. https://doi.org/10.1183/13993003.02189-2017

Jain D, Ghosh S, Teixeira L, Mukhopadhyay S (2017) Pathology of pulmonary tuberculosis and nontuberculous mycobacterial lung disease: Facts, misconceptions, and practical tips for pathologists. Semin Diagn Pathol 34(6):518–529. https://doi.org/10.1053/j.semdp.2017.06.003. Epub 2017 Jun 7. PMID: 28693908

Johansen MD, Herrmann JL, Kremer L (2020) Nontuberculous mycobacteria and the rise of Mycobacterium abscessus. Nat Rev Microbiol 18(7):392–407. https://doi.org/10.1038/s41579-020-0331-1. Epub 2020 Feb 21. PMID: 32086501.

Katzenstein A-L (2016) Diagnostic atlas of non-neoplastic lung disease. DEMOS Medical, New York, S 195 f

Katzenstein A-L (2016) Diagnostic atlas of non-neoplastic lung disease. DEMOS Medical, New York, S 196 ff

Kim YN, Kim KM, Choi HN, Lee JH, Park HS, Jang KY, Moon WS, Kang MJ, Lee DG, Chung MJ (2015) Clinical usefulness of PCR for differential diagnosis of tuberculosis and nontuberculous mycobacterial infection in paraffin-embedded lung tissues. J Mol Diagn 17(5):597–604. https://doi.org/10.1016/j.jmoldx.2015.04.005. Epub 2015 Jul 9. PMID: 26163897.

Kuhns M, Kohl TA, Maurer FP, Niemann S (2020) Mikrobiologische Diagnostik der Tuberkulose – Altbewährte und neue Verfahren. Trilium Diagn 18(2):S92–S95

Leslie KO, Wick MR (2018) Practical pulmonary pathology – a diagnostic approach. Elsevier, Philadelphia, S 171 ff

Leslie KO, Wick MR (2018) Practical pulmonary pathology – a diagnostic approach. Elsevier, Philadelphia, S 174 ff

Machado D, Couto I, Viveiros M (2019) Advances in the molecular diagnosis of tuberculosis: from probes to genomes. Infect Genet Evol 72:93–112. https://doi.org/10.1016/j.meegid.2018.11.021

Mert A, Ozaras R, Bilir M, Tabak F, Aki H, Ozturk R (2003) Ziehl-Neelsen staining and polymerase chain reaction study of tissue from tuberculous granulomas. Respirology 8(4):548. https://doi.org/10.1046/j.1440-1843.2003.00513.x

Mukhopadhyay S (2016) Non-neoplastic pathology. Cambridge University Press, Cambridge, S 44 ff

Nakahara Y, Oonishi Y, Takiguchi J, Morimoto A, Matsuoka K, Imanishi N, Higashino T, Mimura R, Kawamura T, Mochiduki Y (2015) Nontuberculous mycobacterial lung disease accompanied by organizing pneumonia. Intern Med 54(8):945–951. https://doi.org/10.2169/internalmedicine.54.3616. Epub 2015 Apr 15. PMID: 25876578

Pai M, Riley LW, Colford JM Jr (2004) Interferon-gamma assays in the immunodiagnosis of tuberculosis: a systematic review. Lancet Infect Dis 4(12):761–776. https://doi.org/10.1016/S1473-3099(04)01206-X

Popper HH (2017) Pathology of lung disease. Springer Nature, Berlin/Heidelberg, S 144 ff

Popper HH (2017) Pathology of lung disease. Springer Nature, Berlin/Heidelberg, S 150

Ratnatunga CN, Lutzky VP, Kupz A, Doolan DL, Reid DW, Field M, Bell SC, Thomson RM, Miles JJ (2020) The rise of non-tuberculosis mycobacterial lung disease. Front Immunol 11:303. https://doi.org/10.3389/fimmu.2020.00303. PMID: 32194556; PMCID: PMC7062685

Raviglione MC (Hrsg) (2010) Tuberculosis – the essentials, 4. Aufl. New York/London, S 81 ff

Richter E, Schlüter C, Duchrow M, Hahn M, Rüsch-Gerdes S, Galle J, Flad HD, Gerdes J (1995) An improved method for the species-specific assessment of mycobacteria in routinely formalin-fixed and paraffin-embedded tissues. J Pathol 175(1):85–92. https://doi.org/10.1002/path.1711750113. PMID: 7891231

Robert-Koch-Institut (2020) Bericht zur Epidemiologie der Tuberkulose in Deutschland für 2019. Robert-Koch-Institut, Berlin

Schaberg T, Bauer T, Brinkmann F et al (2017) Tuberculosis guideline for adults – guideline for diagnosis and treatment of tuberculosis including LTBI testing and treatment of the German Central Committee (DZK) and the German Respiratory Society (DGP). Pneumologie 71:325–397

Schewe C, Goldmann T, Grosser M, Zink A, Schlüns K, Pahl S, Ulrichs T, Kaufmann SH, Nerlich A, Baretton GB, Dietel M, Vollmer E, Petersen I (2005) Inter-laboratory validation of PCR-based detection of Mycobacterium tuberculosis in formalin-fixed, paraffin-embedded tissues. Virchows Arch 447(3):573–585. https://doi.org/10.1007/s00428-005-1233-3

Seo AN, Park HJ, Lee HS, Park JO, Chang HE, Nam KH, Choe G, Park KU (2014) Performance characteristics of nested polymerase chain reaction vs real-time polymerase chain reaction methods for detecting Mycobacterium tuberculosis complex in paraffin-embedded human tissues. Am J Clin Pathol 142(3):384–390. https://doi.org/10.1309/AJCP2QZRH4ZNPRDD. PMID: 25125630

Stellmacher F, Perner S (2021) Histopathologie der Lungentuberkulose [Histopathology of pulmonary tuberculosis]. Pathologe 42(1):71–77. https://doi.org/10.1007/s00292-021-00910-3. German. Epub 2021 Jan 21. PMID: 33475810

Stellmacher F, Perner S (2021) Übersicht: Granulomatöse Erkrankungen der Lunge. Pathologe 42(1):64–70. https://doi.org/10.1007/s00292-020-00893-7. Epub 2021 Jan 21. PMID: 33475808

Stellmacher F, Swiatlak A, Jongk DD (2020) Histologie der Differenzialdiagnosen granulomatöser bzw. granulomartiger Erkrankungen der Lunge. AL 43(10):404–418

Stellmacher F, Swiatlak A, Jonigk D (2020) Histologie der Differenzialdiagnosen granulomatöser bzw. granulomartiger Erkrankungen der Lunge. Allergologie 43(10):404–418

Stellmacher F, Kirfel J, Kalsdorf B, Maurer FP, Perner S, Goldmann T (2021) Molekularpathologie der Tuberkulose : Stellenwert, Methodik und Grenzen [Molecular pathology of tuberculosis : Status, methodology, and limits]. Pathologe 42(1):78–82. German. doi: 10.1007/s00292-021-00911-2. Epub 2021 Jan 21. PMID: 33475809

Verma G, Jamieson F, Chedore P, Hwang D, Boerner S, Geddie WR, Chapman KR, Marras TK (2007) Hot tub lung mimicking classic acute and chronic hypersensi-tivity pneumonitis: two case reports. Can Respir J 14(6):354–356. https://doi.org/10.1155/2007/138270. PMID: 17885696; PMCID: PMC2676409

Watanabe K, Miyake A, Kaneko T (2019) Secondary organizing pneumonia due to *Mycobacterium abscessus* lung disease: Case report and review of the literature. Int J Mycobacteriol 8(4):397–399. https://doi.org/10.4103/ijmy.ijmy_134_19. PMID: 31793512

World Health Organization (2020) Global tuberculosis report 2020. WHO, Geneva. ISBN 978-92-4-001313-1 (electronic version)

Granulomatöse Pilzinfektionen

33

Florian Stellmacher und Sven Roger Perner

Inhaltsverzeichnis

33.1 Histoplasmose

- Granulomatöse Pilzinfektionen sind durch den Pilz *Histoplasma capsulatum* verursacht.
- Biopsien werden eher selten entnommen.
- Das Histoplasmom ist eine nekrotisierende epitheloidzellige Granulomatose.

Die durch den Pilz *Histoplasma capsulatum* hervorgerufene Histoplasmose kommt einerseits als akute Infektion vor, die klinisch zumeist inapparent verläuft und spontan abheilt. Ent-

sprechend werden in den wenigsten Fällen Gewebeproben entnommen. Anderseits gibt es eine isolierte Form. Hierbei liegt ein solitärer Lungenherd einer nekrotisierenden Granulomatose vor, der auch als Histoplasmom bezeichnet wird. Eine führende Klinik gibt es in diesen Fällen nicht, sodass in der Regel lediglich röntgenologisch ein Rundherd auffällt und dann als Biopsat oder Resektat der histopathologischen Diagnostik zugeführt wird. Die chronische Histoplasmose ist selten und betrifft Patienten mit einer vorbestehenden Lungenerkrankung. Das Bild entspricht prinzipiell dem der Tuberkulose mit Infiltraten und Kavitationen. Diagnostisch stehen sowohl die mikrobiologische Untersuchung mit Erregernachweis im Sputum als auch serologische Tests zur Verfügung, eine Biopsie wird auch hier selten durchgeführt. Bei Immunkompromittierten kann sich auch eine disseminierte Histoplasmose entwickeln, die dann diverse Organe befällt. Die Diagnose wird in diesen Fällen in erster Linie durch Nachweis der Pilze in der Blutkultur, selten durch eine Biopsie gestellt (Abb. 33.1).

F. Stellmacher (✉)
überörtliche Berufsausübungsgemeinschaft, HPH Institut für Pathologie und Hämatopathologie, Kiel, Deutschland
e-mail: stellmacher@hp-hamburg.de

S. R. Perner
Zentrum für ambulante Onkologie Tübingen, Tübingen, Deutschland

© Der/die Autor(en), exklusiv lizenziert an Springer-Verlag GmbH, DE, ein Teil von Springer Nature 2024
F. Stellmacher et al. (Hrsg.), *Pathologie nicht-neoplastischer Lungenerkrankungen*, https://doi.org/10.1007/978-3-662-67073-6_33

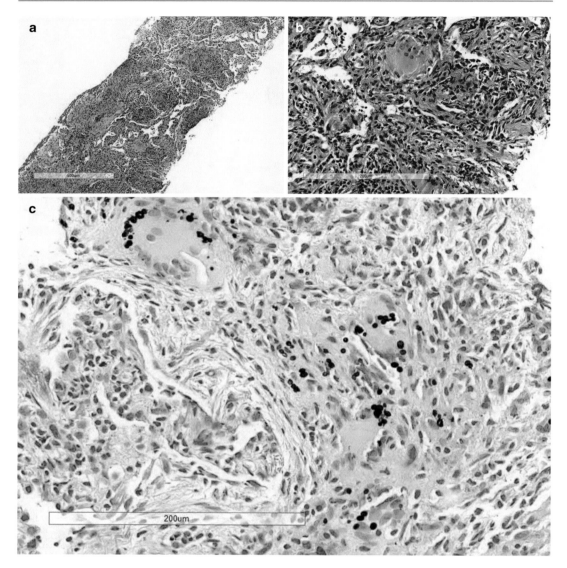

Abb. 33.1 (**a**, **b**) Histoplasmose in einem Stanzbiopsat der Lunge. Das Bild spricht eher für eine disseminierte Form. Nekrosen sind hier nicht getroffen. Stattdessen finden sich auffällige, mehrkernige Riesenzellen innerhalb eher kleiner Granulome sowie ein dichtes lymphozytäres Begleitinfiltrat (**a** 50×, **b** 200×). (**c**) In der Versilberung nach Grocott finden sich die Erreger innerhalb der Makrophagen und Riesenzellen. Eine Verwechslung mit anthrakotischem Pigment ist in diesem Falle unwahrscheinlich, jedoch je nach Anzahl der Erreger und gleichzeitig bestehender Staubbelastung durchaus möglich (Grocott 200×)

33.1.1 Klinik

Die durch den Pilz *Histoplasma capsulatum* hervorgerufene Histoplasmose kommt sowohl als akute Infektion, die klinisch zumeist unentdeckt bleibt und spontan abheilt, als auch als Histoplasmom in Form eines Rundherdes, der meist ebenfalls klinisch unauffällig bleibt, vor.

33.1.2 Radiologie

Die radiologischen Befunde sind meist unspezifisch und sprechen ggf. zwar für eine Infektion, die aber in der akuten Phase nicht von einer bakteriellen Pneumonie zu unterscheiden ist. Im Röntgenbild zeigt sich beim Histoplasmom ein scharf begrenzter Rundherd.

33.1.3 Histologie

Empfohlene Färbungen: HE, PAS, Grocott

Histologisch finden sich in allen dargestellten Formen außer der disseminierten Form nekrotische Granulome, die von einem eher schmalen Saum aus Epitheloidzellen, Lymphozyten und Kollagenfasern umgeben sind. Infarktartige Anteile können vorliegen. Initial können die Nekrosen landkartenartig imponieren, eine Fibrosierung liegt dann noch nicht vor. Die rund-ovalen, gleichförmigen Pilze sind mit 1–5 µm klein und entsprechend schwer zu erkennen. Da die Erreger allenfalls leicht PAS-positiv sind, muss zur Darstellung auf die Versilberung (Grocott, Gomori) zurückgegriffen werden. Eine Verwechslung mit anthrakotischem Pigment ist aufgrund der geringen Größe sowie z. T. einer Lage innerhalb von Makrophagen durchaus möglich (Abb. 33.1).

33.2 Kryptokokkose

Cryptococcus neoformans ist der Erreger der Kryptokokkose. Die im Erdboden, aber z. B. auch im Taubenkot vorkommenden, rundlichen Erreger sind zumeist zwischen 4 und 7 µm groß und von einer Polysaccharidkapsel umgeben, die als schleimiger Halo die Pilze umgibt. Diagnostisch steht heute ein Teststreifen als Schnelltest zur Verfügung. Goldstandard ist die Isolierung und Anzucht der Erreger aus Körperflüssigkeiten.

33.2.1 Klinik

Die Kryptokokkose zeigt – abhängig vom Immunstatus der Patienten – ein unterschiedliches klinisches Bild. Immunkompetente zeigen meist keine oder nur milde Beschwerden mit niedrigem Fieber und Husten. Für Immunkompromittierte, insbesondere im Endstadium von AIDS, kann eine Kryptokokkose jedoch lebensbedrohlich sein. Gefürchtet ist die *Cryptococcus*-Meningitis.

33.2.2 Radiologie

Radiologisch finden sich scharf begrenzte Verschattungen neben unscharfen Beherdungen und Konsolidierungen der Lungen.

33.2.3 Histologie

Empfohlene Färbungen: HE, PAS, Grocott

Histologisch fallen teilweise nekrotisierende, meist aber nicht-nekrotisierende Granulome oder Epitheloidzellgruppen auf, untermischt sind zahlreiche, z. T. geordnete, mehrkernige Riesenzellen. Daneben bestehen eine Fibrosierung und ein unterschiedlich dichtes lymphozytäres Infiltrat. Begleitend finden sich Herde einer organisierenden Pneumonie, die sogar das histologische Bild dominieren können. Bereits bei niedriger Vergrößerung fallen in den Makrophagen und Riesenzellen schaumig imponierende Strukturen auf, die den Kapseln der Erreger entsprechen. Die HE-morphologisch schwach basophilen Pilze liegen im Zentrum von Bläschen. Weitere Pilze finden sich außerhalb der Makrophagen, auch hier mit blasenartigen Höfen. Zu bedenken ist, dass bei Patienten mit stark eingeschränkter Immunkompetenz die entzündliche Reaktion, ja auch die Zahl der Makrophagen deutlich reduziert sein kann, sodass die Diagnose dann durch mikroskopischen Nachweis der Erreger in der Lunge selbst zu stellen ist. Verwechslungen mit Fremdmaterial sind möglich. Da die Pilze nicht bzw. nur sehr schwach PAS-positiv sind, eignet sich diese Reaktion nicht zum Erregernachweis. Die Pilze sind zudem häufig sehr größenvariabel, teilweise bis zu 15 µm groß und fragmentiert mit hefeartigen Bruchstücken. Die Muzikarmin-Färbung kann zur Darstellung der Kapsel eingesetzt werden (Abb. 33.2).

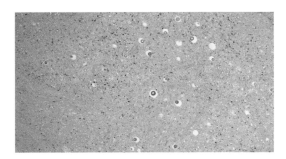

Abb. 33.2 *Cryptococcus* innerhalb einer im Lungengewebe gelegenen Nekrose (HE 200×)

Literatur

Leslie KO, Wick MR (2018a) Practical pulmonary pathology – a diagnostic approach. Elsevier, Philadelphia, S 184 ff

Leslie KO, Wick MR (2018b) Practical pulmonary pathology – a diagnostic approach. Elsevier, Philadelphia, S 180 ff

Mukhopadhyay S (2016a) Non-neoplastic pathology. Cambridge University Press, Cambridge, S 25 f, 31, 52–54

Mukhopadhyay S (2016b) Non-neoplastic pathology. Cambridge University Press, Cambridge, S 25 f, 63 ff

Semionov A, Rossi A, Perillo M, Sayegh K, Pressacco J, Kosiuk J (2019) Many faces of thoracic histoplasmosis-pictorial essay. Can Assoc Radiol J 70(3):273–281. https://doi.org/10.1016/j.carj.2018.12.006. Epub 2019 May 16

Pneumokoniosen

34

Florian Stellmacher und Sven Roger Perner

Inhaltsverzeichnis

34.1 Asbestose

- Betrifft in den allermeisten Fällen Männer mit i. d. R. beruflicher, möglicherweise aber auch privater Asbestexposition, die Jahrzehnte zurückliegt
- Meist zusätzlich Pleuraplaques
- Der Verdacht auf das Vorliegen einer Berufskrankheit liegt nahe und muss entsprechend in Deutschland bei der Berufsgenossenschaft gemeldet werden.

Die Asbestose ist eine Pneumokoniose, die sich als eine interstitielle Fibrose infolge des Einatmens von Asbestfasern definiert. Die Erkrankung tritt überwiegend bei schwererer Exposition (die Berufsgenossenschaften errechnen hier meist über 25 sog. Faserjahre) auf und zeigt einen sehr langsamen, sich teilweise über etliche Jahrzehnte hinziehenden Verlauf. Eine asbestassoziierte Pleuraerkrankung mit Plaques oder diffuser Fibrose ist ebenfalls möglich. U. a. auch Bronchialkarzinome und maligne Pleuramesotheliome können durch Asbest bedingt sein, Letztere regelmäßig. Entsprechend ist immer eine versicherungsrechtliche Relevanz zu prüfen und ggf. der Berufsgenossenschaft anzuzeigen.

F. Stellmacher (✉)
überörtliche Berufsausübungsgemeinschaft, HPH
Institut für Pathologie und Hämatopathologie,
Kiel, Deutschland
e-mail: stellmacher@hp-hamburg.de

S. R. Perner
Zentrum für ambulante Onkologie Tübingen,
Tübingen, Deutschland

34.1.1 Klinik

In der Regel vergehen zwischen dem Einatmen relevanter Mengen von Asbeststaub und dem Auftreten klinischer Symptome mehr als 15 Jahre, oft Jahrzehnte. Diese Symptome entsprechen einer langsam progredienten chroni-

F. Stellmacher et al. (Hrsg.), *Pathologie nicht-neoplastischer Lungenerkrankungen*,
https://doi.org/10.1007/978-3-662-67073-6_34

schen fibrosierenden Lungenerkrankung mit Husten und Dyspnoe, in späteren Stadien auch Atelektasen, Pleuraergüssen sowie eine ggf. führende asbestinduzierte Pleuraerkrankung mit ausgedehnten Plaques, z. T. seitendifferenten fibrösen Schrumpfungen des Thorax sowie auch dem sekundären Entstehen von Malignomen, insbesondere Karzinomen der Lungen und oberen Luftwege sowie des malignen Pleuramesothelioms. Der Nachweis von Pleuraplaques bzw. sog. hyaliner Pleurakugeln spricht primär für eine infolge einer Asbestexposition entstandene Fibrose, beweist diese aber nicht.

Die Aufnahme des Asbeststaubes erfolgte meistens in Ausübung des Berufes, wobei ein großes Spektrum von Asbestquellen möglich ist. So gelangen nicht nur bei der Verarbeitung von Asbestmatten Stäube in die Lungen, sondern es kann auch eine kurze, aber sehr starke Exposition, z. B. bei Verwendung einer asbestbeschichteten Brandschutzdecke im Rahmen einer Feuerschutzübung, für eine Asbestose ursächlich sein, sodass ggf. auch eine Anerkennung als berufsbedingte Erkrankung erfolgen muss. Nur eine dezidierte Berufsanamnese, wie sie von den Berufsgenossenschaften durchzuführen ist, kann eine berufliche Asbestexposition tatsächlich ausschließen. Deutliche Staubbelastungen außerhalb einer versicherten Tätigkeit können aber z. B. auch durch die Reinigung asbestkontaminierter Kleidung oder eine Asbestverarbeitung im privaten Umfeld akquiriert werden.

Die Diagnose erfolgt zumeist auf Basis der Bildgebung, sodass die Histologie initial kaum eine Rolle spielt. Diese kommt aber dann voll zum Tragen, wenn z. B. am onkologischen Operationspräparat zusätzlich nach durch Asbest bedingten Veränderungen gefragt und gesucht wird. Dies schließt natürlich auch Autopsiematerial ein, das ggf. in gutachterlicher Intention untersucht wird.

Die Therapie richtet sich lediglich gegen die Symptome.

34.1.2 Radiologie

Radiologisch liegt eine Fibrose mit Betonung der terminalen Bronchiolen vor, die zunächst in Form

retikulär-linearer Verschattungen auftreten, die auch zentrilobuläre Knötchen ausbilden. Subpleurale kurvilineare Bänder, die parallel zur Brustwand verlaufen, sind typisch. Pleuraplaques sind sehr häufig.

34.1.3 Histologie

Empfohlene Färbungen: HE, EvG, Fe, Polarisation

Die Diagnose einer Asbestose stützt sich auf das Bild einer diffusen Lungenfibrose bei gleichzeitigem Nachweis von Asbestkörperchen. Der alleinige Nachweis von Asbestkörperchen rechtfertigt nicht die Diagnose einer Asbestose. Die Fibrose ist bezüglich ihrer Ausprägung und auch ihrer Morphologie sehr variabel. Neben UIP-artigen Mustern (UIP: gewöhnliche interstitielle Pneumonie) mit septaler Fibrose, Narben und auch einzelnen Fibroblastennestern kann auch ein homogenes, NSIP-artiges Bild (NSIP: nichtspezifische interstitielle Pneumonie) vom fibrosierenden Typ vorliegen. Die Fibrose kann peribronchiolär betont sein. Ausgedehnte bronchioläre Metaplasien sind möglich. Eine konzentrische Fibrose der Bronchiolen wird gelegentlich gesehen. Der mikroskopische Nachweis von Asbestkörperchen gelingt erfahrungsgemäß nicht regelmäßig, zumal diese sehr heterogen verteilt sind. In Biopsien findet man sie fast nie. Hierbei handelt es sich um bis zu 100 µm lange, gelegentlich gebogene, gelblichbräunliche Fasern, die sich in der HE-Färbung nicht anfärben. Auf diesen – wie bei Schaschlikstücken aufgereiht – finden sich rundliche Körperchen, die sich histochemisch (Berliner Blau, Turnbulls-Reaktion) Eisen-positiv verhalten. Diese sind zwar prinzipiell bereits HE-morphologisch erkennbar, erfahrungsgemäß aber nur dann, wenn viele vorhanden sind. Daher empfiehlt sich immer eine zusätzliche Eisen-Histochemie. Bei kompatibler Fibrose ist der Nachweis einzelner Asbestkörperchen bereits hoch verdächtig auf eine Asbestose. Im Rahmen einer gutachterlichen Stellungnahme wird jede Berufsgenossenschaft darauf dringen, eine quantitative Untersuchung durch das Deutsche Mesotheliomregister, Bochum, o. ä. durchführen zu lassen. Da die nadelförmigen Asbeststrukturen im

Laufe der Zeit die Lunge durchwandern, sammeln sich diese im Verlauf im Bereich der Pleura an. Hieran gebunden ist auch die fibrosierende Wirkung der Nadeln, die dann die Entwicklung einer asbestbedingten Pleuraerkrankung insbesondere mit Plaques bewirkt.

Von den klassischen Asbestkörperchen müssen sog. Pseudoasbestkörperchen unterschieden werden. Diese weisen eine Kern aus Talkum (cave: früher enthielt das im Sport eingesetzte Talkum auch eine relevante Menge von Asbest, Talkumpartikel sind meist aber größer und pleomorph), Karborund oder Graphit (mikroskopisch schwarz).

34.1.4 Hinweis zum Gutachterwesen

Versicherungsrechtlich ist die Asbestose in Deutschland per se (BK 4103 der Anlage zur Berufskrankheitenverordnung – Asbeststaublungenerkrankung) oder als mittelbarer Auslöser von malignen Tumoren (BK 4104 – Lungen- oder Kehlkopfkrebs, BK 4105 – Malignes Mesotheliom durch Asbest und selten BK 4114 – Lungenkrebs durch das Zusammenwirken von Asbestfaserstaub und polyzyklischen aromatischen Kohlenwasserstoffen) bei entsprechend mit Wahrscheinlichkeit belegbarem Kausalzusammenhang mit einer beruflichen Asbesteinwirkung als Berufskrankheit anerkennungsfähig. Am weitaus häufigsten wird der Pathologe wohl nach einem möglicherweise asbestinduzierten Bronchialkarzinom gefragt werden. Hierbei fußt die Begutachtung keineswegs auf der histologischen Untersuchung des Tumors, sondern sie setzt sich zusammen aus der Berufsanamnese (bei gesichertem Karzinom nachweisbare kumulative Asbestfaserdosis von 25 sog. „Faserjahren", die vom technischen Dienst der BG zu ermitteln sind) und/oder der vom Mesotheliomregister ermittelten relevanten Asbestfaserbelastung der Lungen in Verbindung mit weiteren sog. Brückenbefunden wie einer radiologisch diagnostizierten Asbestose, der histologisch wahrscheinlich gemachten Asbestose oder Minimalasbestose (geringe Fibrose mit zwingendem Nachweis von Asbestkörperchen) oder dem Nachweis sog. hyaliner Pleuraplaques. Der Nachweis von Plaques sollte immer im Befund

Erwähnung finden, da diese sog. Brückenbefunde darstellen, die zu einem späteren Zeitpunkt gutachterlich wertvoll sein können. Die BG-Meldung bei V. a. eine durch Asbest verursachte Erkrankung in versicherter Tätigkeit ist obligat und keine Ermessenssache der behandelnden Ärzte. Ggf. sollte auch ein entsprechender Hinweis im Befund der Pathologie erfolgen.

34.1.5 Differenzialdiagnosen

Die Differenzialdiagosen ergeben sich trotz der morphologischen Nähe zu diversen fibrosierenden Lungenerkrankungen wie der UIP, der NSIP aber auch eine Rheumabeteiligung der Lungen und etlichen anderen zunächst aus dem klinischen Kontext. Ausnahmen bilden solche Fälle, bei denen sich der initiale Verdacht aus dem mikroskopischen Nachweis von Asbestkörperchen bei einer Fibrose bislang ungeklärter Ursache ergibt. Insbesondere der Nachweis synchroner Pleuraveränderungen, in erster Linie hyaline Pleuraplaques, spricht dann eher für eine Asbestose und gegen eine Fibrose anderer Ursache, die gleichwohl aus ggf. anderen Gründen mit Veränderungen an der Pleura einhergehen können.

34.2 Silikose, Anthrakosilikose und Silikoanthrakose

- Pneumokoniose, meist in ihrer chronischen Form, aber auch akut möglich
- Noduläre Silikose mit zwiebelschalartig hyalinisierten Knötchen
- Staubeinschlüsse müssen polarisationsmikroskopisch nachgewiesen werden.
- Der Zusatz „Anthrako" beschreibt das gleichzeitige Vorliegen von anthrakotischem Pigment (Anthrakosilikose mit dominierender Silikose, Silikoanthrakose mit dominierender Anthrakose)
- Bei weitem nicht jeder Staub der Lungen, der in der Polarisation doppelbricht, ist Quarz!

Silikose, Anthrakosilikose und Silikoanthra-kose sind Pneumokoniosen, die durch das Ein-atmen von Silikat (Quarzstaub) bedingt werden, der sich histologisch in der Polarisationsmikro-skopie darstellen lässt. Das mikroskopische Bild ist jedoch nicht spezifisch für Silikat, denn an-dere anorganische Verbindungen sind polarisationsmikroskopisch identisch und wer-den wie Silikat zunächst von Makrophagen auf-genommen und dann in den Lungen sowie den regionären Lymphknoten deponiert. Das Spek-trum möglicher Schädigungsmuster ist breit und umfasst in der akuten Phase eine Alveolarprotei-nose, bei chronischem Verlauf eine pulmonale (und mediastinale) hyaline Knotenbildung, die mitunter ischämisch bedingte Nekrosen ver-ursachen kann, die gelegentlich sekundär durch Mykobakterien infiziert werden.

34.2.1 Klinik

Abhängig von der Schwere der Erkrankung zei-gen sich wenig spezifische Symptome wie Hus-ten oder Dyspnoe. Selten kommt es zu einer re-spiratorischen Insuffizienz.

34.2.2 Radiologie

Radiologisch werden die einfache und die kom-plexe Silikose unterschieden. Typischerweise nach einer bereits zehn oder mehr Jahre zurück-liegenden, langandauernden beruflichen Quarz-staubexposition bilden sich in den Lungen unter 1 cm große Knötchen in zentrilobulärer oder sub-pleuraler Lage. Das Bild kann wie einer Sarkoi-dose oder eine Langerhans-Zell-Histiozytose wirken. Bei der komplexen Silikose besteht eine massive progressive Fibrose, die Herdsetzungen überschreiten 1 cm. Werden hier Nekrosen ver-mutet, sollte auch an die Möglichkeit einer Sili-kotuberkulose gedacht werden. Eine akute Sili-koproteinose zeigt das Bild einer Alveolarprotei-nose mit Milchglas und „crazy-paving". Eierschalartig verkalkte, mediastinale Lymph-knoten können vorkommen.

Radiologische Differenzialdiagnosen sind an-dere pulmonale Noduli erzeugende Erkrankungen wie z. B. eine Sarkoidose, Langerhans-Zell-Histiozytose, Tuberkulose oder auch eine Tal-kum-Pneumokoniose. Oft wird die Erkrankung erst dann entdeckt, wenn aus anderem Grunde, z. B. bei einem suspekten Herd, eine radio-logische Untersuchung mit nachfolgender Biop-sie erfolgt.

Die chronische Form von Silikose, Silikoan-thrakose oder Anthrakosilikose ist deutlich ver-breiteter als die akute. Abhängig von der Menge des eingeatmeten Silikatstaubes entsteht diese erst Jahre oder Jahrzehnte nach der Exposition. Hiervon zu unterscheiden ist die akute Silikose. Auch wenn der Terminus „akut" hier eine rasch einsetzende Erkrankung nach Exposition sugge-riert, erfolgt auch hier der manifeste Krankheits-ausbruch zwischen einem halben und mehreren Jahren nach Inhalation sehr großer Staubmengen. Typisch ist eine derart große akute Belastung durch Silikatstaub bei Sandstrahlen. Große Staubmengen werden bzw. wurden über längere Zeit auch von Patienten aufgenommen, die frü-her, dann mit unzureichender Schutzausrüstung, gegenüber Stäuben im Steinkohlebergbau ex-poniert waren. Entsprechend ist das Vorliegen einer Berufserkrankung zu prüfen.

34.2.3 Histologie

Empfohlene Färbungen: HE, EvG, ggf. ZN, Biopsien als Serienschnitt, Polarisation!

Die häufigere chronische Form zeichnet sich durch multiple, scharf begrenzte, zwiebelschal-artig fibrosierte und im Verlauf hyalinisierte Knötchen aus, die von Staubgranulomen ihren Ausgang nehmen. Erst polarisations-mikroskopisch sieht man in diesen dann neben unterschiedlich zahlreichen, anthrakotisch pig-mentierten Makrophagen auch weißlich doppel-brechende Kristalle von weniger als 5, meist nur 1–2 µm Größe. Je nach dominierender Staub-fraktion spricht man von silikotischen, anthrako-silikotischen oder silikoanthrakotischen Knöt-chen. Diese Knötchen liegen meist peribronchi-

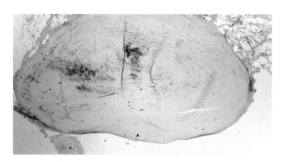

Abb. 34.1 Knoten einer Silikoanthrakose mit angedeutet konzentrisch geschichteten, eng gepackten und hyalinisierten Kollagenfasern und dichten anthrakotischen Ablagerungen (HE 12,5×)

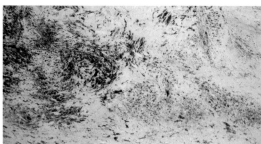

Abb. 34.2 Ausschnitt aus 1 (HE 100×)

olär oder subpleural, wo sie bereits makroskopisch als weißliche, runde Herde gut zu erkennen sind. Initial können noch Epitheloidzellen zu sehen sein; je älter die Knötchen sind, desto zellärmer und hyalinisierter sind diese. Größere Knoten, namentlich bei der radiologisch als „komplex" bezeichneten Form, können durch eine fibrosebedingte Ischämie zentrale Nekrosen ausbilden. Insbesondere dann kann eine sekundäre Infektion durch Mykobakterien stattfinden, die zur Silikotuberkulose führt. Die progressive massive Fibrose (PMF) stellt ein schweres fibrotisches Endstadium namentlich bei Bergleuten dar (Abb. 34.1, 34.2 und 34.3).

Das Bild der akuten Silikose weicht hiervon vollständig ab. Das Bild entspricht zunächst der Alveolarproteinose mit von einweißreicher Flüssigkeit ausgefüllten Alveolen. Hinzu kommen aber eine interstitielle Entzündung sowie polarisationsmikroskopisch nachweisbarer Quarzstaub. Staubgranulome können vorkommen, silikotische Knötchen aber nicht.

▶ **Merke** Polarisationsmikroskopisch weißlich doppelbrechende Kristalle können Quarzstaub entsprechen, eine Vielzahl kristalliner Verbindungen sieht unter dem Mikroskop aber vollkommen identisch aus. Silikate sind Salze der Kieselsäure, insbesondere der Feldspäte, die in der Natur häufig vorkommen. Im deutschen Sprachgebrauch meint Quarz Siliziumdioxid (SiO_2), im angelsächsischen ist

Abb. 34.3 Derselbe Schnitt von Abb. 34.2 mit gekreuzten Polfiltern. Neben ebenfalls doppelbrechenden Kollagenfasern erkennt man nun massenhaft nur wenige Mikrometer große, ebenfalls doppelbrechende kristalline Partikel (HE 100×, Polarisation)

mit „Quar(t)z" Silikat gemeint. Die Erdkruste besteht zum überwiegenden Teil aus Silikaten, sodass diese sowohl im Bergbau als auch durch Aufwirbelung von Sand in die Lunge gelangen können. Mikroskopisch sind aber z. B. Bikarbonate nicht von Silikaten unterscheidbar. Daher empfiehlt es sich, nicht kategorisch von „Quarz" oder „Silikat" zu sprechen, sondern einen neutraleren Terminus wie „polarisationsmikroskopisch doppelbrechende Mineralstaubpartikel" zu verwenden.

Literatur

Bledsoe JR, Christiani DC, Kradin RL (2014) Smoking-associated fibrosis and pulmonary asbestosis. Int J Chron Obstruct Pulmon Dis 19(10):31–37. https://doi.org/10.2147/COPD.S74643. PMID: 25565798; PMCID: PMC4279669

Bukovitz B, Meiman J, Anderson H, Brooks EG (2019) Silicosis: diagnosis and medicolegal implications. J Forensic Sci 64(5):1389–1398. https://doi.org/10.1111/1556-4029.14048. Epub 2019 Mar 22

Butt YM, Tazelaar HD (2022) Atlas of pulmonary pathology. Wolters Kluwer, Philadelphia, S 171 ff

Caraballo-Arias Y, Caffaro P, Boffetta P, Violante FS (2022) Quantitative assessment of asbestos fibers in normal and pathological pleural tissue-a scoping review. Life (Basel) 12(2):296. https://doi.org/10.3390/life12020296. PMID: 35207583; PMCID: PMC8878760

Churg A, Müller NL (2014) Atlas of interstitial lung disease pathology. Wolters Kluwer Health, Philadelphia, S 203 f

Cohen RA, Petsonk EL, Rose C, Young B, Regier M, Najmuddin A, Abraham JL, Churg A, Green FH (2016) Lung Pathology in U.S. coal workers with rapidly progressive pneumoconiosis implicates silica and silicates. Am J Respir Crit Care Med 193(6):673–680. https://doi.org/10.1164/rccm.201505-1014OC. PMID: 26513613; PMCID: PMC4824937

Cohen RA, Rose CS, Go LHT, Zell-Baran LM, Almberg KS, Sarver EA, Lowers HA, Iwaniuk C, Clingerman SM, Richardson DL, Abraham JL, Cool CD, Franko AD, Hubbs AF, Murray J, Orandle MS, Sanyal S, Vorajee NI, Petsonk EL, Zulfikar R, Green FHY (2022) Pathology and mineralogy demonstrate respirable crystalline silica is a major cause of severe pneumoconiosis in U.S. coal miners. Ann Am Thorac Soc 19(9):1469–1478. https://doi.org/10.1513/AnnalsATS.202109-1064OC. PMID: 35353671; PMCID: PMC9447385

DeBono NL, Warden H, Logar-Henderson C, Shakik S, Dakouo M, MacLeod J, Demers PA (2021) Incidence of mesothelioma and asbestosis by occupation in a diverse workforce. Am J Ind Med 64(6):476–487. https://doi.org/10.1002/ajim.23245. Epub 2021 Apr 8

Gurney JW et al (2009) Specialty imaging – HRCT of the lung. Salt Lake City 3:86–91

Gurney JW et al (2009) Specialty imaging – HRCT of the lung. Salt Lake City 3:78–85

Harris EJA, Musk A, de Klerk N, Reid A, Franklin P, Brims FJH (2019) Diagnosis of asbestos-related lung diseases. Expert Rev Respir Med 13(3):241–249. https://doi.org/10.1080/17476348.2019.1568875. Epub 2019 Jan 25

Hoy RF, Chambers DC (2020) Silica-related diseases in the modern world. Allergy 75(11):2805–2817. https://doi.org/10.1111/all.14202. Epub 2020 Feb 15

Krefft S, Wolff J, Rose C (2020) Silicosis: an update and guide for clinicians. Clin Chest Med 41(4):709–722. https://doi.org/10.1016/j.ccm.2020.08.012

Lazarus A, Massoumi A, Hostler J, Hostler DC (2012) Asbestos-related pleuropulmonary diseases: benign and malignant. Postgrad Med 124(3):116–130. https://doi.org/10.3810/pgm.2012.05.2555

Leslie KO, Wick MR (2018) Practical pulmonary pathology – a diagnostic approach. Elsevier, Philadelphia, S 342 ff

Mehrtens G, Brandenburg S (2015) Die Berufskrankheitenverordnung (BKV) – Kommentar. Erich Schmidt, Berlin

Mukhopadhyay S (2016) Non-neoplastic pathology. Cambridge University Press, Cambridge, S 323 ff

Mukhopadhyay S (2016) Non-neoplastic pathology. Cambridge University Press, Cambridge, S 260, 325

Myers R (2012) Asbestos-related pleural disease. Curr Opin Pulm Med 18(4):377–381. https://doi.org/10.1097/MCP.0b013e328354acfe

Popper H (2017) Pathology of lung disease. Springer Nature, Berlin/Heidelberg, S 295 ff

Popper HH (2017) Pathology of lung disease. Springer Nature, Berlin/Heidelberg, S 292 ff

Popper HH (2017) Pathology of lung disesease. Springer Nature, Berlin/Heidelberg, S 292 ff

Roggli VL, Gibbs AR, Attanoos R, Churg A, Popper H, Cagle P, Corrin B, Franks TJ, Galateau-Salle F, Galvin J, Hasleton PS, Henderson DW, Honma K (2010) Pathology of asbestosis – an update of the diagnostic criteria: report of the asbestosis committee of the college of american pathologists and pulmonary pathology society. Arch Pathol Lab Med 134(3):462–480. https://doi.org/10.5858/134.3.462

Seite der gesetzlichen Unfallversicherung mit Angaben zur Meldepflicht und Link zum Meldeformular. https://www.dguv.de/bk-info/allgemein/verdacht_bk/index.jsp. Zugegriffen am 01.09.2024

Medikamentös induzierte Lungenerkrankungen

35

Iris Bittmann

Inhaltsverzeichnis

Medikamente sind eine relativ häufige Ursache einer interstitiellen Lungenerkrankung. Eine medikamenteninduzierte interstitielle Lungenerkrankung („drug induced interstitial lung disease", DIILD) kann dabei nahezu jedes morphologische Muster der bekannten interstitiellen Pneumonien induzieren. Die Diagnose einer DIILD ist von weitreichender Bedeutung, da sie eine kausale Therapie durch Absetzen der die Schädigung auslösenden Medikamente erlaubt.

Medikamentös induzierte Lungenschäden
- Klinischer Verdacht und Medikamentenanamnese
- Plausible radiomorphologische Befunde
- Ausschluss anderer (insbesondere infektiöser) Ursachen
- Zum Medikament passendes histomorphologisches Schädigungsmuster

Medikamente sind eine relativ häufige Ursache einer interstitiellen Lungenerkrankung (ILD). Die Diagnose einer medikamenteninduzierten Lungenschädigung ist dabei von weitreichender Bedeutung, da sie eine kausale Therapie durch Absetzen der die Nebenwirkung

I. Bittmann (✉)
Pathologie, Agaplesion Diakonieklinikum Rotenburg,
Rotenburg (Wümme), Deutschland
e-mail: bittmann@diako-online.de

© Der/die Autor(en), exklusiv lizenziert an Springer-Verlag GmbH, DE, ein Teil von Springer
Nature 2024
F. Stellmacher et al. (Hrsg.), *Pathologie nicht-neoplastischer Lungenerkrankungen*,
https://doi.org/10.1007/978-3-662-67073-6_35

auslösenden Medikation erlaubt. Eine medikamentös induzierte interstitielle Lungenerkrankung („drug induced interstitial lung disease", DIILD) tritt auf, wenn die Einnahme
eines Medikamentes zu einer Inflammation und
fortschreitend zur Fibrose des Lungenparenchyms führt. Das Schädigungsmuster
kann dabei jedes Bild der bekannten interstitiellen Pneumonien induzieren. Mittlerweile
sind über 1600 Medikamente und Bio-
substanzen identifiziert (http://www.pneumo-
tox.com 2021), die einen Lungenschaden induzieren können.

Medikamente als Auslöser einer ILD sind von
besonderem Interesse, da sie zum einen eine
schlüssige Erklärung für eine Vielzahl von
Lungenerkrankungen liefern können und zum
anderen das Absetzen des Medikaments eine
kausale Therapie möglich macht.

Die aktuellsten Informationen zu medikamentös induzierten Lungenschäden finden sich auf
der Website von Pneumotox® (http://www.pneu-
motox.com 2021).

35.1   Epidemiologie

Es ist schwierig, die exakte Häufigkeit von
DIILD abzuschätzen, da die klinischen, radiologischen oder histomorphologischen Veränderungen relativ unspezifisch sind und konkur-
rierende Ursachen wie Infektionen, strahlen-
induzierte Schäden oder ein Fortschreiten der
Grunderkrankung etc. ausgeschlossen werden
müssen. Zudem variieren die Kriterien, die zur
Diagnose einer medikamentös induzierten Schädigung führen. Die meisten Arbeiten beziehen
sich auf spezifische Medikamente, und systema-
tische Übersichtsstudien fehlen. Die Schätzung
der Inzidenzrate variiert zwischen 0,41 und 12,4
pro einer Million weltweit. Es wird angenommen,
dass 3–5 % der ILDs DIILDs sind (Skeoch et al.
2018). Bei variierenden klinischen Kriterien und
schlechter Studienlage bleibt es schwierig, die
exakte Anzahl medikamentös ausgelöster pulmonaler Schädigungen zu bestimmen. Wahrscheinlich ist nur, dass diese deutlich unterschätzt werden (Bittmann 2015).

35.2   Risikofaktoren für die Entwicklung

Die Risikofaktoren für die Entwicklung einer
DIILD variieren abhängig von der zu behandelnden Grunderkrankung und der Patientengruppe sowie vom eingesetzten Medikament. Einige generelle Risikofaktoren ziehen sich jedoch
durch alle Gruppen (Barjaktarevic et al. 2013;
http://www.pneumotox.com 2021; Nemery et al.
2001; Skeoch et al. 2018):

- Das Alter der Patienten, wobei besonders Kin-
  der und alte Menschen betroffen sind.
- Die Medikamentendosis spielt nur für einige
  Medikamente wie Amiodaron und Bleomycin
  eine Rolle. Bei vielen anderen Medikamenten
  treten unerwünschte Nebenwirkungen völlig
  unabhängig von der Dosis und Zeitdauer der
  Einnahme auf.
- Medikamenteninteraktionen – Medikamente
  in der gleichen Wirkstoffklasse können ein
  ähnliches Schädigungsmuster haben und ihre
  Wirkung potenzieren, z. B. bei Bleomycin und
  Cisplatin.
- Strahlentherapie und Chemotherapie können
  zu synergistischen Effekten führen.
- Eine vorbestehende ILD, z. B. die idiopathische pulmonale Fibrose (IPF), stellt einen
  unabhängigen Risikofaktor dar. Dies gilt auch
  für die chronisch-obstruktiven Lungenerkrankungen, Bronchiektasien und die Asbestose.
- Rauchen ist ein Risiko für die Entwicklung
  einer DIILD bei der Behandlung mit Gemcita-
  bin, bei einer gegen EGFR (Epidermal growth
  factor receptor) gerichteten Therapie und bei
  Methotrexat.
- Geschlecht: Männer hatten in einigen Untersuchungen ein erhöhtes Risiko bei Behandlung mit EGFR-Inhibitoren, Pemetrexed,
  Methotrexat und Amiodaron.

35.3   Ätiologie

Verschiedene Mechanismen können an der Ent-
stehung einer DIILD beteiligt sein. Dabei kann es
sowohl zu einer toxischen als auch zu einer

immunologisch vermittelten Lungenschädigung kommen oder zu einer Kombination von beiden (Matsuno 2012).

Ein zytotoxischer Schaden durch Medikamente kann durch verschiedene Reaktionen induziert werden, etwa durch die Freisetzung freier Sauerstoffradikale, eine Reduktion der Deaktivierung von Metaboliten, eine Behinderung alveolärer Reparaturmechanismen und durch die Freisetzung verschiedener Zytokine. Alveolarepithel und Endothel werden dabei zum Teil direkt geschädigt.

Die exakten Mechanismen sind noch nicht vollständig geklärt, aber folgende Faktoren können beteiligt sein:

- genetische Polymorphismen von Aktivierungs- und Detoxifikations-Signalwegen,
- Umgebungsfaktoren wie Stress, Luftverschmutzung,
- bestehende Infektionen und
- die Art der Medikamentengabe wie Dauer, Dosis, Frequenz und Art der Einnahme (Matsuno 2012).

35.4 Klinische Manifestation

Laborparameter und klinische Manifestation sind unspezifisch, ebenso wie die radiomorphologischen Befunde. Häufige Symptome sind Husten, Fieber, Dyspnoe und Hypoxämie. Lungenfunktionstests zeigen in der Mehrzahl eine restriktive Funktionsstörung. Die Symptome können sich dabei akut und foudroyant mit einem lebensbedrohlichen Krankheitsbild oder chronisch manifestieren (Camus et al. 2001; Camus et al. 2004).

35.5 Häufige auslösende Medikamente

Chemotherapeutika bzw. Krebstherapien stehen in den meisten Studien an erster Stelle bei der Verursachung einer DIILD mit 23–51 %, gefolgt von Antirheumatika (6–72 %), Antibiotika (6–26 %), nicht-steroidalen Antiphlogistika (0–23 %), Psychopharmaka (0–9 %) und Antiarrhythmika (0–9 %) (Skeoch et al. 2018). Auch moderne zielgerichtete Therapien können eine Lungenschädigung verursachen. Gegen EGFR gerichtete Therapien umfassen zum einen Therapien mit „small molecule" Rezeptor-Tyrosinkinasen (RTKI) und zum anderen monoklonale Antikörper, die für die Therapie beim nichtkleinzelligen Lungenkarzinom (NSCLC), bei Brustkrebs und beim kolorektalen Karzinom zugelassen sind. Die Inzidenz für DIILD durch EGFR-RTKI liegt bei 1,2–1,6 % mit einer assoziierten Mortalität von 22,8 %. Eine DIILD als Folge einer EGFR-RTKI-Therapie scheint ein frühes Ereignis zu sein mit Auftreten innerhalb von 4 Wochen nach Therapiebeginn (Skeoch et al. 2018).

Immuncheckpoint-Inhibitoren (ICI) von PD-1 („programmed cell death protein 1") und seine Liganden (PD-L1 und PD-L2) sowie von „cytotoxic lymphocyte antigen protein 4" (CTLA-4) sind eine vielfach zum Einsatz kommende Klasse von Therapeutika, deren Indikationsstellung auf immer mehr Tumorentitäten ausgedehnt wird. Immunvermittelte Reaktionen sind als Nebenwirkungen gut bekannt. Eine Metaanalyse klinischer Studien konnte eine Inzidenzrate von DIILD für PD-1-Inhibitoren von 3,6 % und 1,1 % für PD-L1 Inhibitoren feststellen. Inzidenzrate, Schweregrad und Mortalität der DIILD waren höher für PD-1-Inhibitoren im Vergleich zu PD-L1-Inhibitoren mit einer DIILD-assoziierten Mortalitätsrate von 8 % (Skeoch et al. 2018).

35.6 Diagnostik und morphologische Muster

Die Diagnose einer medikamentös induzierten Lungenschädigung ist ein komplexer Prozess, der verschiedene Schritte beinhalten sollte (http://www.pneumotox.com 2021; Romagnoli et al. 2008):

1. Klinischer Verdacht, einschließlich einer entsprechenden Medikamentenanamnese
2. Plausible radiomorphologische Befunde in der Hochauflösenden Computertomographie (HRCT)

3. Ausschluss anderer auslösender Ursachen, insbesondere Infektionen
4. Bereits dokumentierte Fälle einer Lungenschädigung für das in Frage kommende Medikament mit plausiblen radiologischen und/oder histomorphologischen Befunden

Eine Lungenbiopsie wird in wenigen Fällen notwendig. Die Aufarbeitung umfasst die Detektion des morphologischen Musters. Sonderfärbungen und Immunhistochemie kommen vor allem zum Ausschluss von Infektionen zum Einsatz. Die bronchoalveoläre Lavage (BAL) kann zusätzliche Informationen geben durch Nachweis einer zu der vermuteten Schädigung passenden Zelldifferenzierung und durch Ausschluss einer Infektion.

Medikamente können eine Vielzahl histomorphologischer Reaktionsmuster auslösen, siehe Tab. 35.1 (Flieder und Travis 2004; Myers

Tab. 35.1 Histomorphologische Reaktionsmuster mit Assoziation zu einer medikamentös-toxischen Schädigung. (Travis et al. 2001)

Pulmonales Ödem
Akute oder chron. Alveoläre Hämorrhagien
Alveolarproteinose-artige Reaktion
Akuter, organisierender oder organisierter diffuser alveolärer Schaden
Chronisch organisierende Pneumonie
Fibrosierende chronische interstitielle Pneumonie (wie UIP)
Diffuse zelluläre Infiltrate
Nichtspezifische interstitielle Pneumonie (NSIP)
Lymphozytäre interstitielle Pneumonie
Riesenzellige interstitielle Pneumonie
Diffuse lymphoide Pneumonie
Granulomatöse interstitielle Pneumonie
Akute oder chronische eosinophile Pneumonie
Mikroskopische Angiitis
Metastatische Kalzifikationen
Fremdkörperreaktion
Pulmonalarterieller Hypertonus
Pulmonale venookklusive Erkrankung (VOD)
Asthma
Konstriktive Bronchiolitis
Bronchiektasen
Panazinäres Emphysem und bullöse Lungenerkrankung

1997). Einige lösen ein relativ einheitliches Bild aus. In vielen Fällen findet sich jedoch ein buntes Muster der Gewebsveränderungen, das eine eindeutige Klassifizierung erschwert. Akute und chronische Veränderungen können gemeinsam vorliegen, siehe Tab. 35.2.

35.6.1 Diffuser Alveolarschaden (DAD)

Ein DAD kann durch eine Vielzahl von Medikamenten ausgelöst werden wie z. B. Amiodaron, Bleomycin, RTKI u. a. (http://www.pneumotox.com 2021).

Histomorphologisch zeigt das Lungengewebe ein deutliches Ödem und Nekrosen der Typ-2-Pneumozyten sowie ein eiweißreiches alveoläres Exsudat mit Ausbildung hyaliner Membranen als Folge der alveolokapillären Schrankenstörung.

35.6.2 Alveoläre Hämorrhagien

Pulmonale alveoläre Hämorrhagien können nach Gabe bzw. Einnahme von z. B. Amphotericin B, Kokain, Kodein u. a. auftreten (http://www.pneumotox.com 2021).

Die BAL ist hämorrhagisch (Camus et al. 2001).

35.6.3 Organisierende Pneumonie (OP)

Eine OP kann vielfältige Ursachen außerhalb einer medikamentös induzierten Schädigung haben, was die Einordnung der Veränderung erschwert. Histomorphologisch zeigt sich eine pfropfartige intraalveoläre Myofibroblastenproliferation mit einem – in der Regel leichten – begleitenden entzündlichen Infiltrat, das durch Lymphozyten dominiert wird, siehe Abb. 35.1.

Die BAL kann eine Lymphozytose und Vermehrung von Neutrophilen und Eosinophilen zeigen.

Tab. 35.2 Häufigkeit der mit einer medikamentös-toxischen Lungenschädigung assoziierten Lungenveränderungen (Camus et al. 2001; http://www.pneumotox.com 2021)

Morphologischer Typ	Typische Medikamente	Frequenz	Schweregrad
NSIP-zellulär	Methotrexate, Nilutamide, ICI, RTKI	häufig	mild
Granulomatöse IP	BCG, Methotrexate	ungewöhnlich	mild
Pseudosarkoidal	Interferone	ungewöhnlich	mild
Eosinophile Pneumonie	Antibiotika, NSAID, ACE-Inhibitoren	häufig	z. T. schwer
Organisierende Pneumonie	Amiodaron, Bleomycin, Interferone, Statine, ICI	häufig	z. T. schwer
DIP	Nitrofuratoin	selten	moderat
LIP	Phenytoin	sehr selten	mild
NSIP-fibrot./UIP-like	Amiodaron, Chemotherapie, Ergotamine	sehr häufig	schwer
AIP/DAD	Chemotherapie, Gold, Methotrexate	sehr häufig	gewöhnlich schwer
Alveoläre Makrophagenakkumulation	Amiodaron	häufig	variabel
Alveoläre Hämorrhagie/pulmonale Siderose	Antikoagulantien, Fibrinolytika, Penicillamine, PTU	ungewöhnlich	variabel
Proteinose	Busulfan	selten	variabel

Abkürzungen Tab. 35.2
AIP – akute interstitielle Pneumonie
BCG – Bacille Calmette Guerin
DAD – diffuser Alveolarschaden
DIP – desquamative interstitielle Pneumonie
ICI – Immuncheckpoint-Inhibitor
NSAID – nicht-steroidale Antiphlogistika
NSIP – nicht-spezifische interstitielle Pneumonie OP – organisierende Pneumonie
PTU – Propylthiouracil
RTKI – Rezeptor-Tyrosinkinaseinhibitor
UIP – gewöhnliche interstitielle Pneumonie

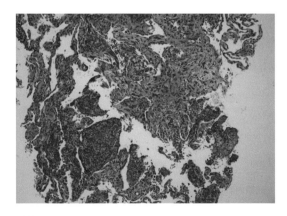

Abb. 35.1 Immuncheckpoint-Inhibitor-induzierte organisierende Pneumonie mit intraalveolärer Fibroblastenproliferation, geringem Fibrinexsudat und geringgradigem begleitenden lymphozytären interstitiellen Infiltrat (H&E, Originalvergr. × 200). Bittmann 2015

Beispiele für auslösende Medikamente sind Methotrexat, Ipilimumab, Immuncheckpoint-Inhibitoren u. a. (Barjaktarevic et al. 2013; http://www.pneumotox.com 2021).

35.6.4 Pulmonale Infiltrate mit Eosinophilen/eosinophile Pneumonie

Die meisten Fälle einer medikamenteninduzierten eosinophilen Pneumonie sind beschrieben bei jungen Patienten, die Minozykline aufgrund einer Acne vulgaris erhalten (Sitbon et al. 1994). Die akute eosinophile Pneumonie wird über die

Eosinophilie im Blut, die BAL und ggf. auch Lungengewebe diagnostiziert.

Die BAL ist in der Diagnostik essenziell, und auf eine Lungenbiopsie kann meist verzichtet werden.

Beispiele für auslösende Medikamente sind Infliximab, Minozykline, Nitrofurantoin etc. (http://www.pneumotox.com 2021).

35.6.5 Chronische interstitielle Pneumonien

Eine geringe interstitielle Entzündung mit leichtem lymphozytären Infiltrat ähnlich einer zellulären nicht-spezifischen interstitiellen Pneumonie (NSIP) ist ein relativ häufiges Bild einer Medikamentennebenwirkung. Die Infiltrate können diffus oder lappenbetont auftreten. Die BAL wird hier in der Regel durchgeführt, um eine Infektion auszuschließen, sie zeigt eine Lymphozytendominanz, abhängig vom eingesetzten Medikament mit CD4$^+$-oder CD8$^+$-Prädominanz. Gemischte Muster mit Lymphozyten, Neutrophilen und Eosinophilen sind ebenfalls beschrieben (Camus et al. 2004).

Beispiele für auslösende Medikamente sind Betablocker, ACE-Hemmer, Cetuximab etc. (http://www.pneumotox.com 2021).

Das Bild einer desquamativen interstitiellen Pneumonie (DIP) mit im Vordergrund stehender Akkumulation von alveolären Makrophagen ist nur für wenige Medikamente wie Nitrofurantoin oder – seltener – γ-Interferone beschrieben (http://www.pneumotox.com 2021).

Bilder ähnlich einer Hypersensitivitätspneumonie (HP) mit lymphozytärer Alveolitis, organisierender Pneumonie und angedeutet granulomatöser Entzündung können auch durch Medikamente, z. B. durch Biologika, hervorgerufen werden, sodass an diese differenzialdiagnostisch gedacht werden sollte (Bittmann 2015; http://www.pneumotox.com 2021).

Beispiele für auslösende Medikamente sind Amiodaron, Infliximab, Trastuzumab etc. (http://www.pneumotox.com 2021).

Eine fortgeschrittene pulmonale Fibrose mit dem Bild einer gewöhnlichen interstitiellen Pneumonie (UIP) kann als Folge einer vorhergehenden Schädigung, z. B. vom Typ eines diffusen Alveolarschadens nach Chemotherapie (Carver et al. 2007), auftreten.

Beispiele für auslösende Medikamente sind Amiodarone, Bleomycin, Cyclophosphamid etc. (http://www.pneumotox.com 2021).

Die meisten pulmonalen Medikamentenreaktionen werden klinisch diagnostiziert und selten wird eine Lungenbiopsie notwendig sein. Bei den letztgenannten Fällen ist es die Aufgabe der Pathologie, die vorliegenden Reaktionsmuster zu analysieren und zu benennen. Es muss analysiert werden, ob eine mögliche Assoziation mit bekannten Schädigungsmustern des angewandten Medikamentes vorliegt. In diesem Entscheidungsprozess ist ein medikamentös induzierter Lungenschaden immer eine Ausschlussdiagnose. Eine Infektion auszuschließen, ist dabei von enormer Bedeutung, da eine opportunistische Infektion beim immunsupprimierten Patienten häufig die entscheidende Differenzialdiagnose ist, kompliziert durch die Tatsache, dass ein zytotoxischer Lungenschaden nicht selten der opportunistischen Infektion vorausgeht.

Um zu einer korrekten Zuordnung zu gelangen, ist eine enge interdisziplinäre Kommunikation notwendig.

Literatur

Barjaktarevic IZ, Qadir N, Suri A et al (2013) Organizing pneumonia as a side effect of ipilimumab treatment of melanoma. Chest 143:858–861

Bittmann I (2015) Medikamentös induzierte Lungenerkrankungen. Pneumologe 12:19–25

Camus P, Foucher P, Bonniaud P et al (2001) Drug-induced infiltrative lung disease. Eur Respir J 18(Suppl. 32):93s–100s

Camus P, Fanton A, Boniaud et al (2004) Interstitial lung disease induced by drugs and radiation. Respiration 71:301–326

Carver JR, Shapiro C, Ng A et al (2007) American society of clinical oncology evidence review on the ongoing care of adult cancer survivors cardiac and pulmonary late effects. J Clin Oncol 25:3991–4008

Flieder DB, Travis WD (2004) Pathologic characteristics of drug induced lung disease. Clin Chest Med 25:37–46

http://www.pneumotox.com. Last update 11/2021. Zugegriffen am 20.10.2021

Matsuno O (2012) Drug-induced interstitial lung disease: mechanisms and best diagnostic approaches. Respir Res 13:39

Myers JL (1997) Pathology of drug-induced lung disease. In: Katzenstein AL (Hrsg) Katzenstein and Askins Surgical pathology of non-neoplastic disease, 3. Aufl. WB Saunders, Philadelphia, S 81–111

Nemery B, Bast A, Behr J et al (2001) Interstitial lung disease induced by exogenous agents: factors governing susceptibility. Eur Respir J 18(Suppl 32):30s–42s

Romagnoli M, Bigliazzi C, Casoni G et al (2008) The role of transbronchial lung biopsy for the diagnosis of diffuse drug-induced lung disease: a case report of 44 patients. Sarcoidosis Vasc Diffuse Lung 25:36–45

Sitbon O, Bidel N, Dussopt C et al (1994) Minocycline pneumonitis and eosinophilia: a report of 8 patients. Arch Intern Med 25:77–88

Skeoch S, Weatherlley N, Swift AJ et al (2018) Drug-induced interstitial lung disease: a systematic review. J Clin Med 7(10):356

Travis WD, Colby TV, Koss MN et al (2001) Drug and radiation reactions. In: Non-neoplastic disorders of the lower respiratory tract. Atlas of non-tumor pathology. Armed Forces Institute of Pathology, Washington

Molekulare Diagnostik der interstitiellen Lungenerkrankungen

36

Danny David Jonigk, Stijn E. Verleden, und Florian Länger

Inhaltsverzeichnis

Der Terminus „interstitielle Lungenerkrankung" (ILD) bezeichnet als Überbegriff eine sehr heterogene Gruppe von nicht-neoplastischen Lungenerkrankungen. Diese wurden über die letzten Jahrzehnte vor allem mittels synoptischer Betrachtung klinischer, radiologischer und histopathologischer Kriterien definiert und in weitere Untergruppen unterteilt (de Sadeleer et al. 2018; Länger et al. 2018; Verleden et al. o. J.). In den letzten zwei Jahrzehnten haben sich zwar Hinweise auf eine mögliche Rolle der molekularen Diagnostik bezüglich der Klassifizierung der ILD ergeben, diese kommen derzeit jedoch meist nur bei kindlichen ILD und nicht im Erwachsenenalter zum Einsatz (Länger et al. 2021; Behr et al. 2021) (vgl. Kap. 21). Dennoch existiert eine Vielzahl molekularer Charakterisierungsversuche,

D. D. Jonigk (✉) · F. Länger
Institut für Pathologie, Uniklinik RWTH Aachen, Aachen, Deutschland
e-mail: djonigk@ukaachen.de; flaenger@ukaachen.de

S. E. Verleden
Antwerp Surgical Training, Anatomy and Research Centre, University of Antwerp, Antwerp, Belgien
e-mail: stijn.verleden@uantwerpen.be

© Der/die Autor(en), exklusiv lizenziert an Springer-Verlag GmbH, DE, ein Teil von Springer Nature 2024
F. Stellmacher et al. (Hrsg.), *Pathologie nicht-neoplastischer Lungenerkrankungen*, https://doi.org/10.1007/978-3-662-67073-6_36

welche als vornehmliches Ziel eine genauere Identifikation von Patienten mit einem hohen Progressionsrisiko, einem besonders guten oder schlechten Ansprechen gegenüber den verfügbaren Therapieoptionen sowie eine genauere Subklassifikation der bereits etablierten ILD-Entitäten haben (Raghu et al. 2018a; Walsh 2018; Brown et al. 2020).

36.1 Herausforderungen bei der molekularen Diagnostik interstitieller Lungenerkrankungen

Wie auch bei der histopathologischen Diagnostik, sind bezüglich der molekularen Untersuchungen zwei komplizierende Faktoren zu beachten:

- die klinische Präsentation der verschiedenen ILD-Entitäten kann eine deutliche Überlappung aufweisen,
- die komplementären pulmonalen Schädigungsmuster zeigen auch auf der molekularen Ebene eine deutliche Überschneidung.

Hinzu kommt, dass – verallgemeinert gesprochen – jeder ILD-Fall durch eine patientenabhängige eigene Progression und ein individuelles Therapieansprechen charakterisiert ist (Länger et al. 2018; Jonigk et al. 2019; Ackermann et al. 2020).

36.2 Die Rolle molekularer Biomarker

Um diesen Herausforderungen zu begegnen, sind belastbare und reproduzierbare Biomarker nötig. Hierbei handelt es sich definitionsgemäß um messbare Parameter, welche als Indikatoren z. B. eine diagnostische, prognostische oder prädiktive Aussagekraft haben (Maher et al. 2017; Inoue et al. 2020). Da vor allem die fibrosierenden pulmonalen Schädigungsmuster durch einen irreversiblen Parenchymumbau charakterisiert sind, hat

besonders hier das Hauptaugenmerk zunächst auf einer frühen und genauen Diagnose der individuellen Erkrankungen zu liegen (Raghu et al. 2018a; Behr et al. 2021).

36.3 Aktuelle therapeutische Konzepte und Auswirkungen auf die molekulare Diagnostik

Das Verständnis der molekularen Regulationsmechanismen der ILD hängt dem onkologischer Erkrankungen um mindestens eine Dekade nach. Daher ist der Bedarf an Biomarkern, welche bei Differenzialdiagnose, Graduierung der Progressionstendenz und des Therapieansprechens helfen, weiterhin sehr groß. Die aktuell verfügbaren Studien fußen – abhängig von der Art und Invasivität der jeweiligen Probengewinnung – vor allem auf Untersuchungen von Blutproben, bronchoalveolären Lavagen (BAL) und Lungengewebe und hierbei auf Analysen von DNA, RNA und Proteinen bzw. einer Kombination dieser (Selman et al. 2006; White et al. 2016; de Sadeleer et al. 2018; Kitsios et al. 2019; McDonough et al. 2019; Verleden et al. o. J.).

Dabei zeigt allerdings eine zunehmende Zahl klinischer Studien, dass die wenigen bereits in der Klinik etablierten antifibrotischen Medikamente eine generelle Behandlungsoption bieten, unabhängig vom jeweiligen morphologischem Schädigungsmuster: 2011 wurde Pirfenidon u. a. in Europa als antiinflammatorisches, antioxidatives und antiproliferatives Medikament zur Behandlung der idiopathischen Lungenfibrose (IPF) zugelassen und reduziert vor allem die charakteristische Abnahme der forcierten Vitalkapazität (FVC) bei den betroffenen Patienten (King et al. 2014; Richeldi et al. 2014; Noble et al. 2016).

Nintedanib – 2015 u. a. in Europa für die Behandlung der IPF und 2020 für die Behandlung der ILD bei Patienten mit systemischer Sklerose wie auch für die Behandlung von chronischen progredient fibrosierenden ILD zugelassen – verlangsamt ebenso die Abnahme der FVC. Hierbei handelt es sich um einen Tyrosinkinase-Inhibitor, welcher vor allem die Signaltransduktion der „fibroblast growth factor (receptor)"-, der „platelet-derived growth factor"- sowie der „vascular endothelial growth factor"-Kaskade inhibiert (Richeldi et al. 2014; Flaherty et al. 2019). Gemeinsam ist diesen verschiedenen Regulationswegen ihre Beteiligung an Rekrutierung, Aktivierung, Proliferation und Differenzierung der (Myo-)Fibroblasten, der zentralen Zellpopulation bei Deposition und Umbau der extrazellulären Matrix (ECM) bzw. Fibrose (Länger et al. 2018; Jonigk et al. 2019; Verleden et al. o. J.).

Das Konzept eines „progressiven Phänotyps", welches an der IPF erarbeitet wurde, wurde in der Folge auch auf andere ILD übertragen: Da sich in verschiedenen Studien beide Medikamente unabhängig von der zugrunde liegenden fibrosierenden Erkrankungen als wirksam erwiesen haben, hat dies zur Übernahme des Konzeptes eines „progressiven Phänotyps" bei fibrosierenden ILD allgemein maßgeblich beigetragen (Wells et al. 2020). Dieses wird zwar weiterhin kritisch diskutiert; gerade aber bei klinisch nicht genau einzuordnenden ILD mit prominentem fibrotischen Parenchymumbau hat die pragmatische Einordnung nach Progressionstendenz und Behandelbarkeit mittlerweile aber viele Fürsprecher gefunden (Raghu et al. 2018a; Behr et al. 2021).

36.4 Untersuchung welcher Mechanismen?

Die genauen Ursachen der meisten (primären) ILD sind weiterhin nicht abschließend verstanden. Dennoch besteht bzgl. der Pathogenese Konsens hinsichtlich einer engen kausalen Verbindung genetischer Prädispositionen des Patienten und einem Hinzutreten von Umweltfaktoren (Länger et al. 2018; Raghu et al. 2018a). Die Folge ist bei den meisten fibrosierenden ILD ein unterschiedlicher Auslöser der parenchymalen Umbauprozesse, welche dann in eine gemeinsame Endstrecke fehlgeleiteter Wundheilungsprozesse mit überschießender Fibrose

münden. Letztgenannte sind dann vor allem von aberranter Angiogenese, Rekrutierung und Proliferation von (Myo-)Fibroblasten sowie der übermäßigen Akkumulation einer kranken extrazellulären Matrix (ECM) gekennzeichnet; Mechanismen, wie sie physiologisch im Granulationsgewebe zu finden sind (Wells et al. 2018; Verleden et al. o. J.).

Vor allem im Bereich der kindlichen ILD hat die moderne molekulare Diagnostik große Fortschritte in der spezifischen Einordnung der Erkrankungen bzw. Schädigungsmuster ermöglicht. Aktuell geht man hier von einer spezifischen genetischen Assoziation der Erkrankungen von über 10 % aus (Steele et al. 2005; Yang et al. 2007; Juge et al. 2017; Länger et al. 2021) (vgl. Kap. 21).

36.5 Wann molekular testen – und was?

Grundsätzlich gilt, dass bei auffälligen Befundkonstellationen, wie einer ungewöhnlichen klinischen Präsentation, einem Nebeneinander typischerweise nicht assoziierter pulmonaler Schädigungsmuster wie auch bei einer (fraglichen) positiven Familienanamnese eine frühzeitige humangenetische Beratung bzw. Testung stets angestrebt werden sollte. Auch sollte, wenn immer möglich, die Humangenetik als Teil des interdisziplinären ILD-Boards hinzugezogen werden (Steele et al. 2005; Yang et al. 2007; Juge et al. 2017; Raghu et al. 2018a).

An dieser Stelle sei insbesondere auf das Kapitel „ILD des Kindesalters" verweisen (vgl. Kap. 21). Typische Mutationen bei ILD beinhalten Surfactant-Defekte (SFTB, autosomal-rezessiv vererbt; SFTC, autosomal-dominant vererbt; ABCA3, autosomal-rezessiv vererbt) (Länger et al. 2021; Verleden et al. o. J.). Dabei prädisponieren einzelne (familiäre) Mutationen häufig nicht nur gegenüber einem spezifischen pulmonalen Schädigungsmuster, sondern gegenüber einem Potpourri an möglichen Erkrankungen. Ein gutes Beispiel hierfür sind „single nucleotid polymorphisms" (SNP) des Muzin-Gens (MUC5B), welche als heterozygote bzw. als homozygote SNP-Promotorregion von MUC5B das Risiko für die Entwicklung einer idiopathischen Lungenfibrose signifikant erhöhen (ca. 8-fach erhöhtes Risiko bzw. ca. 21-fach erhöhtes Risiko gegenüber der Normalbevölkerung) (Seibold et al. 2011; Walsh 2018). Da diese spezifische SNP sich bei ca. 10 % der europäischen Bevölkerung finden, handelt es sich hierbei um eine der häufigsten genetischen Risikofaktoren, welche mit der Entwicklung einer (aggressiven) Lungenfibrose assoziiert sind (Walsh 2018; Verleden et al. o. J.). U. a. prädisponiert MUC5B SNP aber ebenso für den fibrotischen Umbau im Rahmen einer exogen-allergischen Alveolitis, wie auch für eine Fibrose bei einer pulmonalen Beteiligung einer rheumatoiden Arthritis (Juge et al. 2018; Ley et al. 2018).

Weitere relevante genetische Risikofaktoren für die Entwicklung einer ILD sind verschiedene Mutationen der „telomerase-reverse transcriptase" (TERT), „telomerase-RNA component regulator of telomere elongation helicase 1" (RTEL1) und „poly(A)-specific ribonuclease" (PARN), welche alle mit einer pathologischen Verkürzung der Telomere assoziiert sind (Armanios et al. 2009; Dressen et al. 2018).

Gemeinsam ist all diesen molekularen Befunden, dass sie grundsätzlich bei der Diagnose einer inzipienten, zunächst nicht sicher einzuordnenden ILD helfen können, jedoch bei der spezifischen Einordnung der vorliegenden Erkrankung nur von sehr begrenztem Nutzen sind. Die Datenlage ist weiterhin nur eingeschränkt belastbar (Raghu et al. 2018a; Behr et al. 2021).

36.6 Lungengewebebasierte Biomarker

Mit dem Fortschritt der hochauflösenden Computertomografie kommen aktuell die videoassistierte thorakoskopische oder die transbronchiale Lungenbiopsie zur Entnahme von Gewebeproben bei der Abklärung eines fraglichen Usual-Interstitial-Pneumonia-(UIP-)Musters oder alternativer Diagnosen zum Einsatz (Raghu et al. 2018a; Behr et al. 2021). 2006 wurde die erste umfassendere Untersuchung von RNA-Expressionsdaten bezüglich der Differenzialdiagnose verschiedener ILD publiziert. Hier zeigten Patienten, welche an einer idiopathischen Lungenfibrose leiden, vor allem eine Aufregulation von Genen aus dem Bereich der Produktion und dem Umbau der ECM (Selman et al. 2006). Seitdem sind zahlreiche weitere Studien zur RNA- und Proteinexpression bei ILD hinzugekommen. Umfassendere biomathematische Untersuchungen sowie „deep learning"-Transkriptomanalysen auch an kleinen transbronchialen Biopsien haben ein zentrales Set von gewebeumbauassoziierten Genen als belastbare Biomarker herausgearbeitet. Diese umfassen vor allem die Produktion und Modifikation von Kollagenen, Chemokinen und Zytokinen (Ackermann et al. 2020; Neubert et al. 2020).

Insgesamt sind die Hauptprobleme bei der Untersuchung von Lungengewebeproben bezüglich ihrer molekularen Signatur

1. die Frage der Entnahmelokalisation relativ zu den untersuchten Zielgenen sowie
2. dass eine Melange aus verschiedensten Zelltypen gemeinsam der molekularpathologischen Untersuchungen gesammelt zugeführt wird, was insbesondere bei Genexpressionsuntersuchungen zu Überlagerungen der verschieden regulierten Signalwege führt (Jonigk et al. 2015; Neubert et al. 2020).

36.7 Blutbasierte Biomarker

Der Vorteil der Untersuchung blutbasierter Biomarker ist die vergleichbar einfache Materialgewinnung, insbesondere gegenüber Lungenbiopsien (s. o.) (Verleden et al. o. J.). Wie schon weiter oben ausgeführt, ist die Untersuchung von Telomerlängen – z. B. der zirkulierenden Leukozytensubpopulationen – ein molekularpathologischer Ansatz, welcher bei der Identifizierung von Patienten, die an idiopathischer Lungenfibrose leiden, effizient ist: Verschiedene Studien haben bei allen untersuchten Patienten mit einer idiopathischen Lungenfibrosemanifestation im Alter von unter 60 Jahren pathologische Telomerverkürzungen nachweisen können (Planas-Cerezales et al. 2019; Verleden et al. o. J.). Weitere, effizient nutzbare blutbasierte Biomarker sind die Matrix-Metalloproteinase 7 (MMP 7), ein Enzym, welches für die Aufrechterhaltung der ECM-Homöostase verantwortlich ist, sowie der Nachweis zirkulierender Surfactant-Proteinlevel (Rosas et al. 2008; Song et al. 2013). Insbesondere ist hier Surfactant-Protein D zu nennen, welches für die Aufrechterhaltung der physiologischen alveolären Oberflächenspannung verantwortlich zeichnet und deren pathologische Veränderung mit erhöhtem Zerrstress und daraus resultierender TGF-β-Kaskaden-Aktivierung, der zentralen Drehachse des fibrotischen Gewebeumbaus, einhergeht (Länger et al. 2018; Jonigk et al. 2019; Verleden et al. o. J.).

Das Hauptproblem bei der Einführung blutbasierter Biomarker für eine molekulare Einteilung der ILD ist die insgesamt niedrige Sensitivität und Spezifität bei der Differenzierung verschiedener Schädigungsmuster bzw. Erkrankungen (Raghu et al. 2018b).

36.8 Biomarker in bronchoalveolären Lavagen

Die Rolle der BAL bei der differenzialdiagnostischen Untersuchung der ILD wird immer noch kontrovers diskutiert (Meyer und Raghu 2011). Die BAL besitzt einen hohen diagnostischen Wert, wenn sie in Zusammenschau mit den klinischen und radiologischen Befunden interpretiert wird (Raghu et al. 2018a; Verleden et al. o. J.). Ein großer Vorteil liegt hier auch in der Möglichkeit des direkten Abgreifens des molekularen Mikromilieus der Luftwege aus einem weitaus größeren Areal, als es eine gezielte transbronchiale Biopsie je ermöglichen würde (Meyer und Raghu 2011).

Stichworte hier sind die Untersuchung des lokalen Mikrobioms sowie des Bakterienbesatzes im Besonderen, welche so direkten Sequenziertechniken zugänglich sind (Molyneaux et al. 2014). So arbeiteten z. B. Molyneaux und Kolle-

gen heraus, dass die bakterielle Belastung von BAL-Proben bei IPF-Patienten signifikant höher ist als bei gesunden Probanden (Molyneaux et al. 2014; Molyneaux et al. 2017). Auch haben verschiedene Studien gezeigt, dass Genexpressionsuntersuchungen, wie sie oben für lungengewebebasierte Untersuchungen beschrieben werden, analog auch in mittels BAL gewonnener Proben belastbare Ergebnisse liefern (Raghu et al. 2018b). Insgesamt haben die aktuell verfügbaren Studien jedoch nur geringe Fallzahlen, entstammen nur einem einzelnen Zentrum oder die eingeschlossenen Patienten sind unzureichend klinisch charakterisiert. Auch fehlt häufig eine Korrelation mit den histopathologischen Befunden der Betroffenen (Verleden et al. o. J.).

36.9 Zusammenfassung und Ausblick

Die Möglichkeit des Einsatzes vor allem von Nintedanib hat zu einem klinischen Umdenken bei der Behandlung der ILD geführt. Die Möglichkeit, mit einem Medikament eine Vielzahl fibrosierender Schädigungsmuster – unabhängig von deren individueller Genese und Ausprägung – zu behandeln, lässt die Bedeutung molekularer Zusatzuntersuchungen zwecks Differenzierung von Erkrankungsentitäten zunächst in den Hintergrund treten (Richeldi et al. 2014; Flaherty et al. 2019). Dieser Ansatz betrachtet aber nur unzureichend den individuellen Phänotyp, die Erkrankungsgenese und die Progressionstendenz der Betroffenen, welche im Einzelfall aber entscheidend sein können (de Sadeleer et al. 2018; Wells et al. 2020; Verleden et al. o. J.).

Daher sind molekulare Zusatzuntersuchungen – insbesondere die Hinzuziehung der Humangenetik – zwecks einer möglichst frühzeitigen Identifizierung eines vorliegenden pulmonalen Schädigungsmusters bzw. der zugrundeliegenden Erkrankung zwecks gezielter Intervention weiterhin von höchster Wichtigkeit. Der Weiterentwicklung molekularer Untersuchungstechniken kommt somit eine zentrale Bedeutung zu (Jonigk et al. 2019; Länger et al. 2021; Verleden et al. o. J.).

Literatur

Ackermann M, Stark H, Neubert L, Schubert S, Borchert P, Linz F, Wagner WL, Stiller W, Wielpütz M, Hoefer A, Haverich A, Mentzer SJ, Shah HR, Welte T, Kuehnel M, Jonigk D (2020) Morphomolecular motifs of pulmonary neoangiogenesis in interstitial lung diseases. Eur Respir J 55(3). https://doi.org/10.1183/13993003.00933-2019

Armanios M, Alder JK, Parry EM, Karim B, Strong MA, Greider CW (2009) Short telomeres are sufficient to cause the degenerative defects associated with aging. Am J Hum Genet 85(6):823–832. https://doi.org/10.1016/j.ajhg.2009.10.028

Behr J, Günther A, Bonella F, Dinkel J, Fink L, Geiser T, Geissler K, Gläser S, Handzhiev S, Jonigk D, Koschel D, Kreuter M, Leuschner G, Markart P, Prasse A, Schönfeld N, Schupp JC, Sitter H, Müller-Quernheim J, Costabel U (2021) S2K guideline for diagnosis of idiopathic pulmonary fibrosis. Respiration 100:238–271

Brown KK, Martinez FJ, Walsh SLF, Thannickal VJ, Prasse A, Schlenker-Herceg R, Goeldner RG, Clerisme-Beaty E, Tetzlaff K, Cottin V, Wells AU (2020) The natural history of progressive fibrosing interstitial lung diseases. Eur Respir J 55(5). https://doi.org/10.1183/13993003.00085-2020

Dressen A, Abbas AR, Cabanski C, Reeder J, Ramalingam TR, Neighbors M, Tushar R, Brauer MJ, Hunkapiller J, Reeder J, Mukhyala K, Cuenco K, Tom J, Cowgill A, Forrest WF, Collard HR, Wolters PJ, Kropski JA, Lancaster LH, Blackwell TS, Arron JR, Yaspan BL (2018) Analysis of protein-altering variants in telomerase genes and their association with MUC5B common variant status in patients with idiopathic pulmonary fibrosis: a candidate gene sequencing study. Lancet Respir Med 6(8):603–614. https://doi.org/10.1016/S2213-2600(18)30135-8

Flaherty KR, Wells AU, Cottin V, Devaraj A, Walsh SLF, Inoue Y, Richeldi L, Kolb M, Tetzlaff K, Stowasser S, Coeck C, Clerisme-Beaty E, Rosenstock B, Quaresma M, Haeufel T, Goeldner R-G, Schlenker-Herceg R, Brown KK (2019) Nintedanib in progressive fibrosing interstitial lung diseases. N Engl J Med 381(18):1718–1727. https://doi.org/10.1056/nejmoa1908681

Inoue Y, Kaner RJ, Guiot J, Maher TM, Tomassetti S, Moiseev S, Kuwana M, Brown KK (2020) Diagnostic and prognostic biomarkers for chronic fibrosing interstitial lung diseases with a progressive phenotype. Chest 158(2):646–659. https://doi.org/10.1016/j.chest.2020.03.037

Jonigk D, Izykowski N, Rische J, Braubach P, Kühnel M, Warnecke G, Lippmann T, Kreipe H, Haverich A, Welte T, Gottlieb J, Laenger F (2015) Molecular profiling in lung biopsies of human pulmonary allografts to predict chronic lung allograft dysfunction. Am J Pathol 185(12):3178–3188. https://doi.org/10.1016/j.ajpath.2015.08.016

Jonigk D, Stark H, Braubach P, Neubert L, oh Shin H, Izykowski N, Welte T, Janciauskiene S, Warnecke G, Haverich A, Kuehnel M, Laenger F (2019) Morphological and molecular motifs of fibrosing pulmonary injury patterns. J Pathol Clin Res 5(4):256–271. https://doi.org/10.1002/cjp2.141

Juge PA, Borie R, Kannengiesser C, Gazal S, Revy P, Wemeau-Stervinou L, Debray MP, Ottaviani S, Marchand-Adam S, Nathan N, Thabut G, Richez C, Nunes H, Callebaut I, Justet A, Leulliot N, Bonnefond A, Salgado D, Richette P, Desvignes JP, Lioté H, Froguel P, Allanore Y, Sand O, Dromer C, Flipo RM, Clément A, Béroud C, Sibilia J, Coustet B, Cottin V, Boissier MC, Wallaert B, Schaeverbeke T, le Moal FD, Frazier A, Ménard C, Soubrier M, Saidenberg N, Valeyre D, Amselem S, Boileau C, Crestani B, Dieudé P (2017) Shared genetic predisposition in rheumatoid arthritis-interstitial lung disease and familial pulmonary fibrosis. Eur Respir J 49(5). https://doi.org/10.1183/13993003.02314-2016

Juge P-A, Lee JS, Ebstein E, Furukawa H, Dobrinskikh E, Gazal S, Kannengiesser C, Ottaviani S, Oka S, Tohma S, Tsuchiya N, Rojas-Serrano J, González-Pérez MI, Mejía M, Buendía-Roldán I, Falfán-Valencia R, Ambrocio-Ortiz E, Manali E, Papiris SA, Karageorgas T, Boumpas D, Antoniou K, van Moorsel CHM, van der Vis J, de Man YA, Grutters JC, Wang Y, Borie R, Wemeau-Stervinou L, Wallaert B, Flipo R-M, Nunes H, Valeyre D, Saidenberg-Kermanac'h N, Boissier M-C, Marchand-Adam S, Frazier A, Richette P, Allanore Y, Sibilia J, Dromer C, Richez C, Schaeverbeke T, Lioté H, Thabut G, Nathan N, Amselem S, Soubrier M, Cottin V, Clément A, Deane K, Walts AD, Fingerlin T, Fischer A, Ryu JH, Matteson EL, Niewold TB, Assayag D, Gross A, Wolters P, Schwarz MI, Holers M, Solomon JJ, Doyle T, Rosas IO, Blauwendraat C, Nalls MA, Debray M-P, Boileau C, Crestani B, Schwartz DA, Dieudé P (2018) MUC5B promoter variant and rheumatoid arthritis with interstitial lung disease. N Engl J Med 379(23):2209–2219. https://doi.org/10.1056/nejmoa1801562

King TE, Bradford WZ, Castro-Bernardini S, Fagan EA, Glaspole I, Glassberg MK, Gorina E, Hopkins PM, Kardatzke D, Lancaster L, Lederer DJ, Nathan SD, Pereira CA, Sahn SA, Sussman R, Swigris JJ, Noble PW (2014) A phase 3 trial of pirfenidone in patients with idiopathic pulmonary fibrosis. N Engl J Med 370(22):2083–2092. https://doi.org/10.1056/nejmoa1402582

Kitsios GD, Rojas M, Kass DJ, Fitch A, Sembrat JC, Qin S, Veraldi KL, Gibson KF, Lindell K, Pilewski JM, Methe B, Li K, McDyer J, McVerry BJ, Morris A (2019) The microbiome in lung explants of idiopathic pulmonary fibrosis (MiLEs-IPF): a case-control study in patients with end- stage fibrosis. Thorax 73(5):481–484. https://doi.org/10.1136/thoraxjnl-2017-210537

Länger F, Stark H, Braubach P, Ackermann M, Hussein K, Teiken K, Maegel L, Kuehnel M, Jonigk D (2018) Injury patterns in interstitial lung diseases. Pathologe

39(November):262–271. https://doi.org/10.1007/s00292-018-0503-1

Länger F, Werlein C, Soudah B, Schwerk N, Jonigk D (2021) Interstitial lung disease in infancy and early childhood. Pathologe 42:25–34

Ley B, Newton CA, Arnould I, Elicker BM, Henry TS, Vittinghoff E, Golden JA, Wolters PJ (2018) The MUC5B promoter polymorphism and telomere length in patients with chronic hypersensitivity pneumonitis. Lancet Respir Med 5(8):639–647. https://doi.org/10.1016/S2213-2600(17)30216-3.The

Maher TM, Oballa E, Simpson JK, Porte J, Habgood A, Fahy WA, Flynn A, Molyneaux PL, Braybrooke R, Divyateja H, Parfrey H, Rassl D, Russell A-M, Saini G, Renzoni EA, Duggan A-M, Hubbard R, Wells AU, Lukey PT, Marshall RP, Jenkins RG (2017) An epithelial biomarker signature for idiopathic pulmonary fibrosis: an analysis from the multicentre PROFILE cohort study. Lancet Respir Med 5(12):946–955. https://doi.org/10.1016/S2213-2600(17)30430-7

McDonough JE, Ahangari F, Li Q, Jain S, Verleden SE, Maya JH, Vukmirovic M, DeIuliis G, Tzouvelekis A, Tanabe N, Chu F, Yan X, Verschakelen J, Homer RJ, Manatakis D v, Zhang J, Ding J, Maes K, de Sadeleer L, Vos R, Neyrinck A, Benos P v, Joseph ZB, Tantin D, Hogg JC, Vanaudenaerde BM, Wuyts WA, Kaminski N (2019) Transcriptional regulatory model of fibrosis progression in the human lung. JCI Insight 4(22):1–15. https://doi.org/10.1172/jci.insight.131597

Meyer KC, Raghu G (2011) Bronchoalveolar lavage for the evaluation of interstitial lung disease: is it clinically useful? Eur Respir J 38(4):761–769. https://doi.org/10.1183/09031936.00069509

Molyneaux PL, Cox MJ, Willis-Owen SAG, Mallia P, Russell KE, Russell AM, Murphy E, Johnston SL, Schwartz DA, Wells AU, Cookson WOC, Maher TM, Moffatt MF (2014) The role of bacteria in the pathogenesis and progression of idiopathic pulmonary fibrosis. Am J Respir Crit Care Med 190(8):906–913. https://doi.org/10.1164/rccm.201403-0541OC

Molyneaux PL, Cox MJ, Wells AU, Kim HC, Ji W, Cookson WOC, Moffatt MF, Kim DS, Maher TM (2017) Changes in the respiratory microbiome during acute exacerbations of idiopathic pulmonary fibrosis. Respir Res 18(1):10–15. https://doi.org/10.1186/s12931-017-0511-3

Neubert L, Borchert P, Stark H, Hoefer A, Vogel-Claussen J, Warnecke G, Eubel H, Kuenzler P, Kreipe HH, Hoeper MM, Kuehnel M, Jonigk D (2020) Molecular profiling of vascular remodeling in chronic pulmonary disease. Am J Pathol 190(7):1382–1396. https://doi.org/10.1016/j.ajpath.2020.03.008

Noble PW, Albera C, Bradford WZ, Costabel U, Bois RMD, Fagan EA, Fishman RS, Glaspole I, Glassberg MK, Lancaster L, Lederer DJ, Leff JA, Nathan SD, Pereira CA, Swigris JJ, Valeyre D, King TE (2016) Pirfenidone for idiopathic pulmonary fibrosis: analysis of pooled data from three multinational phase 3 trials. Eur Respir J 47(1):243–253. https://doi.org/10.1183/13993003.00026-2015

Planas-Cerezales L, Arias-Salgado EG, Buendia-Roldán I, Montes-Worboys A, López CE, Vicens-Zygmunt V, Hernaiz PL, Sanuy RL, Leiro-Fernandez V, Vilarnau EB, Llinás ES, Sargatal JD, Abellón RP, Selman M, Molina-Molina M (2019) Predictive factors and prognostic effect of telomere shortening in pulmonary fibrosis. Respirology 24(2):146–153. https://doi.org/10.1111/resp.13423

Raghu G, Remy-Jardin M, Myers JL, Richeldi L, Ryerson CJ, Lederer DJ, Behr J, Cottin V, Danoff SK, Morell F, Flaherty KR, Wells A, Martinez FJ, Azuma A, Bice TJ, Bouros D, Brown KK, Collard HR, Duggal A, Galvin L, Inoue Y, Gisli Jenkins R, Johkoh T, Kazerooni EA, Kitaichi M, Knight SL, Mansour G, Nicholson AG, Pipavath SNJ, Buendía-Roldán I, Selman M, Travis WD, Walsh S, Wilson KC (2018a) An official ATS/ERS/JRS/ALAT statement: idiopathic pulmonary fibrosis: evidence-based guidelines for diagnosis and management. Am J Respir Crit Care Med 198(5):e44–e68. https://doi.org/10.1164/rccm.201807-1255ST

Raghu G, Richeldi L, Jagerschmidt A, Martin V, Subramaniam A, Ozoux M-L, Esperet CA, Soubrane C (2018b) Idiopathic pulmonary fibrosis: prospective, case-controlled study of natural history and circulating biomarkers. Chest 154(6):1359–1370. https://doi.org/10.1016/j.chest.2018.08.1083

Richeldi L, du Bois RM, Raghu G, Azuma A, Brown KK, Costabel U, Cottin V, Flaherty KR, Hansell DM, Inoue Y, Kim DS, Kolb M, Nicholson AG, Noble PW, Selman M, Taniguchi H, Brun M, le Maulf F, Girard M, Stowasser S, Schlenker-Herceg R, Disse B, Collard HR (2014) Efficacy and safety of Nintedanib in idiopathic pulmonary fibrosis. N Engl J Med 370(22):2071–2082. https://doi.org/10.1056/nejmoa1402584

Rosas IO, Richards TJ, Konishi K, Zhang Y, Gibson K, Lokshin AE, Lindell KO, Cisneros J, MacDonald SD, Pardo A, Sciurba F, Dauber J, Selman M, Gochuico BR, Kaminski N (2008) MMP1 and MMP7 as potential peripheral blood biomarkers in idiopathic pulmonary fibrosis. PLoS Med 5(4):623–633. https://doi.org/10.1371/journal.pmed.0050093

de Sadeleer LJ, Meert C, Yserbyt J, Slabbynck H, Verschakelen JA, Verbeken EK, Weynand B, de Langhe E, Lenaerts JL, Nemery B, van Raemdonck D, Verleden GM, Wells AU, Wuyts WA (2018) Diagnostic ability of a dynamic multidisciplinary discussion in interstitial lung diseases: a retrospective observational study of 938 cases. Chest 153(6):1416–1423. https://doi.org/10.1016/j.chest.2018.03.026

Seibold MA, Wise AL, Speer MC, Steele MP, Brown KK, Loyd JE, Fingerlin TE, Bois RM, Yang I v, Herron A, Talbert JL, Markin C, Park J, Anne L, Slifer SH, Auerbach S, Roy MG, Lin J, Hennessy CE, Schwarz MI, Schwartz DA (2011) A common MUC5B promoter polymorphism and pulmonary fibrosis. N Engl J Med 364(16):1503–1512. https://doi.org/10.1056/NEJMoa1013660

Selman M, Pardo A, Barrera L, Estrada A, Watson SR, Wilson K, Aziz N, Kaminski N, Zlotnik A (2006)

Gene expression profiles distinguish idiopathic pulmonary fibrosis from hypersensitivity pneumonitis. Am J Respir Crit Care Med 173(2):188–198. https://doi.org/10.1164/rccm.200504-644OC

Song JW, Do KH, Jang SJ, Colby T v, Han S, Kim DS (2013) Blood biomarkers MMP-7 and SP-A: predictors of outcome in idiopathic pulmonary fibrosis. Chest 143(5):1422–1429. https://doi.org/10.1378/chest.11-2735

Steele MP, Speer MC, Loyd JE, Brown KK, Herron A, Slifer SH, Burch LH, Wahidi MM, Phillips JA, Sporn TA, McAdams HP, Schwarz MI, Schwartz DA (2005) Clinical and pathologic features of familial interstitial pneumonia. Am J Respir Crit Care Med 172(9):1146–1152. https://doi.org/10.1164/rccm.200408-1104OC

Verleden SE, Braubach P, Kuehnel M, Dickgreber N, Brouwer E, Tittmann P, Laenger F, Jonigk D (o.J.) Molecular approach to the classification of chronic fibrosing lung disease-there and back again. https://doi.org/10.1007/s00428-020-02964-9/Published

Walsh SLF (2018) Imaging biomarkers and staging in IPF. Curr Opin Pulm Med 24(5):445–452. https://doi.org/10.1097/MCP.0000000000000507

Wells AU, Brown KK, Flaherty KR, Kolb M, Thannickal VJ (2018) What's in a name? That which we call IPF, by any other name would act the same. Eur Respir J 51(5):1–12. https://doi.org/10.1183/13993003.00692-2018

Wells AU, Flaherty KR, Brown KK, Inoue Y, Devaraj A, Richeldi L, Moua T, Crestani B, Wuyts WA, Stowasser S, Quaresma M, Goeldner R-G, Schlenker-Herceg R, Kolb M, Abe S, Aburto M, Acosta O, Andrews C, Antin-Ozerkis D, Arce G, Arias M, Avdeev S, Barczyk A, Bascom R, Bazdyrev E, Beirne P, Belloli E, Bergna MA, Bergot E, Bhatt N, Blaas S, Bondue B, Bonella F, Britt E, Buch K, Burk J, Cai H, Cantin A, Castillo Villegas DM, Cazaux A, Cerri S, Chaaban S, Chaudhuri N, Cottin V, Crestani B, Criner G, Dahlqvist C, Danoff S, Dematte D'Amico J, Dilling D, Elias P, Ettinger N, Falk J, Fernández Pérez ER, Gamez-Dubuis A, Giessel G, Gifford A, Glassberg M, Glazer C, Golden J, Gómez Carrera L, Guiot J, Hallowell R, Hayashi H, Hetzel J, Hirani N, Homik L, Hope-Gill B, Hotchkin D, Ichikado K, Ilkovich M, Inoue Y, Izumi S, Jassem E, Jones L, Jouneau S, Kaner R, Kang J, Kawamura T, Kessler R, Kim Y, Kishi K, Kitamura H, Kolb M, Kondoh Y, Kono C, Koschel D, Kreuter M, Kulkarni T, Kus J, Lebargy F, León Jiménez A, Luo Q, Mageto Y, Maher TM, Makino S, Marchand-Adam S, Marquette C, Martinez R, Martínez M, Maturana Rozas R, Miyazaki Y, Moiseev S, Molina-Molina M, Morrison L, Morrow L, Moua T, Nambiar A, Nishioka Y, Nunes H, Okamoto M, Oldham J, Otaola M, Padilla M, Park JS, Patel N, Pesci A, Piotrowski W, Pitts L, Poonyagariyagorn H, Prasse A, Quadrelli S, Randerath W, Refini R, Reynaud-Gaubert M, Riviere F, Rodríguez Portal JA, Rosas I, Rossman M, Safdar Z, Saito T, Sakamoto N, Salinas Fénero M, Sauleda J, Schmidt S, Scholand MB, Schwartz M, Shapera S, Shlobin O, Sigal B, Silva Orellana A, Skowasch D, Song JW, Stieglitz S, Stone H, Strek M, Suda T, Sugiura H, Takahashi H, Takaya H, Takeuchi T, Thavarajah K, Tolle L, Tomassetti S, Tomii K, Valenzuela C, Vancheri C, Varone F, Veeraraghavan S, Villar A, Weigt S, Wemeau L, Wuyts W, Xu Z, Yakusevich V, Yamada Y, Yamauchi H, Ziora D (2020) Nintedanib in patients with progressive fibrosing interstitial lung diseases – subgroup analyses by interstitial lung disease diagnosis in the INBUILD trial: a randomised, double-blind, placebo-controlled, parallel-group trial. Lancet Respir Med 8(5):453–460. https://doi.org/10.1016/S2213-2600(20)30036-9

White ES, Xia M, Murray S, Dyal R, Flaherty CM, Flaherty KR, Moore BB, Cheng L, Doyle TJ, Villalba J, Dellaripa PF, Rosas IO, Kurtis JD, Martinez FJ (2016) Plasma surfactant protein-D, matrix metalloproteinase-7, and osteopontin index distinguishes idiopathic pulmonary fibrosis from other idiopathic interstitial pneumonias. Am J Respir Crit Care Med 194(10):1242–1251. https://doi.org/10.1164/rccm.201505-0862OC

Yang I v, Burch LH, Steele MP, Savov JD, Hollingsworth JW, McElvania-Tekippe E, Berman KG, Speer MC, Sporn TA, Brown KK, Schwarz MI, Schwartz DA (2007) Gene expression profiling of familial and sporadic interstitial pneumonia. Am J Respir Crit Care Med 175(1):45–54. https://doi.org/10.1164/rccm.200601-062OC

Stichwortverzeichnis

© Der/die Herausgeber bzw. der/die Autor(en), exklusiv lizenziert an Springer-Verlag GmbH, DE,
ein Teil von Springer Nature 2024
F. Stellmacher et al. (Hrsg.), *Pathologie nicht-neoplastischer Lungenerkrankungen*,
https://doi.org/10.1007/978-3-662-67073-6